全天然
精油芳療
指南

—用最自然的療法全方位—
療癒你的身心靈

U0088499

楓書坊

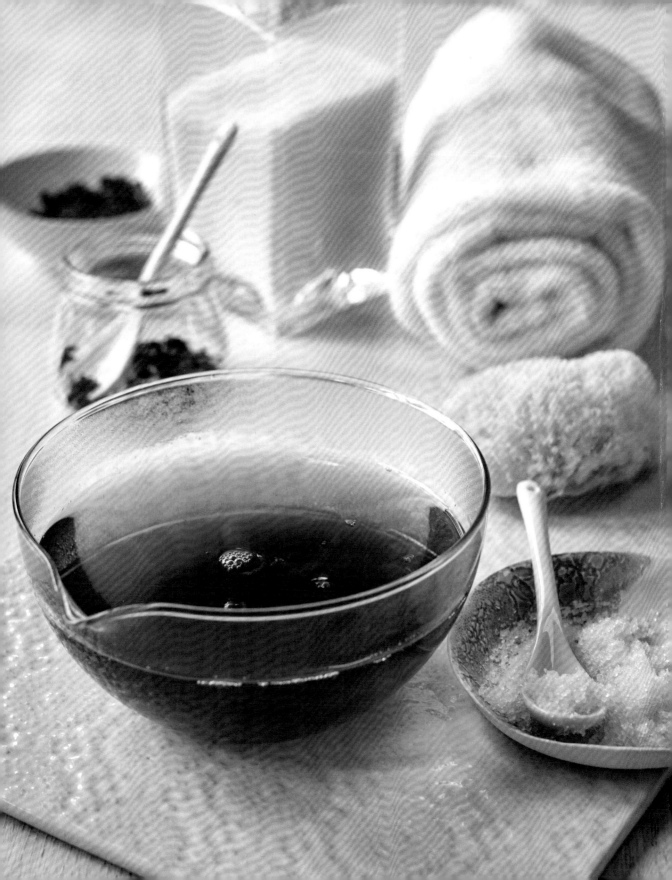

全天然
精油芳療指南

蘇珊·克媞斯

派特·湯瑪斯

法蘭·強森

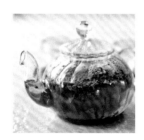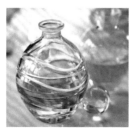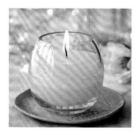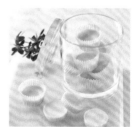

Essential Oils

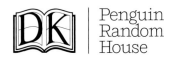

Original Title: Essential Oils
Copyright © Dorling Kindersley Limited, 2016
A Penguin Random House Company

出　　　版／楓書坊文化出版社
地　　　址／新北市板橋區信義路163巷3號10樓
郵 政 劃 撥／19907596　楓書坊文化出版社
網　　　址／www.maplebook.com.tw
電　　　話／02-2957-6096
傳　　　真／02-2957-6435
作　　　者／蘇珊‧克媞斯
　　　　　　派特‧湯瑪斯
　　　　　　法蘭‧強森
翻　　　譯／鄭百雅
企 劃 編 輯／王瀅晴
港 澳 經 銷／泛華發行代理有限公司
定　　　價／480元
初 版 日 期／2020年2月

國家圖書館出版品預行編目資料

全天然精油芳療指南 / 蘇珊‧克媞斯&
派特‧湯瑪斯&法蘭‧強森作；鄭百雅
譯. -- 初版. -- 新北市：楓書坊文化,
2020.02　面；　公分
譯自：Essential Oils
ISBN 978-986-377-559-1 (平裝)

1. 芳香療法　2. 香精油
418.995　　　　　　　108020899

A WORLD OF IDEAS:
SEE ALL THERE IS TO KNOW
www.dk.com

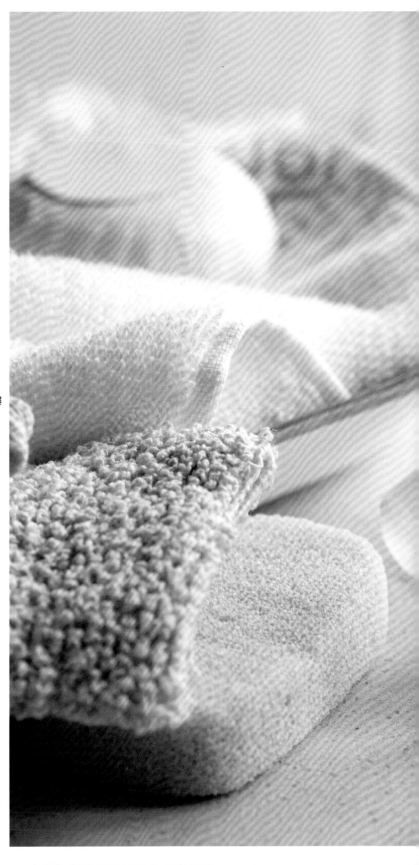

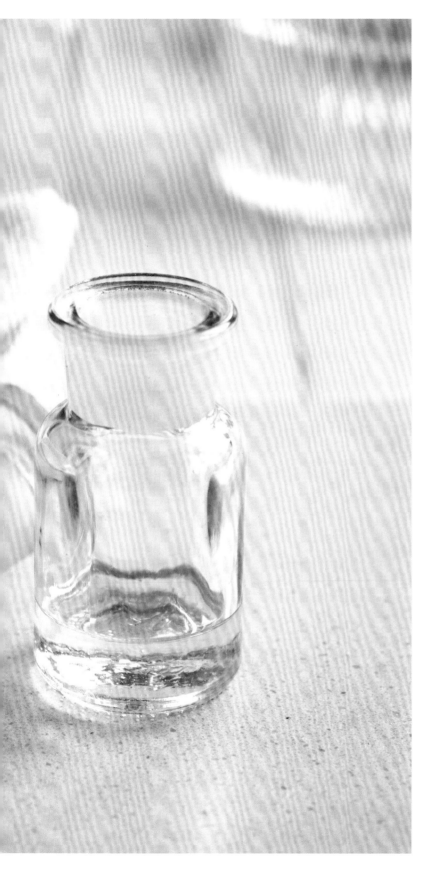

作者簡介

蘇珊・克媞斯（Susan Curtis）是合格的順勢療法與自然療法治療師，也是尼爾氏香芬庭園（Neal's Yard Remedies）的天然保健部門總監。她有多部著作，包括《青春永駐的祕訣》（*Looking Good and Feeling Younger*）、幾本介紹精油的專書，以及與另一位作者共同撰寫的《寫給女人的自然療法全書》（*Natural Healing for Women*）。蘇珊的兩個孩子均已成年，她熱衷於幫助人們用更自然、健康的方式生活。

派特・湯瑪斯（Pat Thomas）是一位記者、社會運動策劃家（環境與健康領域），也是廣播節目主持人。她的著作包括《清潔致死》（*Cleaning Yourself to Death*）、《你買的究竟是什麼？》（*What's in this Stuff?*）以及《美容產品的真相》（*Skin Deep*）等書。派特透過眾多作品，向人們揭露日常生活美容用品及有害化學物質的真相，提倡以天然產品來取代。派特曾任《生態學家》（*The Ecologist*）雜誌編輯，同時也是英國有機栽種研究中心（Organic Research Centre）董事，並擔任尼爾氏香芬庭園天然健康資訊站——NYR天然保養新訊（*NYR Natural News*）的編輯。

法蘭・強森（Fran Johnson）是一位熱情的美妝保養品科學研究員，也是芳療師，她曾是尼爾氏香芬庭園產品開發部門的一員（直至2006年），負責開發能療癒身心、令人感到幸福愉悅的產品。法蘭在尼爾氏香芬庭園擔任講師，並已出版多本相關著作，涵蓋的主題包括芳香療法、天然香水製作和美容保養品製作。

Contents

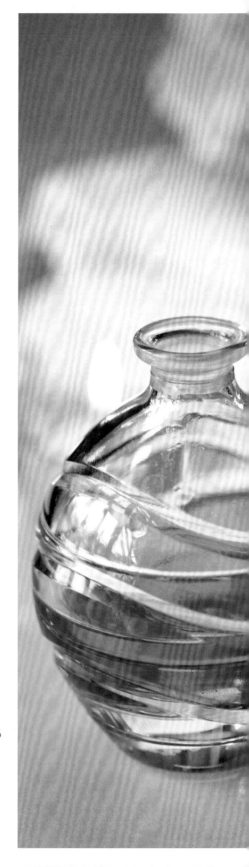

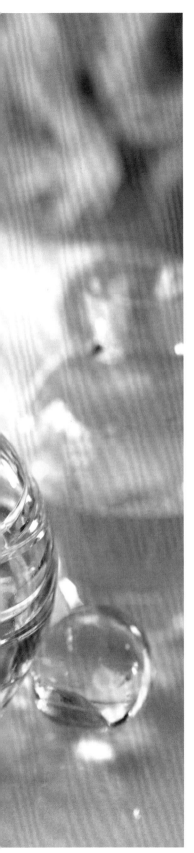

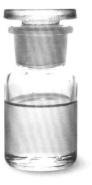

在旅行途中，我曾好幾次經歷與書之間的神奇邂逅，這通常不是預定行程，只要腦中雷達「叮」的一聲，往往突然就在下個異鄉街角發現某家書店。18年前，第一次與《精油芳療指南》的相遇便是如此。當時我還在一間精油公司工作，偶然機會下獲得免費住宿機會，於是果斷請了長假，獨自一人進行歐洲小探險。

當我在倫敦書店架上發現這本《精油芳療指南》，又留意到封面上「Neal's Yard Remedies」字樣，忍不住心中碎念命運安排之類的台詞，馬上衝去結帳，因為就在前一天，我才剛剛被他們家的精油解救過！記得那是個晴朗的下午，在柯芬園散步的我，就像劉姥姥逛大觀園，只顧著被眼前花花綠綠吸引，一不留心就在石磚地摔了一大跤，痛到幾乎爬不起來！要不是眼尖看到相隔幾十公尺的「Neal's Yard Remedies」專賣店，半走半跳地去裡頭買了西洋蓍草，又不顧形象現場開瓶猛擦，隔天根本不可能站在皮卡迪利園環的書店裡好整以暇。

後來，《精油芳療指南》這本書陪伴我多年，成為熱愛的參考讀物，圖文並茂的風格，在當時以文字書為主的英文芳療出版界裡實屬難得。身為經典作品，它曾經過多次改版，但拿到楓書坊的中譯本時，真的令人非常驚喜！最新版改由英國知名出版社DK推出，不僅大幅修訂後頁數倍增，又有兩位天然保養品研究人員加入作者群，內容變得更充實詳盡。舊版介紹42種單方精油，最新版擴充後高達85種，收錄布枯、芳枸葉、葫蘆芭籽、泰國蔘薑……許多新興精油，讓我們看見英系芳療與時俱進的面貌。

在重量級百科出版權威DK重新編輯設計之下，《精油芳療指南》成為英語芳療圖文著作最美麗的案例之一，DK不愧是「整理知識的專家」，賞心悅目的大量植物照片、活潑又易懂的版面呈現，絕不輸給定位類似的日本出版品。至少對我這個很挑剔視覺美感的讀者來說，幾乎可以打滿分。

我之所以喜歡這本書，還有一層原因。DK出版集團的創辦人彼得・金斯利（Peter Kindersley），於2006年成為「Neal's Yard Remedies」的經營者，他對天然產品充滿熱情，在自家莊園從事有機農業已四十載。他雖然並未掛名作者，但身為前出版人，又身兼生態農法先鋒，他實踐理想的努力，可以從本書中探討永續利用、公平交易的段落裡窺看一二。

《精油芳療指南》雖然由精油品牌冠名出版，但並不是一本產品宣傳手冊，角度中立客觀，配方非常生活化。主要作者蘇珊・克緹斯（Susan Curtis）是跨越芳香療法、藥草療法、順勢療法三大領域的資深專家，實務經驗豐富，筆風流暢親切，條理清晰。她非常明白，什麼是初學者現在該知道的訊息，什麼又是未來需要思考的疑問，以整體療癒為大原則，提供給讀者全面性的視點。這不僅是一本理想入門指南書，也適合任何學習階段的芳療愛好者。

Gina 許怡蘭

中醫芳療權威　李淳廉

　　兩週前剛接到楓書坊企劃的來信，邀請我為這本書《精油芳療指南》繁體中文版寫推薦序，這本書是由英國百科權威DK出版社所出版。看到初稿，不需多言，又是一本關於精油、關於香草、關於香氛的應用書籍，是一本初學者可以輕鬆查找各類香花草的資訊書。也是由英國具有38年歷史的知名有機精油品牌，「尼爾氏香氛庭園」的三位講師、芳療師與編輯所合著。

　　雖然市面上這類精油相關工具書籍俯拾皆是，但我會幫這本書推薦，主要就是衝著DK的書籍向來在內容、編排，以及圖片的畫質都相當講究，在出版界享有盛名，並且內容的完整細膩，本本都堪稱經典。我在十多年前也曾為DK出版社的一本《安全藥草：175種居家保健藥草》寫過推薦序及導讀，而這本書籍一直到現在仍具經典價值，不曾有資訊過時之感。

　　隨著地球上的生物不斷在繁衍與進化，地球上的香花、香草類植物也不例外，植物的苞子靠著隨風吹送、昆蟲及鳥兒的授粉，不斷繁衍及交叉生殖，也不斷被世界各地區的氣候、土壤環境，以及細菌生態所馴化，所以時代越往後，可以說植物的種類也越多元。從埃及艷后時代，一支由芫荽為主調的「綺斐香」，香靡了整個埃及王朝；由肉豆蔻所引發出的十六世紀歐亞海上霸權的香料戰爭，一打就是好幾百年，這些都是人類歷史上為了「香」而瘋狂的紀錄。還有人說，如果你穿越回古代，只要帶上胡椒就發達了，原因就是，這些在我們現在幾乎是廚房中不可少的香料，在當時可都是奇貨可居，被視為珍寶的香料。所以「香」在任何一個時代，都具有獨特的魅力。

　　但在二十一世紀的今天，化學工業已相當成熟進步，要解構或合成多種香味分子並非難事，可以說地球上已經沒有你聞得出，而無法合成的香氣了。若論香，世上有1公升要價4500萬台幣的嬌蘭香水，也有便宜如你每天清潔沐浴所使用的沐浴乳、洗髮精，洗衣、洗碗的洗潔精。這些香，就算告訴你，它裡面含有玫瑰、薰衣草，我想你也不會相信它是天然的植物精油，而是很清楚地知道來自合成香精，為什麼呢？因為這類合成的香精分子穩定，不易發生變異，且完全不需要靠栽種，只需要在實驗室中，幾個酸加幾個酯就可以合成任何你想要的香味了，就連曾經高貴到不可一世的「松露」，現在也有食用香精可以調出相仿的味道，如果你願意走一趟食品香料館，琳瑯滿目的咖啡香、麻辣香、起司香、紅酒香、牛奶香、橘子、草莓、水蜜桃多不勝數，但是這些合成香精的價值就僅止於「香」，它們成本低廉，感受度強，香味的等級差別，在於化學分子的搭配，搭得好不好、巧不巧，就決定了香精的價值。

　　而天然的精油不同，它不一定香味怡人，彼此調合起來變異性還很大，氣味又容易轉化，但它帶給人的真正價值，遠遠不只是「香」而已，而是這種天然植物提取的揮發油，或稱精油，是來自植物細胞油囊腺的揮發性有機化合物，具有獨特的香氣。經由植物每一天的光合作用，在植物體內不斷生成的各種揮發性有機化合物與植物油、配醣體、氧化物、皂甘等物質，都帶有與人體細胞相溝通的活性分子，只要透過嗅覺，讓你感到舒服，感到激勵、振奮、被愛及安全感，它就已經在作用了。

　　天然的精油，因為要經過香草植物的栽種、提取，太多環結都會影響到每年的產量與質量，得之不易。價格如同期貨，隨著每年的產量，質量會有浮動。所以，如果單純地談「香」，天然精油還真不是化學合成香精的對手啊！但論及對人體細胞的相溝通性，這也是所有無機香做不到的。

　　在科技文明日益發達的今天，人與自然的距離越是遙遠，越是想找回心靈的那一片淨土，而精油正是可以帶給人們那一片屬於個人的、感官的，並且可直達心靈的放鬆、釋放與昇華的心靈空間，透過本書精美的編排與插圖，領略芳療用法與價值的同時，也一面帶給你視覺與閱讀的沉靜，祝你開卷有益！

李淳廉　2019/11/03

出發吧！我們都要走一遭人生的旅程。上路之前要先準備地圖，如果這條路是藥草芳療之路，你的航海指南就帶上這本《精油芳療指南》吧！

打個比方，我們都有進行家族旅行的經驗，一家老小要出門，你需要準備那些東西？照顧體質各有不同的大小成員，喜好脾性不一，食物、藥物、溫度的需求與耐受度也不盡相同。除此之外，旅途會用到的交通方式，舟車勞頓時間的長短，目的地的風土氣候也都要考量。如同在海海人生中航行，有時得以細細斟酌，有時需要快狠準採取行動。若是想要運用全人理念的芳香療法來處理疑難雜症，手上有著一本從入門到進階，從仔細斟酌到緊急狀況都可以隨手翻閱參酌的書，事情就簡單多了。

進入芳療藥草學領域之後，這些年來我的關切點都在如何把芳香植物的相關知識應用在居家生活上，讀了再多的理論與臨床實證研究，如果不能用來照顧身邊親朋好友，也讓他們了解植物的療癒能量，滿足的也只有個人的學識渴望。若是可以說明給好友理解，讓他們也能隨時信手拈來用芳香的氣味照顧自己；又若是可以為年長的母親說明，讓她知悉緣由在生活中也能運用，並且享受到植物藥草的好處，那我的學習歷程便又前進百里。要知道，把療癒的知識深入淺出地解釋給任何背景的人聽懂，又要令他們容易理解上手，可不是件容易的事。

這一本《精油芳療指南》，邀請尼爾氏香芬庭園英國的資深芳療師撰寫，大綱清楚易懂，從基礎概念出發，牽著你的手探索精油的世界。文字說明容易閱讀，入門者可隨手翻閱吸收新知，進階者也可以當成百科全書，在需要的時候檢索資料。我尤其喜愛的是裡面各種手作配方，從皮膚髮絲的養護，到身體各系統的困擾，都有資訊可查照。劑量與調配式走英式芳療路線，配方的劑量都在安全範圍之內，而且涵蓋全面，如果要說這是一本教科書也不為過。引領讀者從入門觀念開始，一步一步浸淫芳香療癒的世界。我想這裡面還蘊藏著長年面對購買精油的顧客，在門市諮詢累積下來的經驗與智慧，非常淺顯而實用。

承襲DK書系一貫的精緻排版，各種小圖示也方便讀者使用。我最喜歡的是有索引可以查詢相關名詞精油與症狀，在緊急狀況需要快速做出反應的時候，不用抓破頭回溯前次某個配方是在第幾頁看到的。每個單方精油的介紹，都仔細列出精油的功效，最佳運用方式與最好的吸收管道。入門調香與製劑方法建議，也是為讀者做好的貼心設計，是居家非常適合的一本工具書。

最後我想引用西洋鍊金術的箴言，As within, so without; as above, so below.——「如其在內，如其在外；如其在上，如其在下。」在上在外的，是大宇宙，是自然、地球與整個世界。在下在內的，是小宇宙，是人們的身體與心、靈。小宇宙與大宇宙之間，有著對應的關係。內、外與大、小之間的對應，也囊括了植物能量與人類身心意識的對照。從古至今，早已有著運用藥草、植物萃取的精質（也就是精油）來照顧對應的身心狀態並療癒心靈的傳統，是讓人們更能內外銜接，實踐自我的好工具。透過這本書的協助，祝福讀者們都能熟習地運用香氣療癒，養護身、心、靈，在香氣中得到完整而全面的進化——As the universe, so the soul.——進入一個小宇宙和大宇宙都和諧、自在而安定的狀態。

女巫阿娥　2019年11月 感恩的秋日

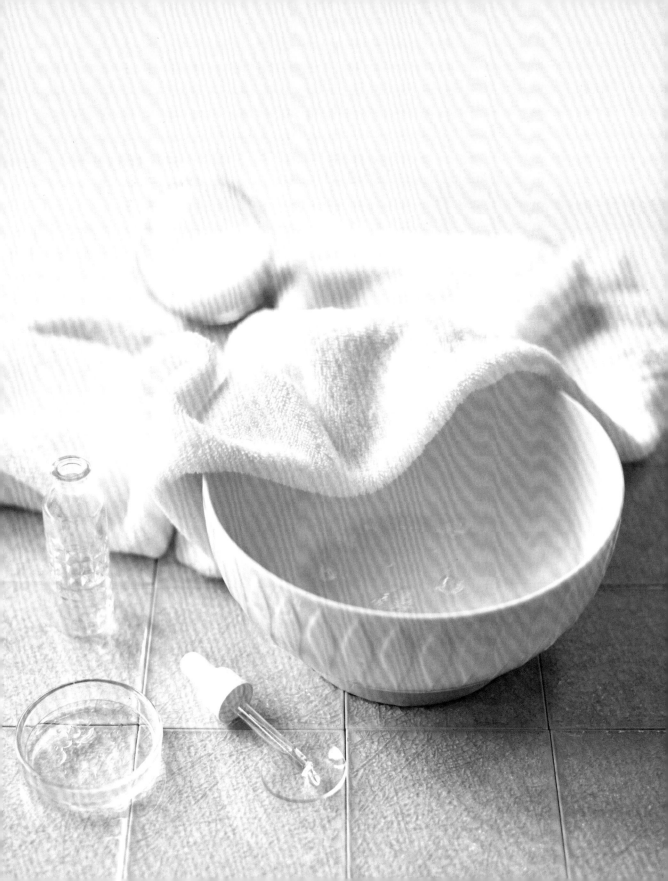

前言

芳香精油的使用已經有千年以上的歷史，它是一種傳統的療癒藥劑，能增進**身體健康**和身心靈全方位的**幸福感**。人們很早就認知到**香氣**有提升情緒和改善環境氣氛的作用。古往今來，在不同文化中也可以看到，人類祖先們知道如何用身邊能夠取得的**香氣植物**來做靈性儀式，或作為個人用途。精油對人們的吸引力從未消退，現在，**芳香療法**在天然保健領域中已是赫赫有名的一門顯學。

*橙花精油*萃取自嬌嫩的橙花，帶有細緻高雅的花朵香氣。

當代精油發展

當代的精油交易大約出現在兩百年前，主要用在香水和食品工業。近年來，由於整體療法的概念興起，用精油促進身體健康、提升幸福感和養顏美容等傳統做法，重新引發了人們的關注。

精油不僅令人心情愉快，還有多樣廣泛的用途。它不只可以用來舒緩身體不適、製成保養品和香氛產品，近年還掀起一陣空間擴香的熱潮，當精油香氣飄散在空間中，可以讓氣氛更升級，創造出幸福愉悅的感受。人們對精油的興趣，也和現代人因生活忙碌而壓力倍增有關。精油能舒緩身心，因此特別有助

療癒身心的複方按摩油、香氛蠟燭和滋潤肌膚的保養品，只是我們享受精油芬芳的其中幾種方式而已。

於緩解長期壓力所引發的各種症狀。

從尼爾氏香芬庭園（Neal's Yard Remedies）在1981年成立第一家店鋪開始，我們一直為消費者提供純天然的植物精油。這些年來，我們參與並見證了消費市場對精油與日俱增的興趣和熱度。我們看到越來越多消費者希望透過純天然成分的產品，來改善自己的生活，增進身心靈的整體幸福感。

進一步了解精油的使用不僅是藝術，也是一門科學。過去幾十年來，芳香療法產業對於精油用法和個別功效的理解，都在飛速地成長著。世界各地的研究者試著透過實驗和臨床驗證，對不同文化

中記載的精油傳統用法取得進一步的理解，釐清精油效用的原因與機轉。

我們將在本書中結合一部分這方面的相關知識，幫助你學會如何在日常保養程序中享受精油的美好，同時也讓精油成為你日常身體保健的得力助手。只需要建立起一點基本知識和常識，每一個人都能學會如何使用精油。本書將幫助你自信滿滿地運用這些美好的植物精華，讓它們為你創造一種更健康、更天然的生活方式。

如果身患重大疾病，或有長期慢性的健康問題，我們仍建議你尋求專業醫療協助，或是向專業的芳療師諮詢。

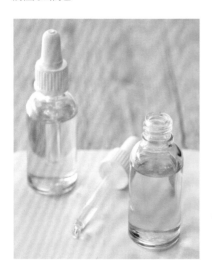

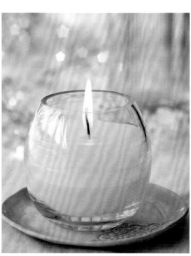

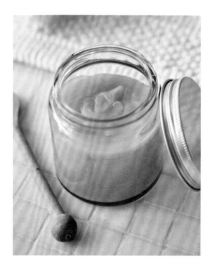

精油用途廣泛且愉悅人心，是來自大自然的療癒師。

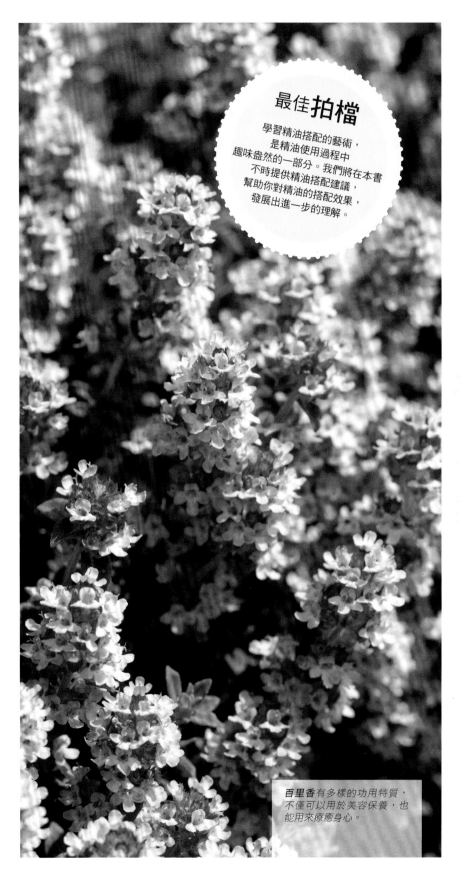

享受**精油**的美好

身為尼爾氏香芬庭園的一分子，我們相信，認識精油的來源植物，能幫助我們選到最適合當下所需的精油。因此，在本書「個別精油介紹」的部分，我們將用美麗的植物彩圖，結合精油療效和使用建議等資訊，為你建立起對每一種植物和精油的了解及認知。

精油是一種高度濃縮的精質，通常只要很少的量就足夠。使用前，請務必用基底產品或基底油先行稀釋。本書關於基底油的介紹章節，將帶領你一一了解最常用的基底油和它們的特質。

我們已為本書設計了各式各樣的精油產品配方和精油療癒方案，可供身體保健、美容保養和居家環境等目的參考使用。本書將以簡單的步驟，一步步帶著你調製自己專屬的精油配方和產品，而幾經試驗的精油療癒方案，則能幫助你處理各種常見的身體不適。

所以，請好好享用這本精油入門指南吧！別忘了為自己和家人朋友調製精油產品，共創美妙的芬芳體驗！

蘇珊‧克媞斯（Susan Curtis），尼爾氏香芬庭園天然保健部門總監。

百里香有多樣的功用特質，不僅可以用於美容保養，也能用來療癒身心。

了解 精油

Understanding
Essential Oils

精油蘊含大自然的精華。

讓我們一起看看精油中究竟含有那些成分，

以及這些多元且複雜的物質是如何透過整體運作的方式，

全面地療癒並平衡身心。

此外，我們也將學會如何確保自己買到

最天然純正、最高品質的精油產品。

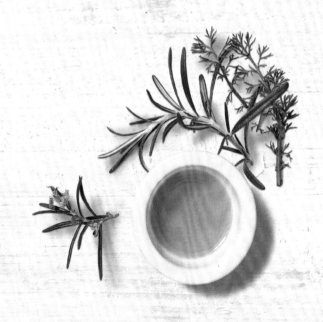

精油是什麼？

氣味芬芳的精油，是植物體內分泌的**高度濃縮**精質。如今運用於**芳香療法**和香氛香水業，不過在古代早有運用植物**天然療癒力**的歷史。精油能發揮來源植物的**療癒功效**，並幫助人們讓身心靈恢復**平衡**。

植物**精華**

人們認為，精油裡的芳香分子，有幫助植物存續與存活的功能，例如能吸引幫助傳粉的昆蟲，或防止真菌與細菌的侵襲。當這些芳香分子以精油的形式被萃取出來，那會是一種極為濃縮的狀態，也就表示，精油經常帶有宜人的芳香，並且攜帶著植物獨特的療癒特質，能夠為我們所用。

運用精油的芳香療法：目前，芳香療法經常用到的精油，大約有150種。

每一種精油都有獨特的化學組成和對應特質，因此能帶來不同的療癒效果，以及生理、心理上的影響。精油除了能幫助消炎、止痛、疏通阻塞、抗菌，還可以緩解焦慮、提振情緒。精油當中含有強大的成分，能在生理上帶來深刻的影響，並幫助人們恢復平衡及活力。

單單一瓶精油中，就可能含有 100 種以上不同的化學分子。

精油**來源**

每一種植物含有自己專屬的精油。有些植物的精油是透過乾燥的種子、果皮或樹脂來萃取，有些植物的精油則存在於葉片、根部、樹皮或花朵中。

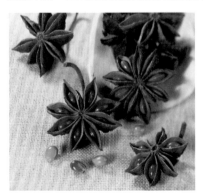

乾燥或新鮮的種子都可以在壓榨後進一步萃取出精油。

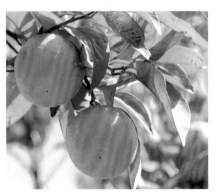

柑橘類水果的精油多半集中在果皮。

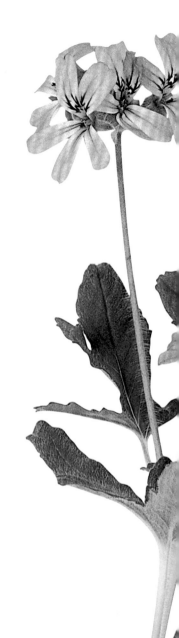

天竺葵芬芳的精油
來自葉片而非花瓣，
且在開花後須儘快萃取。

精油裡有什麼？

單單一瓶精油當中，就可能含有100種以上的化學分子。這些分子共同協力合作，為精油帶來獨特的性質與香氣。精油當中的每一個成分都扮演著各自的角色，不過其中較具主導地位的成分，將決定這瓶精油作用於身心的主要特質。

精油的化學組成：精油是由主要成分、次要成分和微量成分組成的。例如，薄荷腦就是一種主要成分，在胡椒薄荷中的含量可以達到40%之多。像這樣的主要成分，會和數量更多、種類更廣的次要成分和微量成分共同合作，所有成分加在一起，方能造就出一支精油的香氣和療癒價值。

進一步剖析每一支精油的成分都可以再細分成兩大類：含氧化合物和萜烯類化合物。含氧化合物通常氣味較濃，香氣的持久度也比萜烯類化合物高。含氧化合物包括薑和杜松漿果等精油含有的醇類，具有抗細菌的效果；羅勒和丁香等精油中含有的酯類，有消毒殺菌的作用；以及玫瑰、樟樹和岩蘭草中含有的酮類，有促進細胞再生的功能。萜烯類化合物可以在沒藥等精油中找到，具有非常廣泛多元的作用，不過一旦接觸到空氣，就會很快被破壞、變質。

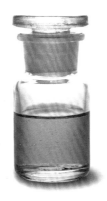

琥珀色的岩玫瑰精油當中有豐富的含氧化合物。

精油的使用歷史

以傳統用法來說，各種萃取自天然植物的高濃縮精油，可以用來安撫、提振情緒，增進身心的幸福感。

將芳香油添加在線香與蠟燭的做法，從古至今都是宗教儀式中相當重要的一部分。許多文化都相信，香氣可以驅魔避邪，使人們的性靈提升到不同的高度。古埃及人會在下葬儀式中使用芳香油，作為一種地位的象徵；希臘人相信香氣能幫助人們連結到天上眾神，而羅馬人則用芳香油來增添個人魅力、誘惑人心。

用精油進行療癒的做法始於1930年代。當時，法國化學家蓋特佛賽意外發現，薰衣草精油讓他燙傷的手在復原後毫無疤痕，因此首度創造了芳香療法（aromatherapy）這個字。第二次世界大戰期間，法國軍醫尚瓦涅用精油為軍士療傷；而奧地利籍美容師與生物化學家摩利夫人，不僅為顧客開立精油處方，也首創了精油按摩的做法。

無論改善心情或修復傷口，芳香療法都是一種安全有效的傳統做法，和現代人的生活息息相關。

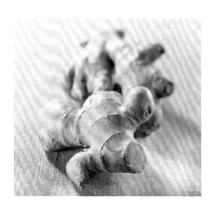

薑和泰國蔘薑等植物能從根部萃取出高度濃縮的精油。

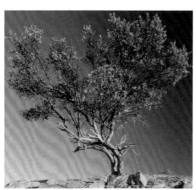

沒藥等樹木分泌的樹脂可以用來萃取、蒸餾具有療效的精油。

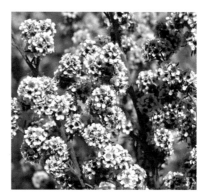

像芳枸葉這樣的植物，精油是儲存在枝幹和葉片當中。

精油能帶來哪些效果？

人類的嗅覺比其他任何一種感官都更**敏感**而且反應迅速，這是為什麼香氣能在我們身上發揮如此龐大的效用。香氣中的化學分子能觸發**生理**反應，影響我們的心理狀態。如此綜合全面的效果，讓芬芳的精油同時在我們的**身心靈**整體運作，帶來**平衡**、療癒與深深的幸福感。

心理

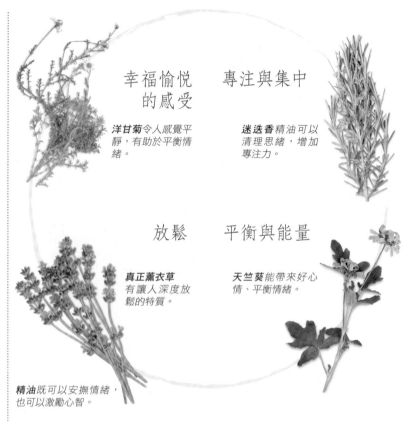

幸福愉悅
的感受

*洋甘菊*令人感覺平靜，有助於平衡情緒。

專注與集中

*迷迭香*精油可以清理思緒，增加專注力。

放鬆

*真正薰衣草*有讓人深度放鬆的特質。

平衡與能量

*天竺葵*能帶來好心情、平衡情緒。

*精油*既可以安撫情緒，也可以激勵心智。

心理層面

精油可以為心理狀態帶來正向的改變。例如，有激勵效果的精油能幫助集中和專注，而鎮定的精油則能讓人們放鬆下來，有助於化解壓力所帶來的各種身心影響。

令人感覺幸福愉悅：精油當中有許多成分都能影響神經系統，能幫助我們改善心情、提升幸福感。例如，研究已證實，真正薰衣草和快樂鼠尾草當中的沉香醇（linalool），以及許多柑橘類精油含有的檸檬烯（limonene），都有緩解焦慮、改善憂鬱的作用。洋甘菊和佛手柑精油中含有的 α-與 β-松油（pinene），也能抵抗憂鬱，幫助人們打起精神、增添幸福感受。

當我們感覺焦慮或憂鬱，不只心情受到影響，身體也會一同受苦。舉例來說，心情焦慮的時候，我們的肌肉也會不自覺緊繃起來。許多精油都能同時改善心情並帶來生理上的影響，因此能一併處理壓力及焦慮時的身心狀況。

芬芳的精油按摩，除了發揮精油的療癒效果之外，還加上撫觸本身能帶來的放鬆感受，因此可以達到深度的平撫和提振作用。就算沒有肌膚的撫觸，光是嗅聞宜人的香氣，例如紅橘或香草，也能改善因壓力而導致的肌肉緊繃。

促進放鬆：許多文獻都記載了精油的放鬆作用。精油放鬆的生理機轉，和腦部的好幾個部位有關。有一個說法是，真正薰衣草等精油中含有的沉香醇，有調節神經荷爾蒙GABA（γ－氨基丁酸）的作用，因此又進一步能調節腎上腺素、正腎上腺素和多巴胺的濃度。

改善專注力和集中度：某些精油有清理思緒、讓人精神一振的作用。舉例來說，有研究證實，光是嗅聞迷迭香精油

*玫瑰*的香氣能
改善心情、令
人平靜。

的氣味，就能使記
憶力改善75%之多。
迷迭香精油當中含有桉油醇
（eucalyptol），它的作用方式
和失智症藥物類似，能藉由增加一種
叫做乙醯膽鹼（acetylcholine）的
神經傳導物質，來調整大腦活動。

平衡能量：許多精油都有能視情況
發揮放鬆或激勵效果的特性，這樣
的精油又叫作「適應原」（adap-
togens）。適應原能透過體內平衡
（homeostasis）的過程，溫和地帶
來平撫或激勵的效果，使身體系統達
到平衡。適應原能透過滋補腎上腺素
來幫助身體處理壓力；在壓力龐大的
時刻，很可能出現腎上腺素過度興奮
或耗損。真正薰衣草、玫瑰和天竺葵
都是適應原的例子。

精油如何在身心靈整體運作

整體療癒的概念是將個人視為一
個整體進行療癒，使身心靈都達
到和諧的狀態。這樣的治療方法
和西醫的做法很不同，西醫一般
針對疾病開立對應的藥物，來處
理或抑制某些身體症狀，卻不一
定能處理到疾病真正的根源。

精油能同時作用於身體和心靈，
達到更深層的療癒。舉例來說，
當一個人感覺放鬆的時候，身體
也比較能夠有效排出毒素，並且
維持健康的循環功能。嗅聞黑胡
椒精油，能為正
在戒菸的人們提
供身體和心靈上
的支持，因為黑胡
椒精油既可以排出
阻塞的黏液，也
可以降低癮頭。

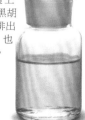

黑胡椒精油

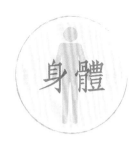

身體

身體層面

精油是天然的療癒劑，具有如同傳統草
藥的藥效特質。舉例來說，精油的作用
可能包括消炎、消毒、抗真菌，許多精
油也有抗微生物的效果，可以消滅多種
有害的微生物，幫助我們遠離疾病。

抗菌消毒：研究已證實，許多精油都有
消滅細菌、病毒和真菌的作用，因此能
夠預防感染。茶樹是最有名的抗菌精油
之一。人們認為，用茶樹治療香港腳的
效果一點也不輸西藥；近年也有研究指
出，使用茶樹治療受到金黃色葡萄球菌
感染的傷口，恢復的速度比西藥還快。

精油中的化學成分，例如百里香精油
中的百里酚、胡椒薄荷精油中的薄荷
腦、丁香精油中的丁香酚等，都已證
實有強大的抗菌作用。而這只是其中的
幾個例子而已。研究指出，光是吸聞這
些抗菌精油，也能達到和塗抹一樣的效
果。多年來人們也透過嗅聞精油的方
式，來治療支氣管炎和急性鼻竇炎的相
關症狀。

現在，有越來越多細菌菌種都對抗生
素產生了抗藥性，因此，精油也開始被
視為是一種可行的藥物替代方案。

鎮痛消炎：精油有輕微的麻醉效果，因
此經常被用來緩解局部性的疼痛。例如
百里香、玫瑰、尤加利、丁香、佛手柑
和甜茴香等精油，都已被證實具有鎮痛
效果；這些精油在體內運作的方式和布
洛芬（ibuprofen）等非類固醇消炎
藥（NSAID）類似，都是透過抑制導
致身體發炎、水腫和疼痛的酵素，來達
到止痛效果。這樣的止痛作用，使得這

些精油特別適合用來舒緩肌肉與關節的
疼痛，或緩解頭痛、扭傷、拉傷等局部
性的疼痛。

疼痛通常伴隨著發炎的情況。許多精
油也都有消炎的效果。其中最有名的例
子就是乳香。研究已證實，許多來自不
同乳香品種的乳香精油，都能抑制一種
名叫細胞因子（cytokine）的促炎性
蛋白質生成，並且能阻止白血球進入組
織中，進而控制發炎的情況。

清理淨化：當身體正常運作時，我們的
肺臟、肝臟、消化系統、腎臟和皮膚，
都能幫助身體排出廢物和毒素，而壓
力、焦慮、不當飲食和睡眠不足都是會
影響這個過程的負面因素。精油通常能
帶來排毒效果，幫助身體淨化、支持身
體排泄系統健康運作。

舉例來說，柑橘類水果如甜橙、檸
檬、紅橘、萊姆和葡萄柚等精油中，經
常含有一種名叫右旋檸檬烯的成分，它
能支持肝臟健康運作，同時幫助調節食
慾、降低膽固醇。另外，杜松漿果、葡

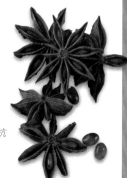

*八角茴香*有強大的抗
菌作用。

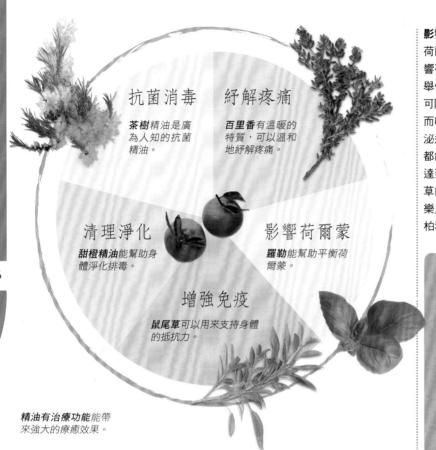

精油有治療功能 能帶來強大的療癒效果。

抗菌消毒
茶樹精油是廣為人知的抗菌精油。

紓解疼痛
百里香有溫暖的特質，可以溫和地紓解疼痛。

清理淨化
甜橙精油能幫助身體淨化排毒。

影響荷爾蒙
羅勒能幫助平衡荷爾蒙。

增強免疫
鼠尾草可以用來支持身體的抵抗力。

影響荷爾蒙：人體的內分泌系統會分泌荷爾蒙來調節身體功能運作。精油能影響荷爾蒙的作用，改善不平衡的情況。舉例來說，能幫助放鬆的迷迭香被證實可降低壓力荷爾蒙（可體松）的濃度，而嗅聞令人平靜的玫瑰精油，能降低分泌過多的腎上腺素。經證實，許多精油都能在女性生殖系統不同的發展階段，達到調節女性荷爾蒙的效果。醒目薰衣草能控制荷爾蒙造成的情緒波動，而快樂鼠尾草、甜茴香、羅勒、鼠尾草、絲柏和天竺葵也都有類似的平衡效果。

精油的加乘作用

將不同精油調配在一起，有可能增強彼此的效果。舉例來說，把抗病毒的精油和消炎的精油加在一起使用，能更有效緩解咳嗽和感冒的症狀。這樣的效果，有時被稱為加乘作用（synergy），不過加乘作用的概念可不只是把精油加在一起而已。

通常人們認為，精油的療效是來自其中的一種或兩種主要成分。然而目前已有越來越多證據指出，精油的效用是來自主要成分和次要成分的相互協作。舉例來說，百里香的主要成分是百里酚，這是一種效果強大的抗細菌成分。然而，研究結果卻指出，使用百里香精油的抗細菌效果，會比單獨使用百里酚這個成分來得強。關於精油的加乘作用，還有許多待進一步瞭解之處；不過日前相當清楚的是，雖然科學界一直朝著單一成分的使用效果進行研究，但未經成分調整的完整精油，帶來的效果絕非實驗室裡複製的單一成分所能比擬。

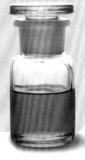

精油當中的所有成分會共同合作，創造出更大的效果。

萄柚、迷迭香、甜茴香和絲柏精油也都有溫和的利尿作用，能透過排除身體多餘水分，來支持腎臟運作。將這些油結合按摩或刷拭身體的療程，能幫助身體的血液循環和淋巴循環健康運作，進一步排出更多身體廢物。

激勵免疫：精油能增強、強化我們對疾病的抵抗力，使身體更健康。有些精油確實能激勵負責對抗疾病的白血球增生，例如巨噬細胞、T細胞與B細胞，這些都是構成身體抵抗力和免疫力的關鍵要角。其中，尤加利和綠花白千層精油特別能支持吞噬作用的過程，也就是巨大的白血球細胞──巨噬細胞把細菌和病毒吞下，進而消滅或使其無法運作的過程。

而在真正薰衣草、鼠尾草、月桂和尤加利等精油中占據了高比例的成分──沉香醇，也被證實能增強身體白血球細胞的運作效能。

精油不只作用於症狀，也能處理病症發生的根本原因。

靈性

身體層面

用精油輔助靈性活動的做法，已有千年以上的歷史。精油能支持個人與靈性世界的連結，無論運用在傳統儀式中，或是支持靜心冥想等個人的靈性修行，精油都能助上一臂之力。

支持靈性追求：千年以來，人們在敬神禱告時從來都少不了植物精油的支持。根據歷史記載，諸如乳香、沒藥、肉桂、雪松和玫瑰，都是不同宗教儀式中會用到的植物材料。仔細挑選適合自己的香氣，能平靜呼吸，使心靈沉澱、專注，讓你的意念更聚焦。

幫助正念練習：能使心靈平靜或振奮精神的香氣，例如真正薰衣草、欖香脂和佛手柑，都可以用來增強靜心冥想、瑜伽與呼吸練習時的專注程度。

能量與氣：某些傳統做法會用精油來幫助清理「脈輪」中的阻塞。脈輪是人體中的能量中樞，不同脈輪對應到特定的腺體與器官。人們也認為脈輪與人體經絡相連結，而經絡是生命能量，也就是「氣」在人體中流通的軌道。

這些部位的阻塞會導致身體不同部位的健康失調。從右圖可以看見人體七個脈輪的位置。每一個脈輪（或說是能量中樞）都有各自對應的精油，可以用來為幫助脈輪重新回到平衡狀態，或是幫助身體的對應區域獲得療癒。

● **頂輪**位在頭頂，掌管松果體和我們的「內在自我」。對應的精油包括乳香、玫瑰、茉莉、真正薰衣草和欖香脂。

● **眉心輪**位在兩眉之間，和腦下垂體相連，掌管記憶與心智。沒藥、檀香和茉莉等精油可以處理眉心輪阻塞的狀況。

● **喉輪**位在整個喉嚨與甲狀腺的部位，與溝通有關。處理喉輪議題時，可以試試真正薰衣草、洋甘菊、快樂鼠尾草、白千層、胡椒薄荷、天竺葵和迷迭香等精油。

● **心輪**位在心臟周圍和上半身部位，直接關係到一個人的健康與幸福感受。能幫助心輪的精油包括玫瑰、佛手柑、香蜂草、洋甘菊、橙花、檀香和玫瑰草。

● **太陽神經叢**含括上腹部的所有器官，與一個人的自尊有關。對應這個脈輪，可以試試薑、義大利永久花、松紅梅、芫荽、真正薰衣草、甜馬鬱蘭和甜橙。

有些人會用精油來幫助清理「脈輪」（或說是身體的能量中樞）的阻塞。

● **臍輪**位在下腹部，和生殖系統有關。對應的精油包括檀香、茉莉、玫瑰、依蘭、甜橙與天竺葵。

● **海底輪**位在脊椎最末端，和一個人是否能感覺到紮根的感受有關。能幫助療癒海底輪的精油包括沒藥、雪松、廣藿香、苦橙葉、安息香、胡蘿蔔籽與岩蘭草。

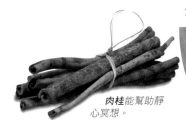

***肉桂**能幫助靜心冥想。*

脈輪

- 頂輪
- 眉心輪
- 喉輪
- 心輪
- 太陽神經叢
- 臍輪
- 海底輪

精油萃取方式

精油通常是以小油囊的形式，儲存在植株葉片或花朵的表面；有些時候，油囊也會出現在樹皮、種子和根部。當你剝開檸檬皮，感覺一股**強烈的檸檬香氣**隨著果皮噴射出來，那是因為你破壞了果皮表面的油囊，**釋放出**存在其中的檸檬精油。當你用手搓揉芬芳的香草植物，葉片上散發的氣味，也是來自**你破壞精油儲存管道**後，釋放出來的精油。精油的萃取方式有好幾種，各自是以不同方法打開油囊、取得精油。

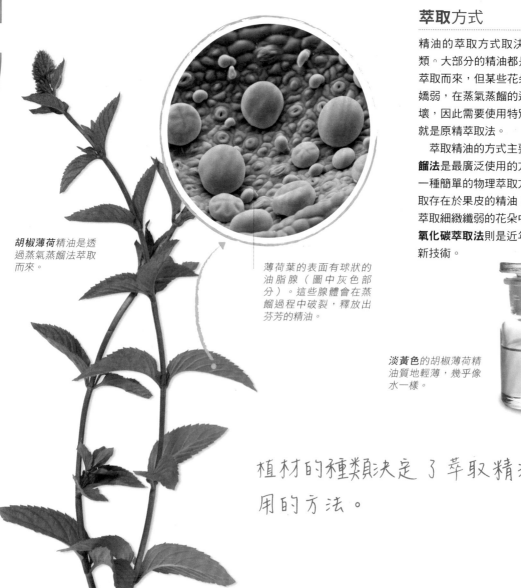

*胡椒薄荷*精油是透過蒸氣蒸餾法萃取而來。

薄荷葉的表面有球狀的油脂腺（圖中灰色部分）。這些腺體會在蒸餾過程中破裂，釋放出芬芳的精油。

萃取方式

精油的萃取方式取決於來源植材的種類。大部分的精油都是透過蒸氣蒸餾法萃取而來，但某些花朵和植物格外細緻嬌弱，在蒸氣蒸餾的過程中會被高溫破壞，因此需要使用特別的方式萃取，也就是原精萃取法。

萃取精油的方式主要有四種：**蒸氣蒸餾法**是最廣泛使用的方法；**冷壓榨法**是一種簡單的物理萃取方式，通常用來萃取存在於果皮的精油；**原精萃取法**用來萃取細緻纖弱的花朵中儲存的精油；**二氧化碳萃取法**則是近年發展出來的一種新技術。

*淡黃色*的胡椒薄荷精油質地輕薄，幾乎像水一樣。

植材的種類決定了萃取精油時應採用的方法。

蒸氣蒸餾法：最常見的精油萃取方式就是蒸氣蒸餾法，它可以用來萃取香草植物、根部、樹皮和樹脂當中存有的精油。這種古老的萃取方法已經有五千年的歷史，可以追溯至陶製蒸餾器首度問世的時代。現在，大部分的蒸餾桶都是以不鏽鋼或銅製成。

首先，在一個大桶子裡放入植材，而後，水以蒸氣的形式通過這個桶子，或者直接在桶內注水加熱。當桶內溫度逐漸升高，植材會慢慢軟化，植物表面的壓力也會增加，使得存放精油的油囊破開。揮發的精油會隨著蒸氣往上飄，和蒸氣一起在冷凝管中凝結下來。冷凝管通常是一段透過冷水達到降溫效果的迴旋管道。凝結後的液體會流入收集桶，並在桶內形成油水分離：精油會漂浮在液體表面，隨後被單獨取出裝瓶。

冷壓榨法：萃取精油最簡單的方式，就是壓榨植材、取得精油。

當精油儲存在植物的果實外皮中，且能輕易被釋放出來，通常就會使用冷壓榨法。例如柑橘類水果的精油，通常都是以冷壓榨法來萃取。包括葡萄柚、橙類、檸檬和萊姆，都是先用機器壓榨出所有汁液，再基於油水分離的特性，分別收集果汁與精油。

原精萃取法：茉莉或銀合歡等極度纖弱嬌嫩的花朵香氣，在蒸餾過程中會遭到破壞；因此對於這樣的植材，需要用特

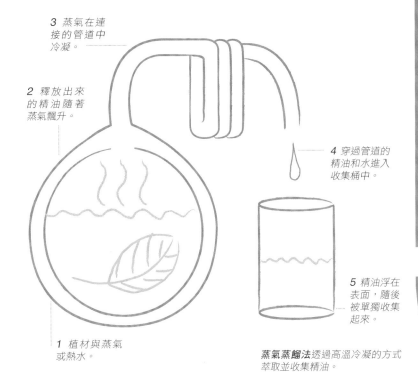

3 蒸氣在連接的管道中冷凝。

2 釋放出來的精油隨著蒸氣飄升。

4 穿過管道的精油和水進入收集桶中。

1 植材與蒸氣或熱水。

5 精油浮在表面，隨後被單獨收集起來。

蒸氣蒸餾法透過高溫冷凝的方式萃取並收集精油。

別的方式來處理，不能透過熱水或熱蒸氣來萃取。用這樣的方式能萃取出一種高度濃縮的精華油，稱為原精。

位在法國香水的重鎮格拉斯（Grasse），匠人們會用一種叫做**脂吸法**的傳統工藝萃取珍貴的花朵香氣。脂吸法全程以手工進行，相當費工費時。首先，取一個帶框的玻璃大盤，覆滿油脂，然後將新鮮花朵一朵一朵排放上

去。幾天後，當油脂吸附了花瓣上的芬芳精油，再透過酒精將原精萃取出來。

現代的原精萃取方式是將花朵浸泡在溶劑中，然後將溶劑洗去，留下原精。

二氧化碳萃取法：是一種新的萃取技術，全名叫做「超臨界二氧化碳萃取法」。這種萃取方式主要是透過氣體來萃取，而不是透過溫度。二氧化碳在一定的壓力下能從氣態轉為液態，相當於扮演了溶劑的角色。液態的二氧化碳會浸沒植材，萃取出其中的芳香成分。

二氧化碳萃取法通常能從植材中萃取到更多成分，因此在廣為普及之前，還需要更多研究加以探索。不過，透過二氧化碳萃取法得到的精油，香氣會更接近植物實際的氣味，因此也可能越來越受到人們歡迎。

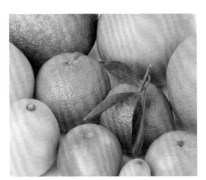

柑橘類水果的油脂腺位於外皮，可以透過冷壓榨法萃取出精油。

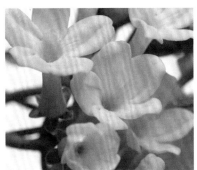

嬌嫩的茉莉花需要透過溶劑萃取法取得精油。

精油選購須知

要判斷一罐精油是否**純正**、**天然**、品質良好、並以**促進生態永續**的方式取得，並不是一件容易的事，尤其對剛開始接觸精油的新手來說，更是難以判斷。然而，在選購精油時，只要能意識到自己該注意哪些地方，就能幫助你買到物有所值的產品。以下列出的精油選購須知，是挑選精油時需要考慮的關鍵要素，能幫助你評估精油的**品質**和**來源**，進而選到最適合自己的精油產品。

品質把關

聲譽良好的廠商，會對自己的精油產品進行嚴格的品質測試和分析，確保精油品質純正，沒有遭到混摻。

天然精油 VS 合成香精

一罐天然的純精油當中，可能包含一百種以上的化學分子；其中包括主要成分和次要成分。所有的成分加在一起共同合作，於是精油能發揮「協同作用」。也就是說，當所有成分加在一起時，帶來的效用會比單獨使用個別成分來得強（可以參考本書第16頁的說明）。合成香精，或是像薄荷腦這樣的單一成分，比天然的純精油來得便宜許多，雖然這樣的產品可能氣味好聞又討喜，但卻完全沒有精油獨特的療癒特質。要確認自己是不是買到天然的純精油，首先避免選擇有其他添加物或填充物的產品。這些額外添加的物質，或許能讓產品的體積或容量變大，卻會降低精油的品質。

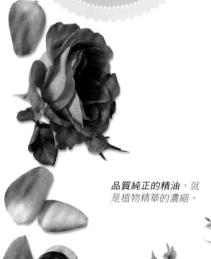

品質純正的精油，就是植物精華的濃縮。

判斷精油**品質**

花點時間研究精油品牌，試著找到信譽良好的廠商。因為這樣的品牌會願意費心費力確保自己提供的是高品質產品。

品牌可信度：有些廠商會用自己發明的說詞，來證明自家產品具有優良的品質。例如宣稱自己的精油是「療癒級」或「芳療等級」，然而，這些詞語事實上只是行銷噱頭，並不具有任何意義。比較有用的做法，或許是去確認這間廠家是否在業界具代表性的協會當中登記在冊，例如英國的芳香療法貿易委員會（Aromatherapy Trade Council，ATC），或美國的國家整體芳療師協會（National Association of Holistic Aromatherapy，NAHA）等等。雖然這麼做也不必然保證產品的品質，但至少是一個初步的篩選。另一個確認廠家可信度的方法，是去查查看這個品牌是否有舉辦芳療課程，或是與合格的線上芳療師有所連結，這類資訊能看出這個品牌是否具有相應的口碑和名聲。

精油名稱的奧祕：品質純正的精油，會在標籤上標示來源植物的拉丁學名，以及成分的化學類屬（能說明這罐精油

確保你買到的是純正、天然、品質良好且以生態永續的方式萃取的精油。

來自某一種特殊的植物品種）。舉例來說，百里香精油的標籤上會列出百里香的拉丁學名*Thymus vulgaris*，也會註明是沉香醇百里香或是百里酚百里香，以更清楚說明萃取的百里香種類。在精油標籤或廠家網站上，也應該註明這瓶精油的產地國家。這些資訊都能說明這是一罐純正的植物精油。

支持**生態永續**

某些精油，例如檀香和花梨木，現在產量都相當稀少，甚至無法取得，原因就在於生態永續的考量。在購買精油之前，請花點時間確認廠家對於生態永續的立場和採取的策略。

瀕臨絕種的植物：某些精油植物已經被採收到幾近絕種的程度。例如穗甘松（**Nardostachys jatamansi**）目前已面臨嚴重的絕種危機，因此除非廠家能確保精油來自人工栽種的穗甘松，否則應避免購買。關於各種植物的生態現況可以在以下網站查詢：www.iucnredlist.org/search。

支持公平貿易：公平貿易通常能確保生態存續。採收植物以萃取精油，對於某些部落社群來說，可能是非常重要的收入來源。因此當地有可能採取較保守的開採計畫，以保護這些珍貴的植物資源。例如我們可以買到參與公平野生（FairWild）計畫的肯亞乳香精油，公平野生計畫是一種對野生植物的採收加以保護，並確保以公平交易的方式生產的程序認證。選購精油時，注意標籤

上是否有Fairtrade或Fair for Life等機構的認證標誌，這能說明這瓶精油來自注重生態永續的廠家，並確保在精油的生產過程中，種植與採收的農民和工人都獲得了應有的報償。

選擇**有機**產品

有機的精油與基底油有較高的療癒價值，因為這類產品的抗氧化物含量較高，也較不容易有來自殺蟲劑或化學肥料的毒素殘留。有機精油的生產方式能讓農民及其家人社區都獲得應有的利益，對土地更友善，並且一般來說更能支持未來的栽種計畫、野地生態和水資源。購買精油之前，先從廠家資料中確認這是不是一間支持有機栽種的公司。

解讀精油標籤

仔細閱讀精油標籤能幫助你立即判斷精油的可信度。當標籤上含有以下資訊，多半表示這是一罐品質精良的精油：

來源植物的拉丁學名以及萃取的植物部位。

來源國家。

萃取或包裝生產的日期，以及（或）有效期限。

產品批次號碼，以及特定精油的化學類屬（適用於某些精油，例如百里酚百里香）。

評估精油**價格**

每一種精油在生產時，都是以大量的植材，萃取出少量的精油。精油的價格，關係到所需的植材多寡，每一種精油的情況都不一樣，萃油率可能從不到0.1%到25%不等。舉例來說，工人大約需要徒手摘取1000公斤的新鮮橙花，才能生產出1公斤的橙花精油——這是為什麼橙花精油價格如此昂貴。相反地，1000公斤的丁香花苞，就能萃取出200公斤的丁香精油，所以丁香精油的價格便宜得多。

於是，如果一個精油品牌的每一種產品價格都差不多，或有特別超值、便宜的傾向，最好都要避開。好消息是，因為精油是高度濃縮的精質，所以小小一罐也能使用很久，每一次大約只需要幾滴的量就夠了。為確保手上的精油處於新鮮的狀態，建議你最好以量少而頻繁的方式添購，以免一次購買大瓶裝卻放到變質。

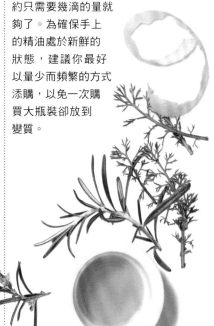

精油產地介紹

精油的來源植物豐富多樣，分布在世界各地。植物生長在何處和許多因素有關，例如植物的**耐寒性**，以及當地是否有足夠的**降雨量**和灌溉水源。許多精油植物在地中海地區、亞熱帶和熱帶地區**生長得最好**。

歐洲地區

歐洲是精油的主要產地之一。歐洲的氣候帶適合許多植物在此生長，柑橘果樹能長在熾熱晴朗西班牙和義大利，北歐國家則有更多耐寒性強的植物分布

波斯尼亞	月桂
	永久花
保加利亞	歐芹
	玫瑰
	纈草
法國	歐白芷
	藏茴香
	胡蘿蔔籽
	大西洋雪松
	快樂鼠尾草
	絲柏
	葫蘆芭籽
	杜松漿果
	真正薰衣草
	香蜂草
	毛蕊花
	野馬鬱蘭
	歐洲赤松
	鼠尾草
	龍艾
	百里香
	晚香玉
	紫羅蘭葉
德國	德國洋甘菊
匈牙利	芫荽
	蒔蘿
	甜茴香
	羅馬洋甘菊
	香薄荷
	西洋蓍草
義大利	佛手柑
	義大利永久花
	檸檬
	甜橙
瑞典	樺樹
西班牙	岩玫瑰
	藍膠尤加利
	檸檬馬鞭草
	甜馬鬱蘭
	迷迭香
	鼠尾草
英國	真正薰衣草
	胡椒薄荷
	羅馬洋甘菊
	西洋蓍草

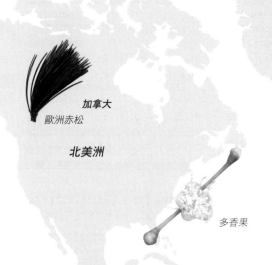

加拿大
歐洲赤松

北美洲

多香果

西印度群島

美洲地區

南美洲潮濕的熱帶氣候為柑橘類提供了優渥的生長條件，而松杉林則集中在氣候涼爽的加拿大。

加拿大	歐洲赤松
巴西	檸檬尤加利
	紅橘
	甜橙
	花梨木
巴拉圭	苦橙葉
祕魯	檸檬馬鞭草
西印度群島	多香果
	葡萄柚
	胡椒薄荷

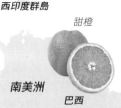

甜橙

南美洲

巴西

祕魯

巴拉圭

苦橙葉

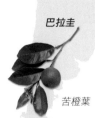

非洲地區

非洲各地多樣的氣候條件造就了多元的植物生態，從東南部亞熱帶氣候的異國香花依蘭，到北非的香桃木和大西洋雪松不等。

科摩羅群島	依蘭
剛果共和國	天竺葵
衣索比亞	沒藥
埃及	羅勒
	茉莉
肯亞	茶樹
馬達加斯加島	丁香
	綠花白千層
	玫瑰草
	桉油樟
	香草
	岩蘭草
摩洛哥	大西洋雪松
	銀合歡
	艾草
	橙花
	香桃木
留尼旺島	天竺葵
索馬利亞	乳香
	沒藥
南非	布枯
	澳洲尤加利
	檸檬香茅
烏干達	玫瑰草
辛巴威	史密斯尤加利
	萬壽菊

精油作物如何**生長**

傳統上，大部分的精油植物都生長在野地，需要透過人工採集、萃取精油；目前某些產量豐沛的植物，依然是以這樣的方式萃取，例如杜松漿果。不過，由於芳香療法知名度越來越高，精油在某些國家（例如美國）的市場需求也越來越大，因此，野生植物正面臨生長壓力，要維持精油的需求量並不容易。為確保精油能持續供應，許多植物現在轉而以人工方式栽培，種植者會為作物打造適合的土壤條件與灌溉水量，以確保植物生長良好。

亞洲地區

亞洲的精油產地主要集中在南邊，當地的熱帶氣候，最適合荳蔻和肉豆蔻等香料類植物生長。

中國	樟樹
印度	荳蔻 小茴香 廣藿香 檀香
印尼	安息香 香茅 大高良薑 肉豆蔻
伊朗	玫瑰
尼泊爾	冬青
阿曼	乳香
菲律賓	欖香脂
斯里蘭卡	黑胡椒 荳蔻 肉桂 香茅 薑 萊姆
泰國	泰國蔘薑
土耳其	玫瑰
越南	白千層 山雞椒 八角茴香

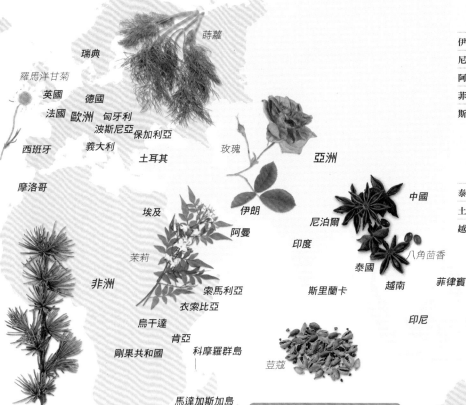

瑞典
羅馬洋甘菊
蒔蘿
英國
德國
法國 歐洲 匈牙利
西班牙 波斯尼亞 保加利亞
義大利
土耳其
摩洛哥
玫瑰
亞洲
埃及
伊朗
阿曼
中國
尼泊爾
印度
八角茴香
茉莉
泰國
非洲
越南
索馬利亞
菲律賓
衣索比亞
斯里蘭卡
烏干達
印尼
肯亞
剛果共和國 科摩羅群島
荳蔻
大西洋雪松
馬達加斯加島
辛巴威
南非 留尼旺島

澳洲地區

澳洲有許多地區都是半乾的旱地，因此很適合耐旱型植物生長，例如茶樹。

澳洲	藍膠尤加利 芳枸葉 茶樹
紐西蘭	松紅梅

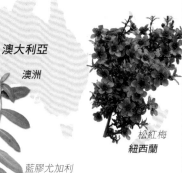

澳大利亞
澳洲
松紅梅
紐西蘭
藍膠尤加利

使用 精油

Using
Essential Oils

精油能療癒並強化身心，

芬芳的氣味用起來使人心神愉悅，

並且能輕鬆加入每天的日常身體保健和美容保養程序。

在這個章節，我們將一一探索享受精油的各種方式，

並說明該如何善加使用及保存這些高度濃縮的植物精華。

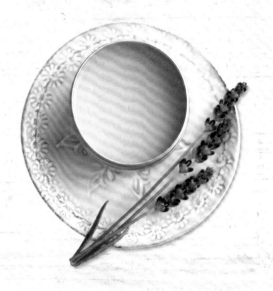

精油如何進入人體？

最快讓身體吸收精油的方法，就是**嗅聞**它們的氣味。嗅聞精油能對大腦帶來直接的影響。精油也可以透過**按摩**、**泡澡**或塗擦乳霜等方式，經由皮膚進入身體。上述兩種方式都能讓精油進入全身的血液循環，進而發揮療癒功效。

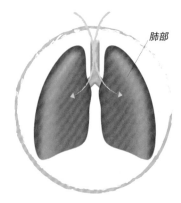

感受 精油的**妙用**

一旦精油進入身體，就會在神經系統和血液循環開始運作，帶來心理和生理上的益處。

透過**嗅聞**

一般來說，人類可以辨別的氣味能超過一萬種。嗅覺是和心智最直接相關的感官知覺，嗅聞氣味能直接影響我們的情緒。事實上，接收氣味的能力直接關係到一個人的幸福感受：失去嗅覺的人，會比一般人更容易出現憂鬱和焦慮等情緒問題。芳香療法就是一種根據香氣和大腦與身體化學反應之間的直接互動，所衍生而來的療癒概念。

身體如何處理氣味：這個過程和大腦複雜的路徑有關。當我們深深吸入一種香氣，就相當於將芬芳的氣味分子嗅入身體。這些氣味分子會和鼻腔中對應的「接受器」細胞結合，接受器接著將氣味資訊傳送到位在前額的「嗅球」，這些資訊到了這裡，才被大腦理解為一種氣味。除此之外，氣味分子也會透過氣息進入肺部，進入全身的血液循環。

氣味對身體的影響：研究顯示，嗅聞香氣能對大腦活動帶來立即的影響。香氣能穿過血腦屏障（大腦的保護膜），進入腦部與意識思想有關的核心區域，以及大腦的情緒開關——邊緣系統。邊緣系統儲存著記憶和情緒，掌管個人的「戰逃反應」、呵護照顧、飢餓感和性慾等原始本能，此外也和荷爾蒙有關。

精油如何透過嗅聞進入身體

當你吸入精油的香氣，大腦會在瞬時間進行處理，因此你能很快地接收到精油的療癒效果。

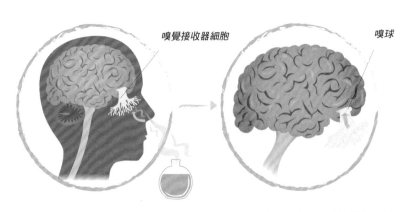

嗅覺接收器細胞　　　　　　　　　嗅球　　　　　　　　　肺部

1 芳香分子沿鼻腔進入身體，和鼻腔中對應的嗅覺接受器細胞結合。接受器細胞接著向位在前額底部的嗅球傳遞脈衝資訊。

2 前額會將收到的電脈衝詮釋為一種氣味，並快速地處理相關資訊，回應精油獨特的氣味和特質。

3 芳香分子也會透過鼻腔進入肺部，並從這裡進入身體血液循環，發揮精油的療癒功效。

精油可以透過嗅聞與皮膚吸收進入身體，發揮療癒效果。

透過皮膚吸收

稀釋後的精油可以透過皮膚吸收進入血液循環。精油的吸收率會受到許多因素影響，包括膚質類型、空間溫度與油溫，以及用來稀釋精油的基底油質地容不容易吸收等。

療癒性的撫觸：當精油結合按摩，將大大增強精油的療癒效果，因為按摩本身就能幫助人們進入深度放鬆。當你承受著龐大的壓力，無論是身體或情緒上的壓力，全身上下都會充滿使自己時時保持警覺、警醒的荷爾蒙。當身體處於這樣的「戰逃」狀態，其他如免疫、細胞修復、吸收食物養分進行同化作用等身體功能就會停下來。按摩的放鬆效果，能幫助身體系統重新開始有效運作。

進行芳療按摩時，人們同時會吸入精油的香氣。研究顯示，和單純使用基底油相比，加了精油的按摩油通常能帶來更大的療癒效益。舉例來說，在泡腳水中加入真正薰衣草精油，會比單純用熱水泡腳更放鬆、更有療癒效果。同樣地，針對個人情況選用具有對應療效的精油來按摩，會比單純使用植物油更有療癒效用，並且能舒緩各種疼痛，包括術後疼痛、癌症疼痛，以及背痛等等。

精油如何透過皮膚進入身體

當精油被塗擦在身體上，就能透過皮膚吸收，進入血液循環當中。進行芳療按摩時，同時也會因為聞到精油的香氣而獲得療癒助益。

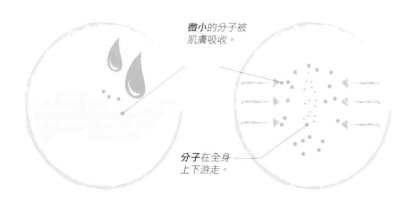

微小的分子被肌膚吸收。

分子在全身上下游走。

1 微小的精油分子能被皮膚毛孔吸收，進而進入血液循環，開始發揮作用。

2 一旦精油分子進入血液，就會隨著循環系統在全身上下游走。精油的效用因此能開始在身體各個系統運作，發揮療癒效果。

稀釋精油

高度濃縮的精質：精油是高度濃縮的植物精華，所以最基本的使用原則，就是永遠要用基底油、乳液、油膏或沐浴油稀釋過後才可以使用。此外，雖然稀釋後的精油可以當作漱口水，但除非經過專業醫療訓練的芳療師指示，否則絕對不能將精油吞下肚。

即便精油經過稀釋，只要是留在身上不洗去，就必須避開身體脆弱敏感的部位，例如眼睛和黏膜。如果你是敏感性肌膚，或者身體正出現過敏反應，在使用精油之前，最好都先經過皮膚測試。絕對不可以在嬰幼兒身上使用未經稀釋的純精油。相關資訊請參考本書第36至37頁的安全使用守則。

例外：有幾種精油不受以上規則限制，可以不經稀釋，直接以純精油當作香水點塗在身體局部。這些精油包括：玫瑰原精、依蘭、茉莉、洋甘菊、茶樹和真正薰衣草。同樣地，茶樹也可以在緊急時刻，例如發生刀切傷或蚊蟲咬傷時，直接以純精油點塗在患部。關於不同精油的使用注意事項，可以參考本書「個別精油介紹」的安全小叮嚀。

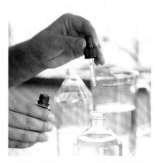

除非特別註明，否則在使用所有精油之前，都必須先以基底油進行稀釋。

如何使用精油

享受精油的方式有許多。其中，讓自己在奢華的**精油澡**中完全融化，或是享受**被油浸潤滋養**的芳香按摩，是其中最受歡迎的兩種方式。你也可以讓精油的香氣飄散在整個空間，或在自己的**脈搏點**塗上芬芳的油膏；又或者，可以在紙巾上滴幾滴精油，然後深深**嗅聞**它美妙的香氣。以下是好好享用精油的幾種主要方式。

撫觸的
療癒力

按摩是各種享受
精油療效的方式裡面，
最受歡迎也最放鬆的
一種。

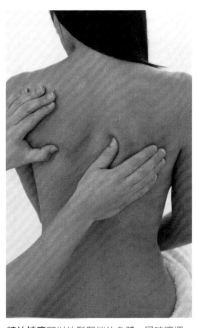

*精油按摩*可以放鬆緊繃的身體，同時讓選用的精油發揮獨特的效用。

把精油調入最適合你
當下需求的基底油裡。

按摩

用精油進行按摩，除了能帶來精油的療效之外，還會加上撫觸本身的舒緩效果。如果能讓受過專業訓練的芳療師進行按摩，無疑是美妙的享受，但簡單地由伴侶為你按摩，或練習自我按摩，也都是滋養自己的極佳方式，並且可以成為日常護膚保健的程序之一。

由於精油是高度濃縮的精質，所以需要經過基底油來稀釋（參見本書第148至161頁）。一般膚質可以考慮使用質地輕爽的基底油，例如甜杏仁油、葡萄籽油、杏桃核仁油、椰子油、葵花油或油菜籽油。乾燥的肌膚可以用更厚重、更滋潤的基底油，例如酪梨油、橄欖油、小麥胚芽油、摩洛哥堅果油與荷荷芭油。另外，還有藥用基底油可以選擇，例如印度苦楝油、金盞菊浸泡油、聖約翰草浸泡油，都能帶來極佳的療癒效果。

調配按摩油：全身按摩油的濃度可介於2.5%（敏感肌膚或受損肌膚）到5%（一般肌膚）之間；臉部按摩油建議使用1%的濃度（關於濃度說明可參考本書第37頁）。如要準備足以按摩全身一次的量，先在淺盤中倒入約2大匙（30ml）的基底油，然後根據你的選擇，加入4到6滴單方或複方精油。

脈搏點按摩：脈搏點是指血管接近皮膚表面的區域。將精油擦在脈搏點，能加速皮膚吸收。

使用時機

按摩很適合用來處理身體表面大範圍的問題，例如疼痛的肌肉與關節、消化問題和水腫、體內水分滯留等現象。你也可以針對一個特定部位來按摩，例如按摩腹部，以緩解經痛或消化不適。

用精油進行療癒身心的按摩，能令人感到平靜、深度放鬆，並且覺得自己被用心照顧著。

如果想舒緩頭痛，可以用加了精油的油膏，在太陽穴上按摩。你也可以試著把油膏塗在手腕或頸部的脈搏點上，幫助你放鬆下來。

嗅聞

嗅聞單方或複方精油的氣味,是享受精油效用最快的方式,也是最方便的一種。嗅聞也是芳香療法的基礎,因為無論你用哪一種方式使用精油,都一定會聞到精油的香氣。

紙巾嗅聞法:嗅聞精油最簡單的方式,就是在紙巾上灑上2到3滴精油,然後深深地嗅聞精油的氣味。你可以把紙巾放進小塑膠袋裡隨身帶著,隨時視需要取出來嗅聞。同樣地,你也可以在睡前將幾滴放鬆舒緩的精油灑在枕頭上(如果擔心留下印痕,可以滴在紙巾上放在一旁),這能幫助你放鬆,為你帶來一夜好眠。

蒸氣吸入法:在一碗剛燒開的熱水裡,滴入4到8滴你所選的精油,就是一個能帶來治療效果的蒸氣吸入法。身體前傾,取一條浴巾蓋住頭以留住蒸氣,然後閉上眼睛享受10分鐘,或直到蒸氣散失為止。或者,你也可以購買蒸氣吸入器來使用。

　　癲癇患者、氣喘患者和年幼的兒童,在進行蒸氣吸入法時必須格外小心。這類使用者不需要以浴巾蓋住頭臉,只需要湊近熱水碗,接觸飄散出來的蒸氣就可以了。

使用時機

當呼吸道出現問題,例如花粉症、感冒、鼻塞或胸腔型咳嗽時,最適合用蒸氣吸入來緩解。蒸氣吸入也可以令人精神一振,或達到清潔肌膚的效果。

蒸氣吸入法能很快讓心情平靜、恢復活力或提振精神。

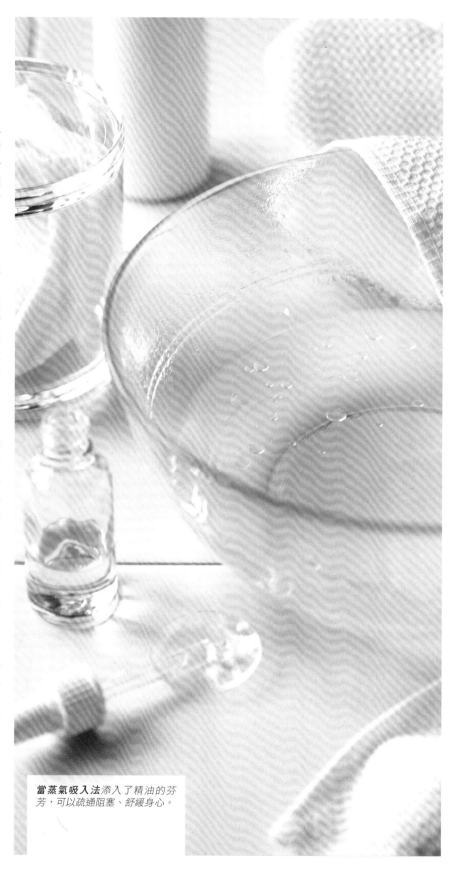

*當蒸氣吸入法*添入了精油的芬芳,可以疏通阻塞、舒緩身心。

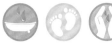

泡浴

無論是想泡個放鬆的熱水澡，或是用淺盆簡單快速地做手浴、足浴或下半身坐浴（參見下方說明），在泡浴水中加入精油，是一種極大的享受，也是非常熱門常見的精油使用方式。水的溫熱能放鬆並舒緩肌肉，使身心更加鬆弛，同時舒張毛孔，幫助精油更快穿透肌膚、進入身體。

泡浴時使用精油：雖然精油會被泡澡水稀釋，但你仍然需要先用基底油（或稱基礎油）稀釋精油，才能加進泡澡水中。事先用油稀釋，可以幫助精油更均勻分散到水中，也可以達到滋潤肌膚的效果。以一般正常的浴缸和水量來說，根據你的喜好選擇4到6滴精油（單一或多種皆可），調入1大匙（15ml）質地輕盈的基底油中就可以了。例如葵花油就是個不錯的選擇。葵花油中含有蠟質，因此就像乳化劑一樣，能幫助精油分散地更均勻。你也可以購買其他中性、容易分散在水中的基底油，或者將精油調入1大匙（15ml）的全

脂牛奶裡。全脂牛奶當中的脂肪就有如基底油，可以幫助精油在水中分散地更加均勻。泡澡時間至少要達到15分鐘。如果想讓精油的效用更充分發揮，可以在一開始放熱水時就加入水中，這樣一來，精油的香氣很快就會飄散在熱氣中。

手浴與足浴是能快速照顧到身體特定部位的極佳方法。足浴可以用來調理香港腳，或舒緩疲倦痠痛的雙腳。如果你的腳踝腫了起來，可以試著在泡完熱水之後接著泡冷水，這麼做能改善腳部循環功能。同樣地，如果手部感覺痠痛，也可以用這樣冷熱交替的方法。在一個大碗或淺盆中注入熱水（只要大到能泡入雙腳或雙手就可以），接著將4到6滴你選擇的精油調入基底油或全脂牛奶，然後加入水中，就像泡熱水澡時一樣。將雙手或雙腳浸入水中10分鐘。

坐浴（或淺盆浴）是發生念珠菌陰道炎、痔瘡或尿道感染時的極佳處理方法，也可以幫助產後縫合的傷口癒合。以念珠菌陰道炎來說，在坐浴水中加入茶樹精油是非常經典的治療方法。進行坐浴時，將溫熱的水注入盆中直到半滿，然後用一般泡澡的方式稀釋精油，然後在水裡坐上10分鐘左右就可以了。

使用時機

芳香療法的精油泡浴能帶來深度的放鬆與活化效果。請確保你為自己預留了足夠的時間，能好好躺在水中休息，享受這具有美妙療效的熱水澡。

坐浴可以讓念珠菌陰道炎和痔瘡的問題馬上獲得緩解，而手浴或足浴則是手腳疼痛、腫脹、疲憊時的最佳選擇，也很適合用來處理香港腳的問題。

平靜安撫的洋甘菊精油，是適合加入泡澡水的極佳選擇。

在泡澡水裡加入你最喜愛的精油，然後就放鬆地躺下來享受吧！

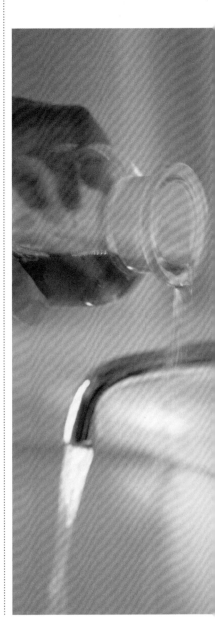

在溫暖的水中加入平靜安神的精油，能為身心帶來極大的舒緩。

敷包

把具有療癒效果的精油製成敷包，對於瘀傷、燒燙傷、頭痛與靜脈曲張等局部性的問題，是既快又有效的處理方式。

熱敷還是冷敷？ 熱敷或冷敷可以視個人喜好來決定，不過某些情況適合冷敷，某些情況使用熱敷效果會更好。

熱敷包適合用來處理膿腫、瘡癤等皮膚感染，以及拉傷、背痛、風濕和關節炎等與肌肉關節有關的問題。舉例來說，用薑、絲柏、杜松漿果、歐洲赤松和真正薰衣草精油製成熱敷包，能對痠痛的肌肉與關節帶來很好的溫熱舒緩效果。

冷敷包通常適合用在扭傷和受到運動傷害時，尤其當患部發熱發燙、紅腫疼痛時。此外也可以用來緩解頭痛。例如真正薰衣草、橙花、胡椒薄荷與尤加利等精油，都可以強化清涼降溫的效果。

製作敷包： 將3到4滴精油加入一小盆冷水或熱水中，仔細攪拌。取一條小毛巾浸入水中，擰乾多餘水分，敷在患部。以熱敷包來說，一旦將敷包放好，可以用一條大一點的毛巾或保鮮膜包覆在外，以達到隔熱效果。這麼做也可以避免把衣物沾溼。持續敷著直到敷包降到和體溫同熱，然後重複進行三次。

如果你選擇的精油有可能刺激皮膚，

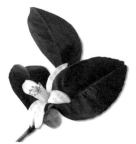

橙花有舒緩安撫的特質，製成敷包能發揮很好的效果。

請記得用1大匙（15ml）的基底油（例如甜杏仁油或葵花油）先行稀釋，然後再加入水中。

使用時機

用熱敷包來舒緩運動後或進行高強度體能活動後，痠痛疲憊的肌肉。

冷敷包特別適合用來舒緩長時間使用電腦後，眼睛緊繃的感覺。

淋浴與三溫暖

在三溫暖和蒸氣浴中添加精油，能額外帶來美妙的芬芳。你可以針對不同時刻的不同需求，嘗試各種不同精油組合的香氣。舉例來說，如果你在早上想洗個活力充沛的澡，為一天帶來美好的開始，那麼可以選擇用羅勒與迷迭香等能激勵振奮、為你注入活力的精油。或者，如果想要提振情緒、為自己帶來正能量，可以選擇歡快宜人的精油，例如佛手柑、檸檬與玫瑰。

淋浴時使用精油： 想要沖一個充滿芬芳香氣的熱水澡，可以在沾了熱水的毛巾上滴入5到8滴精油（一種或多種都可以），然後將毛巾放在淋浴間，注意別把毛巾用在你自己身上。如果可以的話，把毛巾掛在和臉差不多高度的地方，這麼做可以讓你更充分享受到精油的香氣。請確保你的洗澡水夠熱，能散發出足夠的蒸氣。你也可以將精油加入2大匙（30ml）的無香沐浴露中使用。

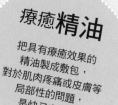

療癒精油

把具有療癒效果的精油製成敷包，對於肌肉疼痛或皮膚等局部性的問題，是快又有效的處理方式。

在三溫暖使用精油： 將20到40滴精油（一種或多種都可以）加入三溫暖中用來沖淋降溫的水桶裡。絲柏、尤加利和歐洲赤松都很適合用在三溫暖當中。

使用時機

將精油加入三溫暖或淋浴中，可以有效疏通鼻竇、緩解緊張性頭痛，舒緩花粉症和過敏反應的不適。

在三溫暖或淋浴時使用精油，也能為心靈注入活力，幫助你感覺平靜放鬆。

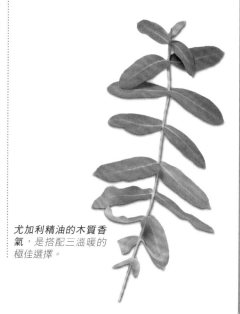

尤加利精油的木質香氣，是搭配三溫暖的極佳選擇。

空間擴香

擴香是一種越來越熱門普及的精油方式，透過擴香器具，微小的精油分子能以細緻的氣霧或水霧形式，飄散到空間當中。過去主要用加熱式擴香台來做空間擴香，如今則有各式各樣的擴香器可供選擇，包括超音波擴香儀、運用風扇或熱水的水氧機、插電式的擴香石，或擴香竹等等。空間噴霧也是另一種讓精油香氣飄散在空間中的方式。

使用擴香儀、水氧機或加熱式擴香台： 如果你使用的是加熱式擴香台，先在熱好的盤子上注入一點溫水再滴入精油，以免精油太快燒焦。如果你使用的是電子式的擴香儀或水氧機，可以根據製造商的說明直接加入精油使用。

製作空間噴霧： 相對來說，空間噴霧可以在很短的時間內，釋放出更高的精油濃度。製作空間噴霧的方法是，將20到30滴精油調入2大匙（30ml）的清水與1大匙（15ml）的伏特加酒，然後倒入消毒過的噴霧瓶中備用。

大部分的精油都可以為空間增添芬芳，不過柑橘類精油特別有清新空氣的效果。具有抗菌功能的精油，例如雪松、尤加利、真正薰衣草和茶樹，都很適合用來為空間添香，而用檸檬、檸檬香茅和香茅製成噴霧，則可以用來驅蚊驅蟲。

使用時機

擴香儀器可以用來除臭、為空間增添芬芳，或是營造特別的氣氛。

坐在靠近加熱式擴香台或水氧機的地方，可以有效地吸入精油香氣，獲得最佳的療癒效果。

運用空間噴霧可以改變空間氛圍，例如為空間帶來平靜、注入活力，或增添一點小情趣。

空間噴霧也很適合用來為空間消毒或除臭，例如用在病人待著的房間，或是用來驅除蚊蟲。

大西洋雪松精油可以透過擴香的方式，讓沉悶的空氣變得清新。

個人香水

雖然有些精油，例如真正薰衣草、奧圖玫瑰、洋甘菊、茉莉、香草和依蘭，本身就可以純點塗當作香水使用，但大部分的精油都需要先用基底介質稀釋後才可以使用——香水通常是將芳香精油溶解於酒精基底製成的。你可以只用一種精油，或將多種精油調配在一起，創造出包含著不同「香調」的香氣。當你聞到香水的氣味，最先聞到的是前調，然後是中調，最後才是後調（參見本書第164頁）。

調製香水別怕嘗試，你可以盡情實驗各種香氣組合，來找到你最心儀的氣味——關於調配香氣的基本原則，可以參考本書第164頁。基本上，使用的精油數量儘量控制在4到7種之間，然後請用一整天的時間來品賞，讓香氣能夠

完整地沉澱、散發，以便你清楚它真正的氣味形貌。如果想試著配製個人香水，可以參考本書第184頁的配方。

使用時機

將精油加入基底中稀釋，是創造個人香水的好辦法。你可以根據自己獨特的風格與喜好，量身訂做自己的香氣，或者調配分別適合白天與夜間使用的香水。

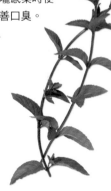

漱口水

雖然精油不可吞服，但我們仍然可以用水或蘆薈汁加以稀釋，製成效果極佳的漱口水，來支持口腔的消毒保健。

自製的漱口水比市售漱口水性價比更高，還可以根據使用者的需求量身訂做。使用精油漱口，也能避免口腔接觸到市售漱口水中常有的化學添加物。

製作漱口水： 簡單製作漱口水的方法是，將4到5滴精油（丁香、甜茴香、薑、檸檬、薄荷、迷迭香和鼠尾草等，都是抗菌效果相當優秀的精油）加入1大匙（15ml）基底油中，調合後倒入一杯溫熱的水中，視需要使用。注意漱口水不可吞服。

使用時機

漱口水： 很適合在口腔出現潰瘍、牙齦疾病、喉嚨感染時使用，也可以用來改善口臭。

胡椒薄荷有清新的薄荷腦香氣。

使用精油

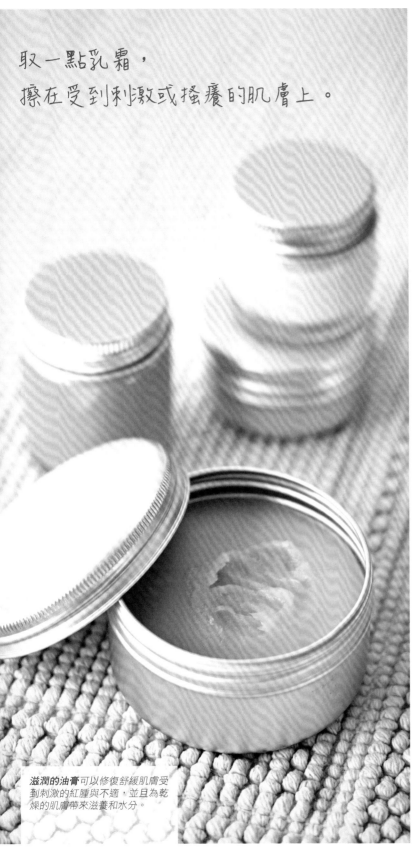

取一點乳霜，
擦在受到刺激或搔癢的肌膚上。

*滋潤的油膏*可以修復舒緩肌膚受到刺激的紅腫與不適，並且為乾燥的肌膚帶來滋養和水分。

 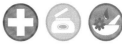

油液、油膏與乳霜

用精油製成油液、油膏和乳霜，能有效達到修復、滋養肌膚的效果。油液通常以純油脂類的基底製成，而油膏和乳霜則加入了其他成分，使質地更偏向霜狀。針對局部症狀，將油液或油膏擦在需要的地方，可以促進皮膚修復，改善乾燥的情況。

使用時機

當皮膚出狀況時使用，例如濕疹、牛皮癬、瘀傷或靜脈曲張等情況，也可以塗在傷口上幫助肌膚修復。

將精油調入乳霜可以作為每日保養的程序之一。

在油膏中加入茶樹和松紅梅精油，可以作為急救藥使用。

護髮產品

將精油配方和乾燥花草浸出的茶液混合在一起，或者把精油調入椰子油等滋養的基底介質來調理髮質，都是極佳的天然護髮方式。本書第202到203頁有精油護髮產品的製作方式可以參考，這樣的天然產品不僅能幫助秀髮回復閃亮光澤，也可以避免身體接觸到市售商品當中的化學添加物。

使用時機

透過精油護髮的滋養，讓黯淡毛躁的頭髮恢復生氣。

精油保存須知

精油是一種**容易揮發**的物質，也就是說，它們很容易會揮發到空氣中，而且只要接觸到光線、空氣和高溫，就容易變質。陽光對精油的破壞力最大，因為陽光會帶來使成分降解的化學反應。為了充分享受精油完整的**療癒效用**，請依照正確的方式存放它們，以確保它們能保持**新鮮**不變質。

妥善照料你的精油

以下的精油保存須知，能幫助你盡可能延長精油的壽命，並完整享受它們的最佳效果。

避免使用塑膠容器盛裝精油。我們不建議使用塑膠容器，因為它並不是一種純惰性的材質，也就是說，隨著時間過去，精油會和塑膠起反應，並且有可能被塑膠釋出的潛在毒素污染。

請用玻璃（或不鏽鋼）容器盛裝精油或精油產品，並確保容器能完整密封。深色玻璃瓶是最佳選擇，因為紫外線有可能和精油中的化學成分起反應，進而使精油變質。琥珀色、深藍色或深紫色的玻璃瓶能為精油帶來最佳保護，並使它們盡可能保持新鮮不變質。

將精油瓶存放在櫥櫃中，避免光線直射，也不可接觸高溫。某些精油（例如柑橘類精油）最好存放在冰箱中（請見隔頁說明）。

記錄精油的開瓶日期：針對你自己調配的產品，用標籤註明其中的成分，以及調配的時間。

精油瓶應該要有滴頭塞，才不容易被潑灑出來（可參見本書第36頁關於精油潑灑的安全須知），在使用時也方便計量。萬一遭孩童拿取，滴頭塞也會是一個很好的安全防護措施。

以安全的方式丟棄精油

如果你手邊有需要丟棄的精油，例如已經過了最佳期限，或者是你不再會用到的精油，請連繫當地垃圾處理機關，或者上政府官網確認該如何丟棄它們，並依照指示處理。

如果當地機關沒有提出具體拋棄方式，那麼請依照你平常丟棄油漆或化學藥劑的方式，到當地的廢物回收中心來處理。

確保精油放在孩童無法取得之處。雖然稀釋後的精油沒有安全疑慮，但純精油是高度濃縮的精質，有可能刺激皮膚，也可能傷到眼睛，萬一口服甚至可能有毒（可參見本書第36頁，了解不慎內服時該如何處理）。

精油像酒精一樣，是一種易燃物品，因此不應放置於火源周遭。無論是爐火、炊具、蠟燭或任何形式的火源都應該避開才安全。

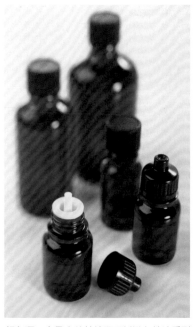

顏色深、容量小的精油瓶可以避免精油受到光線和空氣的破壞。

依照指示建議儲存精油，可以確保精油新鮮不變質，讓你享受到最完整的精油功效。

精油的保存期限

下表是一個相當實用的參考依據，能讓你清楚手上的精油最好在多久之前使用完畢。這裡的期限說明是根據這樣的前提：當你從供應商手中買到精油產品，它應該是相對新鮮的（請在購買時確認批次號碼或最佳使用期限）；當你打開瓶蓋後，精油便被暴露於空氣之中，期限也是從這個時刻開始算起；同時，精油應該是以最理想的條件被妥善保存著。由於每次使用精油都只需要極少的量，因此精油通常是以小容量進行販售，可以視情況以更新鮮的產品取代。

如果你不確定手中的精油是否新鮮，請避免使用在皮膚上（某些精油在新鮮時不具有刺激性，但氧化後有可能會刺激皮膚），也不要作為療癒用途來使用。這些精油可以用在居家環境中，例如空間擴香，或是用來清潔打掃。

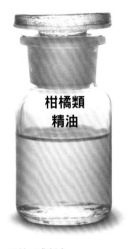

柑橘類精油

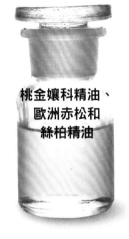

桃金孃科精油、歐洲赤松和絲柏精油

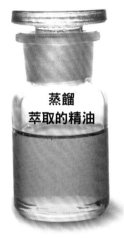

蒸餾萃取的精油

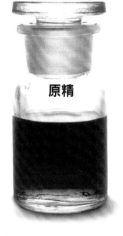

原精

9到12個月

葡萄柚等柑橘類精油的保存期限是最短的。這是因為，柑橘類精油中含有大量容易揮發的萜烯類成分，這些成分很容易因氧化而變質。注意存放於冰箱中。

12到18個月

桃金孃科精油（例如茶樹和綠花白千層），以及歐洲赤松和絲柏精油的保存期限也相對較短，這也是因為成分中含有較多相對容易揮發的化合物。

2到3年

大部分以蒸氣蒸餾法萃取的精油都能存放2到3年之久。某些樹脂類精油，例如檀香或沒藥，甚至能存放更長時間。

3到5年

原精（例如玫瑰原精或茉莉原精）的保存期限是所有精油中最長的，可以存放到5年之久。

基底油的保存期限

基底油的保存期限通常比精油更短。基底油和精油不同，通常放久了會因酸敗而出現油耗味。光是用鼻子聞一聞，就能感覺不對勁。這時，基底油就不適合再用於肌膚上了。

平時請同樣用深色玻璃瓶盛裝基底油，並存放在陰暗涼爽處，避免光線直射與高溫。

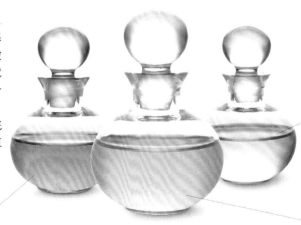

12到18個月

大部分的基底油在開封後可以存放12到18個月左右。

2到3年

椰子油與荷荷芭油的保存期限最長，可以放2到3年沒有問題。

10到12個月

琉璃苣油、葡萄籽油和月見草油通常在10到12個月內，就會氧化變質。

安全地使用精油

由於精油是一種**高度濃縮的精質**，因此必須經過適當的**稀釋**，並且要明智地使用。請根據以下建議，在不小心灑出精油或誤用時，採取相應的措施來處理。此外，也請參考嬰幼兒使用、孕期使用、哺乳期使用和特殊情況時的注意事項。

使用精油

只要明智地使用，精油並不會造成任何危險。使用精油之前，請仔細閱讀關於安全性的提醒，並確保自己依照建議濃度妥善稀釋。

不小心灑出精油

在沒有透過基底產品（基底油、乳液或其他介質）稀釋的情況下，許多精油都有可能對皮膚造成刺激。如果你不小心灑灑出精油，有可能使家具的亮澤被腐蝕，或是在地毯、床單等紡織品上留下印記。以下建議是當你不小心灑出精油，或遇到其他意外事件時可以採取的措施。此外也收錄了清潔擴香儀器與加熱式擴香台的方法：

誤食精油→請透過喝牛奶的方式來稀釋精油，並儘速尋求專業醫療協助。（關於內服精油的一般性常識，請參考下方文字說明）。

噴灑到皮膚→請儘快倒上一些植物油來稀釋精油：可以用葵花油、橄欖油，或其他任何烹飪用油與基底油。一旦精油被油稀釋之後，就可以用肥皂水輕輕洗去。如果手邊沒有植物油，也可以用大量冷水沖洗沾到精油的部位。

噴灑到眼睛→請用牛奶沖洗眼睛。要是手邊沒有牛奶，就用大量冷水沖洗沾到精油的部位，然後儘速尋求醫療協助。

內服精油

絕對不在沒有合適的合格醫療從業人員監管下服用精油。有些精油雖然用在皮膚上沒有毒性，但進入身體後卻可能成為劇毒。除此之外，精油也可能刺激喉嚨或胃部，甚至造成肝臟或神經系統的損傷。

噴灑到家具→請戴上手套，儘快用廚房紙巾擦去精油，並且用肥皂水清洗噴灑到的區域。如果家具表面受到損傷，你可能會需要送修保養或重新上漆。平常在使用精油時，把精油瓶放在小碟子或其他容器裡，避免直接接觸家具表面。

噴灑到紡織品或床單→請用去漬劑處理沾到精油的地方，然後以洗衣劑清洗。

加熱式擴香台或其他擴香器具的清理方式→把一塊布浸泡在石油溶劑（white spirit）或白醋中，然後用它來擦拭擴香器具，再用另一塊布浸泡肥皂水，它能擦去酸酸的醋味。把布料清洗乾淨，然後再次把擴香器具中殘留的肥皂水擦乾淨。

身患疾病

一般來說，即使身患疾病，使用精油也是安全的；只不過遇到某些情況時，需要多加留心。曾經有人對高血壓患者使用精油產生疑慮，認為**高血壓患者**應該避免使用精油，不過目前這樣的說法尚未受到證實。

如果患有氣喘，請避免用蒸氣吸入法吸入精油蒸氣（請改用擴香的方式），使用精油時，請務必稀釋到極低的濃度。

如果患有癲癇，請避免使用牛膝草和艾草精油。

如果孩子有異位性體質（也就是容易產生過敏反應，或有過敏的家族病史），或者使用者的膚質特別敏感，在調配精油時濃度不可超過1%。在使用任何產品之前，請先進行皮膚測試。（請參見隔頁說明）。

其他禁忌→請在使用精油前，先參考本書「個別精油介紹」中關於精油的安全小叮嚀（38到145頁）。

精油安全性相關用語解釋

本書在「個別精油介紹」的章節當中，針對每一種精油提供了安全使用的小叮嚀。在此提出的說明，都是以精油妥善地經過基底油稀釋，並且以使用在皮膚上作為前提（請參見隔頁表格）。請注意，雖然許多精油對大多數人來說都是安全的，並且一般被認為沒有毒性、不會刺激皮膚，但還是可能在某些人身上引發過敏反應。如果你的身體對某一支精油或某一個配方出現反應，請立刻停止使用。下面是在「個別精油介紹」的安全小叮嚀中，有可能使用到的相關用語：

不具有毒性 表示只要按照指示使用這支精油，就不會造成身體傷害，也幾乎不會出現不良反應。

不會刺激皮膚 表示這支精油並不容易造成刺激，皮膚也不太會出現不良反應。

可能造成過敏 表示如果重複使用這支精油，某些人可能會感覺皮膚刺激，或出現不良反應。

光敏性 表示有可能皮膚在陽光照射時，更容易被紫外線損傷。

懷孕和哺乳期

某些精油並不適合在懷孕和哺乳期使用。它們有可能對於懷孕初期的身體來說太過刺激（例如鼠尾草），或是具有一定程度的毒性（例如羅勒）。懷孕時，母親的皮膚有可能格外敏感，因此像肉桂這樣的精油也需要避免使用。請參考本書「個別精油介紹」的篇章，查閱每一支精油的安全使用建議。

孕期適合使用的精油

以下是懷孕和哺乳期間可以**放心安全使用**的精油。請仔細對照精油瓶身上的植物學名，因為即使是同一種植物，不同的品種也可能對孕婦造成危險。此外，也請查閱本書第38到145頁，參考每一支精油的安全使用建議。

> **百里香**能令人精神一振，是懷孕期間舒緩身心的好幫手。

- 羅馬洋甘菊（*Anthemis nobilis*，Roman chamomile）
- 乳香（*Boswellia carterii/sacra*，Frankincense）
- 依蘭（*Cananga odorata*，Ylang ylang）
- 大西洋雪松（*Cedrus atlantica*，Cedarwood）
- 萊姆（*Citrus aurantifolia*，Lime）
- 橙花、苦橙葉（*Citrus aurantium, Citrus aurantium amara*，Neroli/Petitgrain）
- 佛手柑（無光敏性，FCF）（*Citrus aurantium bergamia*，Bergamot / bergaptene-free）
- 檸檬（*Citrus limonum*，Lemon）
- 葡萄柚（*Citrus paradisi*，Grapefruit）
- 紅橘（*Citrus reticulata*，Mandarin）
- 甜橙（*Citrus sinensis*，Orange）
- 芫荽（*Coriandrum sativum*，Coriander）
- 絲柏（*Cupressus sempervirens*，Cypress）
- 玫瑰草（*Cymbopogon martinii*，Palmarosa）
- 荳蔻（*Elettaria cardamomum*，Cardamom）

- 藍膠尤加利、澳洲尤加利（*Eucalyptus globulus/radiata*，Eucalyptus）
- 義大利永久花（*Helichrysum italicum*，Helichrysum/Immortelle）
- 真正薰衣草（*Lavandula angustifolia*，Lavender）
- 德國洋甘菊（*Matricaria recutita*，Chamomile blue）
- 綠花白千層（*Melaleuca quinquenervia*，Niaouli）
- 甜馬鬱蘭（*Origanum marjorana*，Marjoram）
- 天竺葵（*Pelargonium graveolens*，Geranium）
- 黑胡椒（*Piper nigrum*，Black pepper）
- 廣藿香（*Pogostemon cablin*，Patchouli）
- 玫瑰原精（千葉玫瑰）（*Rosa centifolia*，Rose absolute）
- 沉香醇百里香（*Thymus vulgaris* CT linalool，Thyme）
- 岩蘭草（*Vetiveria zizanoides*，Vetiver）
- 薑（*Zingiber officinale*，Ginger）

嬰幼兒注意事項

在嬰兒身上使用精油必須非常謹慎小心，因為嬰兒的皮膚很敏感，精油很容易滲透進去，因此很有可能造成嬰兒出現不良反應，並且感到不適。對嬰兒來說，擴香會是最理想的精油使用方式。

嬰幼兒的精油使用指南

新生兒與三個月以下嬰兒 不建議在皮膚上使用精油。建議只用橄欖油或葡萄籽油等單純基底油。

3到6個月 只能使用真正薰衣草或羅馬洋甘菊精油。濃度請稀釋到0.25%：也就是大約每2大匙（30ml）基底油中加入2滴精油。

6個月到1歲 只能使用德國洋甘菊、羅馬洋甘菊、真正薰衣草、紅橘、橙花或玫瑰原精。濃度請稀釋到0.5%：也就是大約每2大匙（30ml）基底油中加入4滴精油。

1到6歲 只能使用「個別精油介紹」中標明不具有毒性、不會刺激皮膚的精油。濃度請稀釋到1%：也就是大約每2大匙（30ml）基底油中加入8滴精油。

7到15歲 只能使用「個別精油介紹」中標明不具毒性、不會刺激皮膚的精油。濃度請稀釋到1.5%：也就是大約每2大匙（30ml）基底油加入12滴精油。

用**橄欖油**來滋潤寶寶的肌膚。

皮膚測試

如果你的皮膚比較敏感，或你從未使用過某一種精油（或某個精油配方），在第一次塗上肌膚之前，請先進行皮膚測試，確保身體不會產生不良反應。

若要進行皮膚測試，首先請按照右表的說明來調製配方。然後取少量成品塗抹在手臂內側，等待24小時。如果皮膚沒有發紅或感到刺激，就表示可以更大範圍地使用這個配方。

精油與基底油的調配比例

用此表格作為將精油調入基底油的比例依據。	不同分量的基底油中加入的精油滴數			
	10ml/2 小匙	15ml/1 大匙	30ml/2 大匙	100ml/3½ 液體盎司
皮膚嬌嫩的成人或臉部配方（濃度小於1%）	2 滴	3 滴	6 滴	20 滴
一般按摩油配方（正常膚質）（濃度2.5%）	5 滴	7 滴	15 滴	50 滴
泡浴油或訴求療效的配方（只塗抹在小範圍區域，例如關節）（濃度5%）	10 滴	15 滴	30 滴	100 滴

個別 精油介紹

A-Z of
Essential Oils

本單元介紹超過80種精油，

和你一同探索每一支精油獨特的療癒特性。

精油以植物學名的字首為順序進行排列，

每一份精油檔案都將介紹精油的來源植物、療癒特質、

外觀和香氣，並提出最佳使用方式供你參考。

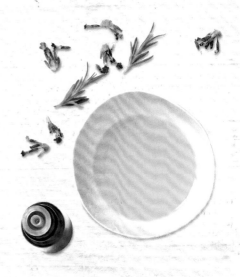

泡浴

香氛

銀合歡 Mimosa

Acacia dealbata

銀合歡有**溫暖**和**放鬆**的特質,是香水業相當喜歡使用的材料。用在護膚品中,能帶來滋養和**舒緩**的效果,可以安撫敏感肌膚,讓膚質更加光滑柔軟。它的**鎮定作用**有助於消除緊張、改善心情。

精油**功效**

舒緩肌膚:銀合歡精油的滋養特質,能幫助肌膚軟化;此外,它還有鎮定的效果,很適合用來安撫發炎及過敏的部位。把銀合歡精油加入每天使用的保養品中,能平衡、調理混合性肌膚與油性肌膚。

令人幸福愉悅:銀合歡精油能帶來深度的平靜和放鬆,自然提升身體與心靈的狀態。不過除了放鬆舒緩的效果之外,銀合歡還同時能補充精力和活力,因此,它也是一種天然的催情劑。

最佳**使用**法

泡個熱水澡:將4到5滴銀合歡精油調入1大匙(15ml)基底油(或全脂牛奶)中,倒入泡澡水並用手攪散。好好沉浸在它的香氣裡,享受一段完全放鬆的時間吧!

調製香水:銀合歡精油是極佳的「定香劑」,能穩定整體香氣,並且延長氣味的持久度。銀合歡通常被添加在昂貴的香氛中,作為香水的「後調」。

安全小叮嚀:銀合歡精油不具有毒性,也不會刺激皮膚。

植物小百科

銀合歡原生於澳洲東南部,是豆科金合歡屬植物。它鮮黃色的花朵形狀就像爆米花一樣討人喜愛,目前在全球氣候溫暖的地區,是被廣泛栽種的觀賞植物。

精油

銀合歡精油是一種「原精」,也就是透過溶劑,從銀合歡樹的花朵和嫩枝萃取出來的精質。它的質地稠厚,顏色為淡黃色至棕色,帶有香甜的花香,和一股幽微的木質香。

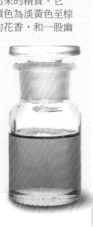

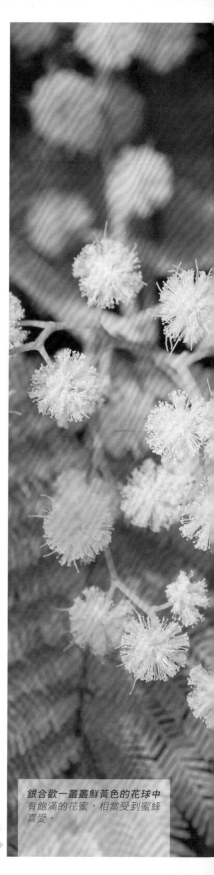

銀合歡一叢叢鮮黃色的花球中有飽滿的花蜜,相當受到蜜蜂喜愛。

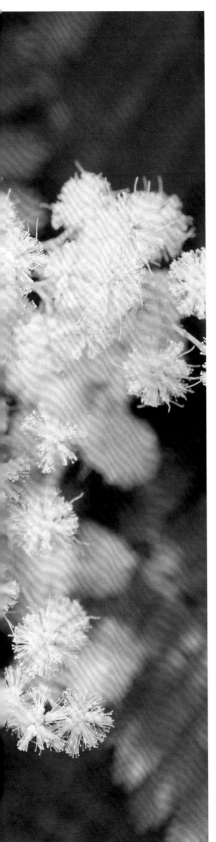

按摩

蒸氣吸入

西洋蓍草 Yarrow

Achillea millefolium

西洋蓍草在古希臘和埃及是受到尊崇的神聖藥草，它的英文俗名 yarrow是來自希臘文的**hieros**這個字，也就是「**神聖**」的意思。古人用西洋蓍草來**修復皮膚傷口**，這樣的做法，在現代也依然適用。此外，西洋蓍草有清理的作用，能舒緩鼻塞、鼻竇炎造成的頭痛。

精油**功效**

緩解痠痛和疼痛：西洋蓍草是天然的消炎劑，透過按摩的方式，可以為僵硬的關節減輕疼痛，並帶來消炎效果。除此之外，輕輕按摩在腹部也能緩解經痛。

消除鼻竇引起的疼痛：西洋蓍草精油能減輕充血阻塞的情況，緩解因鼻塞、鼻竇炎造成的頭痛和呼吸不適。

修復肌膚：西洋蓍草有抗菌消毒的作用，可以用來處理輕微的刀切傷和傷口。除此之外，它的修復功能還能改善傷疤、潰瘍、久久不癒的傷口，以及如溼疹等皮膚搔癢的情況。

平衡油性肌：在面霜或化妝水裡加幾滴西洋蓍草精油，能幫助油性肌膚平衡膚質、控制青春痘的狀況。

紓解壓力：西洋蓍草有優異的舒緩安撫作用，對於高血壓或失眠等壓力引發的症狀，能帶來很好的效果。

最佳**使用**法

製作按摩油：將2到3滴西洋蓍草精油加入適量的聖約翰草油浸泡油中，塗抹在痠痛、發炎的關節處，能帶來止痛的效果。

蒸氣吸入法：將2到3滴西洋蓍草精油加入一碗冒著蒸氣的熱水中，取一條浴巾蓋住頭，花2到3分鐘嗅吸精油氣味，這麼做能緩解花粉症與鼻塞。

安全小叮嚀：稀釋後的西洋蓍草精油不會刺激皮膚，但在懷孕和哺乳期間應避免使用。

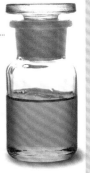

植物小百科

西洋蓍草是生長在草地上的菊科植物，原生於歐洲和亞洲西部，目前在世界各地均有栽種。還有一種綠色蓍草精油（Green Yarrow，*Achillea nobilis*），應避免使用在芳香療法當中。

精油

西洋蓍草精油是將全株藥草風乾後，透過蒸氣蒸餾法取得的深藍色或藍綠色液體。精油帶有強勁的草本香氣，伴隨著微微的甜香，令人聯想到洋甘菊的氣味。

擴香　油膏

布枯 Buchu

Agathosma betulina

布枯是南非最有名的**藥用植物**之一，是一種相當多功能的精油，能處理各式各樣的疑難雜症。它有**抗菌**、**消炎**和淨化排毒的功效，能帶來舒緩和協助癒合的效果，並且可以**安撫**消化方面的不適。

精油**功效**

修復肌膚：布枯精油有強大的抗菌消果，因此非常適合用來處理皮膚感染的問題。

幫助排毒：布枯精油能促進身體排出毒素，例如尿酸；因此，它能舒緩發炎和關節疼痛的情況。它強大的排毒作用也有助於排出體內滯留的水分，改善橘皮組織的情況。

舒緩消化不適：在按摩油當中添加布枯精油，可以安撫、舒緩敏感躁動的腸胃，也能激勵消化功能，讓懶洋洋的腸胃動起來。

驅蚊驅蟲：布枯精油擁有鮮明的氣味，本身就是天然的驅蟲劑。旅行時，將布枯精油帶在身上，能幫助你立刻趕走惱人的蒼蠅、蚊子和跳蚤。

最佳**使用**法

空間擴香：在加熱式擴香台、水氧機或

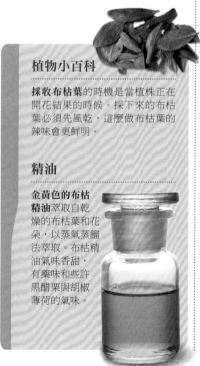

最佳**拍檔**

適合搭配布枯的精油包括：艾草、樟樹、藏茴香、快樂鼠尾草、真正薰衣草、天竺葵、廣霍香、冬青、香草和甜茴香。

擴香儀中加入2到3滴的布枯精油，能讓沉悶的室內空氣變得清新；或者可以用水稀釋，製成驅蟲噴霧。

製成油膏：在一大匙的基底油膏中加入2到3滴布枯精油，就能製成具有抗菌作用的皮膚修復膏。

安全小叮嚀：請務必將布枯精油稀釋到低濃度使用（濃度不可高於1%）。懷孕和哺乳期間避免使用。

植物小百科

採收布枯葉的時機是當植株正在開花結果的時候。採下來的布枯葉必須先風乾，這麼做布枯葉的辣味會更鮮明。

精油

金黃色的布枯精油萃取自乾燥的布枯葉和花朵，以蒸氣蒸餾法萃取。布枯精油氣味香甜，有藥味和些許黑醋栗與胡椒薄荷的氣味。

蒸氣吸入　按摩　貼敷

芳枸葉 Fragonia™

Agonis fragrans

在芳香療法中，芳枸葉是一種相對較新的精油，近年才開始為人所知。芳枸葉最出名的功效，是能運作於身體系統深處，幫助**身體及情緒恢復平衡**。此外，它還有調節生理時鐘的功能，並且透過激勵淋巴循環，達到提振免疫力效果。

精油**功效**

緩解酸痛及疼痛：芳枸葉精油能使疲憊的關節與肌肉恢復活力。此外，它也是溫和的止痛劑，能幫助緩解關節和肌肉的各種酸痛及疼痛、輕微的牙痛，以及經痛。

平衡情緒：芳枸葉精油可以有效紓解壓力。它能撫慰人心，疏通阻滯的情緒。

調節生理時鐘：芳枸葉精油能幫助身體系統與外在環境同步運作，這特殊的作用，使得它很適合用來克服時差，或調整輪班制工作造成的生理時鐘混亂和疲憊感。

抵抗感染：芳枸葉精油能廣泛對抗多種細菌和真菌，因此有助於處理皮膚感染；此外，它還有抗病毒的作用，可在感冒時作為身體的第一線防禦。

增強免疫：芳枸葉精油能改善淋巴循環、幫助身體排出多餘水分，強化免疫系統。

最佳**使用法**

蒸汽吸入法：將3到4滴芳枸葉精油加入熱水中。透過吸入蒸氣，可以改善呼吸道和喉部的感染、消解黏液、抵抗身體感染。

調製按摩油：將芳枸葉調入按摩油，可以刺激淋巴循環。

製作熱敷包：在溫熱的水中滴入幾滴芳枸葉精油，製作成熱敷包。這個敷包可以紓解疼痛、身體淤塞、痙攣、腫脹，以及胸部敏感易痛的情況。

安全小叮嚀：芳枸葉精油不具有毒性，也不會刺激皮膚。

植物小百科

芳枸葉是一種原生於澳洲的小型灌木植物，在花藝使用上又稱為粗茶樹（coarse tea tree）。雖然芳枸葉的花朵氣味芬芳，但它那別具療癒力的精油，卻主要集中在嫩枝和葉片當中。

精油

芳枸葉精油來自植物枝葉，以蒸氣蒸餾法進行萃取。精油外觀呈透明至淡黃色，氣味接近茶樹，不過更淡、更溫和，並帶有柑橘、辛香料和花朵的香調。

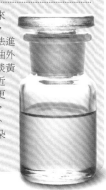

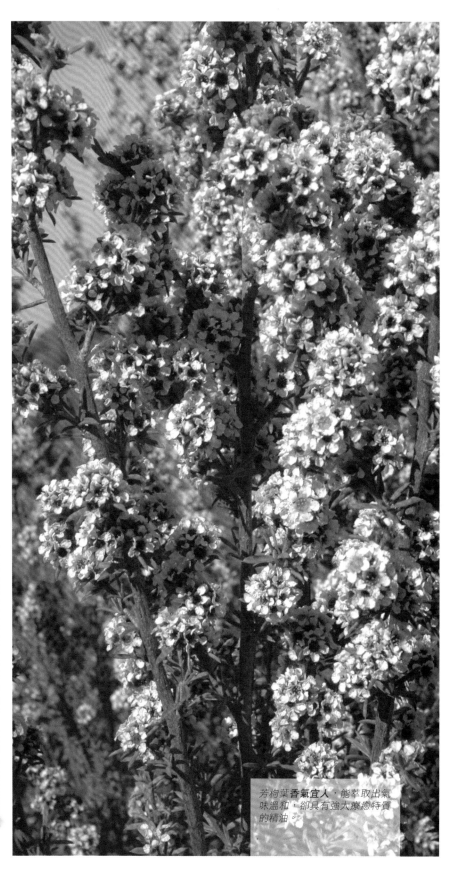

芳枸葉香氣宜人，能萃取出氣味溫和，卻具有強大療癒特質的精油。

擴香　　按摩　　護膚

檸檬馬鞭草 Lemon verbena

Aloysia triphylla

檸檬馬鞭草不只有像陽光般能**帶來好心情**的氣味，還有相當重要的療癒功效。
檸檬馬鞭草能滋補身體，**強化**神經系統、消化系統、呼吸系統和免疫系統。除此之
外，它的**抗菌**作用能幫助身體修復，**消炎**作用則能讓勞累的肌肉恢復精力。

最佳拍檔

適合搭配檸檬馬鞭草的精油包括：檸檬、欖香脂、橙花、真正薰衣草、玫瑰、佛手柑、大西洋雪松、杜松漿果、藍膠尤加利和玫瑰草。

精油功效

舒緩焦慮、增強專注力：檸檬馬鞭草精油有極佳的鎮定安撫作用。它不只能讓驚慌的情緒安定下來，還可以在閱讀或學習時幫助專心、集中、增強記憶力。

催情：檸檬馬鞭草能舒緩呼吸和心跳，這也表示它對男性和女性都有可能帶來相當有效的催情助力。

支持免疫力：檸檬馬鞭草精油可以支持肝臟功能，還可以透過促進發汗來幫助退燒。

對抗一般感冒和流感：檸檬馬鞭草有如同柑橘一般的清新香氣，並且具有抗菌效果，能舒緩感冒與流感症狀，安撫刺激性咳嗽、疏通鼻竇和肺部的阻塞。

緩解痠痛和疼痛：健身之後用檸檬馬鞭草精油來按摩身體，可以使肌肉強健、減少乳酸堆積。檸檬馬鞭草也能促進結締組織修復，加速關節受傷的恢復速度。它還有消炎作用，有助於減輕關節炎的疼痛，改善身體的整體行動力。

安撫消化系統、緩解經痛：胃部不舒服或想吐的時候，用加了檸檬馬鞭草的按摩油輕柔按摩，就能獲得緩解。檸檬馬鞭草抗痙攣的作用也能幫助舒緩經痛，而且一般認為，檸檬馬鞭草能幫助月經週期更規律。

最佳使用法

空間擴香：將檸檬馬鞭草精油的香氣擴散到空氣中，能幫助安撫神經，也可以在壓力特別大的時候，或在心情低落憂鬱時，為心靈提供支持。

製作按摩油：檸檬馬鞭草精油能讓呼吸和心跳速度減慢、激勵免疫和肝臟功能，因此作用於身體深層，能進一步為皮膚帶來益處，支持身體健康。用於身體按摩時，在2大匙（30ml）基底油中調入8到9滴檸檬馬鞭草精油。

調入乳液：在1大匙（15ml）乳液中加入1到2滴檸檬馬鞭草精油，能幫助軟化肌膚、調理膚質。檸檬馬鞭草也很適合用來消除皮膚水腫和消炎。

安全小叮嚀：謹慎稀釋後使用（濃度不可高於0.5％）。敏感性膚質及15歲以下孩童避免使用；使用後應避免直曬日光，懷孕及哺乳期間避免使用。

植物小百科

檸檬馬鞭草原生於智利和祕魯，目前在全球許多熱帶地區都有栽種。檸檬馬鞭草淡綠色的葉子形狀細長，莖梗上會開管狀的花朵，整株植物都有濃烈而獨特的檸檬香氣。

精油

檸檬馬鞭草的莖與葉經過蒸氣蒸餾之後，能萃取出黃綠色的精油。檸檬馬鞭草精油有新鮮的檸檬氣味，人們的形容是既辣又苦。它的香氣非常細緻，已被證實是一種難以透過人工合成方式仿造的氣味。

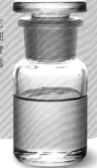

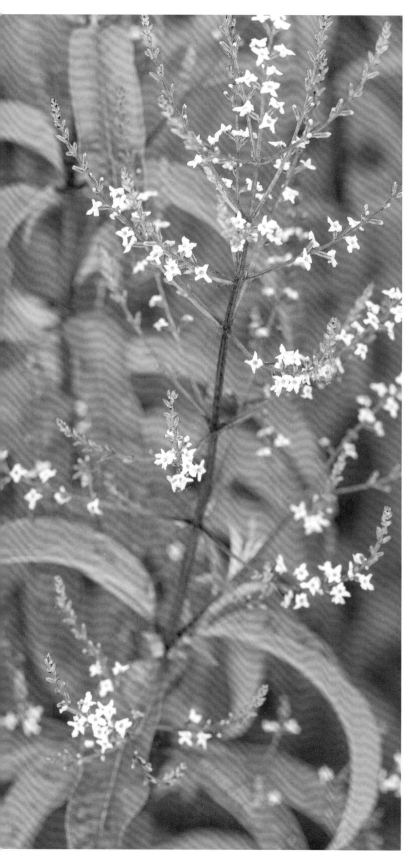

檸檬馬鞭草清新的
檸檬香氣不僅能平
撫情緒，也能使人
專心集中。

◀ **香氣濃郁的檸檬馬鞭草**在夏季
開花，莖梗上會長出細緻的白
色或淡紫色花朵。

嗅聞

泡浴

大高良薑
Galangal

Alpinia officinarum

原本知名度不高，卻在近年聲量水漲船高的大高良薑，名氣大增的關鍵就在於它**溫暖**、激勵和**抗菌**的功效。大高良薑能緩解嘔吐、暈車及暈機的情況，並且還是天然的**體香劑**，能抑制體味，有助於對抗真菌感染。

精油**功效**

有助抵抗感染：大高良薑既能抗細菌，也能抗真菌，因此特別適合用在皮膚起疹子的時候。大高良薑也可以用來保護傷口，它能維持傷口清潔，且有助於控制香港腳等皮膚真菌感染的情況。

幫助消化、舒緩腸胃不適：大高良薑有暖身和安撫的效果，能幫助消化，支持養分在體內的同化作用，幫助排出令人不適的腸胃脹氣。如果你容易暈車、暈機或想嘔吐，大高良薑將是適合你在長期旅行時帶在身邊的好幫手。

作為體香劑：大高良薑有制汗的作用，能幫助減少體味，讓你時時刻刻有清爽的感覺。

補充精力、提振情緒：大高良薑可以提振疲憊的精神、幫助克服時差。此外，

大高良薑自古以來就是一種催情劑，因為它溫暖而激勵人心的氣味，能緩解人們的焦慮感。

最佳**使用法**

直接嗅聞：暈車或暈機時，將2到3滴大高良薑精油滴在紙巾上、放進塑膠袋裡，需要時就取出來嗅聞。

泡個熱水澡：將3到4滴大高良薑精油調入1大匙（15ml）基底油、全脂牛奶或泡浴油中，倒入水中泡澡，能修復乾裂的肌膚。

安全小叮嚀：稀釋過的大高良薑精油不具有毒性，也不會刺激皮膚。7歲以下的孩童使用時，需注意避開臉部或鼻腔周圍。

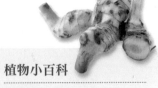

植物小百科

大高良薑原生於印尼，和薑同樣屬於薑科，長相也很類似。大高良薑的根（如上圖所示）是一種熱門的烹飪材料，用法也和薑很類似。

精油

大高良薑精油呈淡黃色至橄欖棕色，來自乾燥的植株根部，透過蒸氣蒸餾法取得。大高良薑的氣味接近薑的味道，但是更溫和一些。

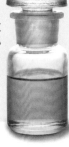

按摩

泡浴

蒔蘿 Dill

Anethum graveolens

蒔蘿有極其出色的**療癒**能力，幾世紀以來都是人們熟知的藥草。它能**刺激**消化、**安撫**疲憊的神經，還有**抗細菌**的作用，能加速傷口癒合。蒔蘿也有溫和的利尿作用，是天然的排毒幫手。

精油**功效**

幫助消化：蒔蘿精油能對消化道發揮安撫、消炎的作用，因此長久以來一直被用來處理腸胃不適和陣痛的情況。

抵抗感染：蒔蘿精油是天然的抗菌及利尿劑，可以幫助舒緩膀胱炎與膀胱感染的各種症狀。

修復肌膚：蒔蘿能非常有效地幫助刀切傷、擦傷等各種傷口修復，還能保護傷口不受感染。

幫助一夜好眠：蒔蘿精油能安撫神經，帶來鎮定的效果，因此能促進深度的放鬆。這樣的作用使蒔蘿很適合用來紓解焦慮、緊張、憤怒和憂鬱等情緒，甚至還能緩和高血壓的情況。而以上作用都有助於改善失眠。

幫助排毒：蒔蘿精油利尿的特質能促進排汗、排尿，有助於防止體內水分與毒素累積。

最佳**使用**法

製作按摩油：將6到8滴蒔蘿精油加入2大匙（30ml）基底油中，這份按摩油將支持你的日常排毒計畫，並為你帶來平靜。

泡個熱水澡：將5到6滴蒔蘿精油調入1大匙（15ml）基底油（或全脂牛奶）中，倒進泡澡水裡。在水裡好好放鬆，深深吸入帶著香氣的熱蒸氣。

安全小叮嚀：稀釋過的蒔蘿精油不具有毒性，也不會刺激皮膚

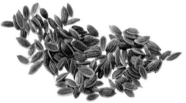

植物小百科

蒔蘿像羽毛般的葉片是料理時常用到的調味料，而植株頂端細小的花朵會結出富含精油的種子（如上圖所示）。

精油

淡黃色的蒔蘿精油萃取自乾燥的種子與全株植物，萃取方式是蒸氣蒸餾法。蒔蘿精油有誘人的草葉香氣，很適合與萊姆、檸檬和其他柑橘類精油搭配使用。

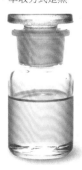

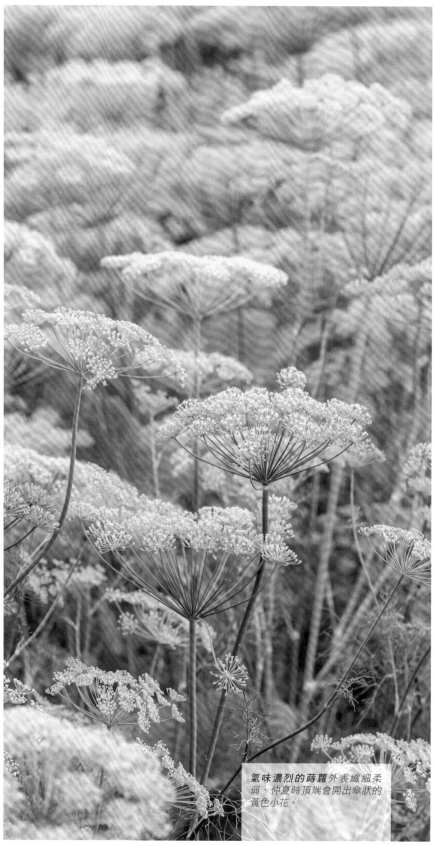

氣味濃烈的蒔蘿外表纖細柔弱，仲夏時頂端會開出傘狀的黃色小花。

按摩

貼敷

歐白芷 Angelica

Angelica archangelica

人們對**溫暖身心**的歐白芷有一個愛稱,叫做「天使之油」,因為它有**改善情緒**的效果,能使人感到平靜、正向,幫助一夜好眠。歐白芷也有舒緩、**淨化**的功效,可以幫助肌肉放鬆,疏通鼻塞。

精油**功效**

幫助排毒:歐白芷精油是溫和的利尿劑,也能促進發汗,因此能透過幫助身體排出毒素,來增進健康。

緩解痠痛和疼痛:歐白芷溫暖的特質能激勵關節與肌肉的局部循環,並有效緩解經痛。

緩解鼻塞:將歐白芷調入胸腔按摩油中,或加在熱水裡進行蒸氣嗅吸,都可以幫助消解頑固的鼻塞或痰液。

令人幸福愉悅:提振萎靡的精神,是歐白芷最出名的拿手絕活。人們認為,歐白芷精油能幫助你「發現」真正的自己,並且在人生遭逢劇變或經歷重大轉變時,帶來極佳的幫助。

最佳**使用法**

製作按摩油:在按摩油中加入歐白芷精油,可以透過按摩促進排毒,同時提振情緒、讓身心感到幸福。調製方法是在2大匙(30ml)基底油中,加入2到4滴歐白芷精油。

製作熱敷包:在溫暖的熱水中加入2到3滴歐白芷精油,將乾淨的布料浸入水中,擰乾多餘水分,這個熱敷包可以舒緩經期疼痛。

安全小叮嚀:歐白芷精油不具有毒性,但請務必妥善稀釋後使用(濃度不可高於1%)使用後12小時之內請避免直曬日光。

植物小百科

歐白芷原生於歐洲北部,植株頂端巨大的傘狀花頭能結出數量驚人的種子。在芳香療法的使用上,萃取自種子的歐白芷籽精油被認為是最為安全的歐白芷精油,因為比起來自根部的歐白芷根精油,歐白芷籽所含的佛手柑酯(bergapten)較少,因此光敏性反應較低。

精油

歐白芷的根和種子都可以在乾燥後,透過蒸氣蒸餾法,萃取出氣味辛辣又帶有香甜香料氣味的精油。歐白芷籽精油質地清澈,而歐白芷根精油則呈淡黃色。

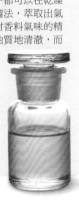

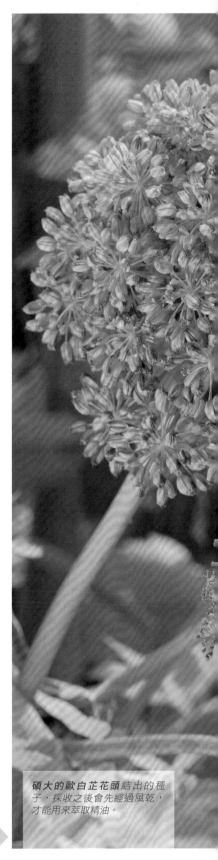

碩大的歐白芷花頭結出的種子,採收之後會先經過風乾,才能用來萃取精油。

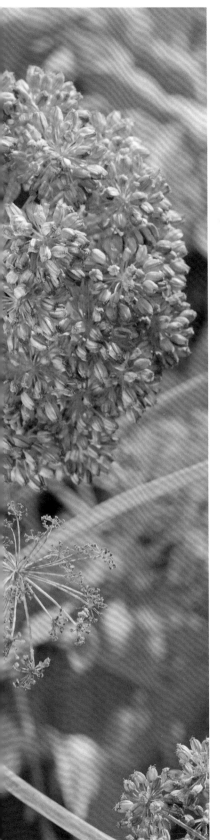

泡浴

擴香

花梨木
Rosewood

Aniba rosaeodora

花梨木,英文俗名又叫**玫瑰木**(bois de rose),是樟科家族的一員——和肉桂與月桂有親屬關係。花梨木能幫助人們**紮根**並回到自己的中心,對心靈和情緒有格外良好的作用。

精油功效

滋潤肌膚:花梨木能刺激組織再生,因此能減緩初老期的皮膚衰老徵兆,也很適合用來調理暗沉、乾燥與熟齡肌膚。花梨木也能幫助傷口癒合,因此是刀切傷和蚊蟲叮咬時極佳的急救用油。

調理、安撫肌膚:花梨木精油能平衡混合肌與油性肌的皮膚出油情況,因此有助於控制丘疹、青春痘與黑頭粉刺。

調理頭髮健康:就像調理肌膚一樣,花梨木精油也能平衡頭皮狀況,幫助調理頭髮過乾或過油的情況。

溫和的止痛劑:花梨木精油有溫和的止痛效果,能紓解頭痛和肌肉關節疼痛。

平衡情緒:花梨木能幫助情緒穩定下來,帶來平靜和力量。除此之外,花梨木也能幫助放鬆,因此被認為有催情的效果。

最佳使用法

泡個熱水澡:將5到6滴花梨木精油調入1大匙(15ml)基底油(或全脂牛奶)中,好好享受一個滋補身心的蒸氣泡浴。

空間擴香:讓這個綜合了香料、木質與花香的氣味在空間中飄散,幫助你平撫情緒。

安全小叮嚀:花梨木精油不具毒性,也不會刺激皮膚。

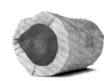

植物小百科

梨木是一種原生於巴西的樹木,高度能達到40公尺。目前,花梨木瀕臨絕種,所有砍伐活動都遭到嚴格的控管,所以請避免使用來自心材的精油。市面上或許可能找到萃取自葉片和嫩枝的花梨木精油,選用這樣的花梨木精油才能幫助生態存續。

精油

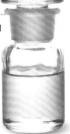

淡黃色的花梨木精油是透過蒸氣蒸餾法,從木材碎屑取得。梨木精油有一種像香料的、香甜、花香的氣味。

按摩　　足浴

擴香　　按摩

龍艾
Tarragon

Artemisia dracunculus

龍艾是廚房裡常見的食用香草，不過，將龍艾作為**藥草**使用，也是具有歷史淵源的一種傳統用法。藉由按摩，龍艾精油可以溫暖身體、**改善末梢血液循環**，也有溫和的**止痛**效果。它還能在生活遭逢劇變的時候，帶來**情緒上的支持**。

精油功效

幫助消化：將龍艾精油調入按摩配方中，可以刺激食慾，還能有效改善消化遲滯的現象，因為它能幫助食物更順利通過消化道。此外，它還可以安撫脹氣、打嗝與神經性消化不良等情況。

幫助排毒：龍艾精油有溫和的利尿作用，也有輕微的通瀉作用，能幫助身體排出毒素。

緩解痠痛和疼痛：龍艾精油中含有天然的麻醉成——丁香酚（eugenol），這個成分也出現在丁香精油當中。於是，龍艾和丁香一樣，是傳統上用來舒緩牙齒痛的藥草。龍艾也有增溫的效果，因此能促進肌肉、關節與四肢末梢的循環情況。它能疏解經痛，還有助於調節月經週期。

作為體香劑：龍艾香料般的氣味能中和體味，抑制皮膚細菌孳生，因此能減少發臭、不雅的氣味出現。

提供情緒支持：龍艾可以幫助人們抵擋絕望的感受，並且在生活出現改變時，提供情緒上的支持，幫助人們消除恐懼和「動彈不得」的感受。

最佳使用法

製作按摩油：在2大匙（30ml）基底油中加入1到2滴龍艾精油，能幫助緩解腸胃不適，也能舒緩經痛。

作為足浴：在足浴水中加入2到3滴龍艾精油，不僅能激勵循環、溫暖身體，還可以抑制腳臭的問題。

安全小叮嚀：龍艾精油必須稀釋到極低的濃度才可以使用（濃度不可高於0.1%）。懷孕及哺乳期間避免使用，7歲以下兒童不可使用。

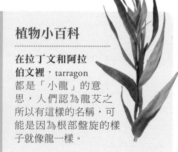

植物小百科

在拉丁文和阿拉伯文裡，tarragon都是「小龍」的意思，人們認為龍艾之所以有這樣的名稱，可能是因為根部盤旋的樣子就像龍一樣。

精油

龍艾精油是透過蒸氣蒸餾法，從葉片和開花的頂端萃取出來的。龍艾精油呈透明至淡綠色，帶有一股草本香氣，味道介在芹菜與洋茴香之間。

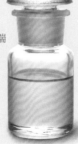

艾草
Mugwort

Artemisia vulgaris

艾草是一種功效**強大**的精油，應謹慎酌量使用；只需要一點點，就能帶來**深刻**的效果。艾草精油可以用來按摩，或在空間中擴香，它是一種**溫暖**宜人的精油，能激勵身體循環、清理呼吸道、放鬆心靈。

精油功效

緩解痠痛和疼痛：艾草很適合用在關節炎和其他關節發炎的現象，它能讓僵硬的肌肉放鬆下來、增進身體循環。

對抗感冒：艾草可以疏通呼吸道，化痰解液，緩解支氣管炎與感冒的不適。

婦科保健：用艾草精油輕輕按摩，可以舒緩經痛，放鬆緊繃的腹部，並在經期延遲或血量過少時促進血流。

提供情緒支持：艾草精油能提振情緒、放鬆心情，據說只要滴1滴在枕頭上，就能帶來一夜美夢。

最佳使用法

空間擴香：在擴香儀、水氧機或加熱式擴香台中，滴入艾草和真正薰衣草各2到3滴，能為空間創造出平和寧靜的舒服感受。

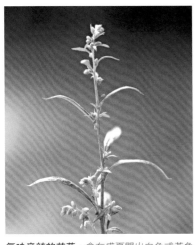

氣味辛辣的艾草，會在盛夏開出白色或黃色的一簇簇小花。

製作按摩油：將溫暖身體的艾草精油調製成按摩油，能幫助疼痛的肌肉和關節獲得深層的舒緩。調配方法是在2大匙（30ml）基底油中，加入3到6滴艾草精油。

安全小叮嚀：使用艾草精油請務必妥善稀釋（濃度不可高於1%）。懷孕及哺乳期間避免使用，7歲以下兒童和癲癇患者不可使用。

植物小百科

艾草是一種叢生的草本植物，生長在溫帶地區的草地或路旁。Mugwort這個名字是來自古英語中的mucg wyrt，也就是濕地植物（marsh plant）的意思。中醫會將乾燥的壓縮艾葉（艾灸），短暫放在距離皮膚不遠處燃燒，為身體帶來加熱溫暖的功效。

精油

艾草精油是透過蒸氣蒸餾法，從艾葉、花苞和開花的頂端萃取。艾草精油的顏色是琥珀色，有一種香甜、近似花香與柑橘的香氣。

護髮

按摩

樺樹（葉）
Birch (leaf)

Betula alba

在挪威、瑞典等斯堪地納維亞國家，人們會把樺樹的葉子和嫩枝綁在一起，放進三溫暖裡，以帶來**調理肌膚、刺激循環**的效果。白樺精油有**激勵、排毒**的作用，能透過協助腎臟運作和促進排汗，來加快毒素排出的速度。

精油功效

幫助排毒：樺葉精油既可以幫助排汗也可以加速排尿，能增快毒素和廢物排出體外的速度。將樺葉精油加在按摩油配方中，能讓遲滯的身體循環動起來。

緩解痠痛和疼痛：樺葉是天然的消炎止痛劑，能舒緩運動後肌肉和關節的痠痛，也能帶來局部麻醉的效果，暫時紓解疼痛感。同理，樺葉精油也可以用來舒緩關節炎與風濕症的不舒服。

消毒殺菌：樺葉精油有抗菌作用，可以幫助處理唇皰疹等皮膚出現疹子的狀況。遇到濕疹或牛皮癬等皮膚容易受到刺激的情況，樺葉精油也能發揮優異的療癒作用，不過務必記得使用前要經過妥善稀釋。

調理肌膚和頭髮：樺葉精油可以平衡混合性肌膚，也能促進肌膚柔軟、緊實，

因此能使熟齡肌更添年輕光彩。用樺葉精油加在水中沖洗頭髮，能使髮絲閃亮，擺脫惱人的頭皮屑。

最佳使用法

沖洗頭髮：最後一次沖洗頭髮時，在水中加入4到5滴樺葉精油，這麼做可以幫助減少頭皮屑。

製作按摩油：在2大匙（30ml）基底油中加入6到10滴樺葉精油，做一次全身按摩。這樣的按摩可以改善身體循環，促進毒素排出。

安全小叮嚀：妥善稀釋後使用（濃度不可高於2%）。懷孕及哺乳期間避免使用，15歲以下兒童不可使用。正使用抗凝血劑的患者，以及對水楊酸過敏者不可使用。

植物小百科

歐洲白樺或銀樺，是原生於北半球的植物。像紙一樣特別的樹皮可以被蒸餾成一種具有高度抗菌功效的樺焦油（birch tar oil），不過這種油並不適合在芳香療法中使用。樺樹的嫩葉可以萃取出性質更溫和的樺葉精油。

精油

樺葉精油帶有微微辛辣的香料味，以及木質的氣味。它是透過蒸氣蒸餾法，從樺樹的嫩葉中萃取出來，顏色為淡黃色。

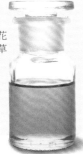

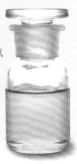

油膏

護膚

擴香

按摩

乳香 Frankincense（Olibanum）

Boswellia carterii, B. sacra, B. frereana, et al

乳香是**調理**肌膚、**活化**膚質的重要精油，尤其對於熟齡肌與日曬損傷的肌膚格外關鍵。乳香可以用來殺菌或消炎，它獨特的香氣能**舒緩**、**平撫**疲憊的神經，因此是很適合用來安撫焦慮的精油。

最佳**拍檔**

適和與乳香搭配的精油包括：柑橘類精油、香料類精油、羅勒、大西洋雪松、洋甘菊、沒藥、橙花、歐洲赤松、檀香和岩蘭草。

精油**功效**

緩解痠痛和疼痛：由於乳香有顯著的消炎作用，因此人們會用它來緩解關節炎與風濕症的疼痛。

調理肌膚：乳香精油能縮小毛孔、調理肌膚，減少皺紋和細紋，因此是熟齡肌膚很適合使用的回春精油。此外它還能淡化斑點和長時間日曬造成的痕跡。

消毒殺菌：只要經過妥善稀釋，乳香精油可以直接用在皮膚表面，發揮修復傷口、療癒皮膚潰爛的作用。

對抗感冒：乳香精油可以舒緩黏膜、使呼吸平靜深沉，並平撫咳嗽、支氣管炎與喉嚨發炎的情況。

緩解焦慮：乳香精油能令人平靜，並且提振精神、活力與專注力，它也是冥想時極佳的輔助用油。在壓力龐大、身心疲憊或遭受打擊時，都非常適合使用。

最佳**使用**法

製成油膏：乳香強大的消炎特質，讓它很適合製成油膏，塗擦在痠痛的關節部位，幫助減輕疼痛、改善肢體活動性。

製成肌膚調理水：在2大匙（30ml）蘆薈汁、6大匙（90ml）清水中調入4滴乳香精油，就是一款適合臉部使用的肌膚調理水。

空間擴香：在擴香儀、水氧機或加熱式擴香台中，加入3到4滴的乳香精油。

製成按摩油：在適量的基底油中加入幾滴乳香精油，做一次舒緩身心、滋補強身的全身按摩。

安全小叮嚀：乳香精油在稀釋後不具有毒性，也不會刺激皮膚。

植物小百科

乳香是非洲東北部和阿曼等地的野生樹種。乳香樹會分泌芳香的汁液，汁液乾涸後，就是人稱沙漠珍珠（pearl of the desert）的乳香塊。傳統上人們會以焚香的方式來燃燒這些乳香塊。

精油

香氣濃郁的乳香精油是透過蒸氣蒸餾法，從塊狀的樹脂萃取而來（見上方說明）。乳香精油是淡黃色或綠色的，帶有香甜的香料及樹脂氣味。

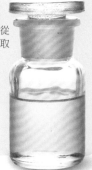

乳香精油帶來正面樂觀的感受，使人感覺更幸福。

護膚

護髮

香氛

按摩

泡浴

依蘭 Ylang ylang

Cananga odorata

依蘭是一種飄散著**異國風情**的濃烈花香，能**撩動人心**，使人**心情愉悅**，同時緩解焦慮的感受。依蘭精油也是古方護髮油——馬加撒油（macassar oil）當中的關鍵成分。它**平衡**的特質適合所有膚質使用。

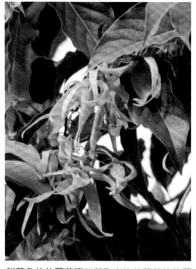

鮮黃色的依蘭花瓣能萃取出格外芬芳的依蘭精油。

精油**功效**

調整膚質：依蘭精油能平衡皮脂分泌、調節皮膚油脂，因此無論對油性或乾性肌膚來說，都能達到理想的清潔效果。此外，對於容易長青春痘的膚質來說，依蘭也有相當卓著的調理效果。

調理肌膚：依蘭有激勵的作用，可以強化皮膚結構、改善疲憊或鬆垮的外貌，讓肌膚重現年輕光彩。

滋養頭髮：用依蘭精油來修復乾燥髮絲的做法，已有相當悠久的歷史。依蘭精油能滋養、激勵頭皮，並滋潤乾燥、毛躁的髮絲。人們甚至認為，它能促進頭髮生長。

幫助放鬆：依蘭精油能激勵人心，也能安撫情緒，使人們感覺更幸福愉悅。它的平撫效果立竿見影，能降低血壓和呼吸速度，進而減輕焦慮的感受。

催情：依蘭有撩動人心的香氣和廣為人知的放鬆作用，使得它成為熱門的催情精油。它能幫助釋放壓抑的情緒、緩解緊張，同時撩動嗅覺感官。傳統的做法是將依蘭花瓣灑在新婚夫妻的床上，這能幫助新人解除壓抑、一掃焦慮心情。

改善憂鬱：依蘭鎮定放鬆的作用，能在憂鬱和緊張的狀況下提供很好的支持。

最佳**使用法**

製成肌膚調理水：將1到2滴依蘭精油加進2小匙（10ml）的金縷梅純露和3大匙（45ml）清水中。用棉球沾取，輕輕拍到臉部肌膚上。

製成護髮油：如要調理乾性頭皮，可以在1小匙（5ml）橄欖油中加入1到2滴依蘭精油，製成護髮油。睡前以護髮油按摩頭皮，然後用天然豬鬃製成的梳子梳理頭髮，隔天睡醒再沖洗乾淨。

製成香水：你可以直接把依蘭精油（不需經過稀釋）當成是簡單的香水。或者，也可以用1小匙（5ml）基底油（例如杏桃核仁油）稀釋1到2滴依蘭精油，塗在身上的脈搏點。

製成按摩油：在2大匙（30ml）基底油中加入1到2滴依蘭精油，做一個滋養肌膚、放鬆身心的全身按摩。

泡個熱水澡：將1到2滴依蘭精油調入1大匙（15ml）基底油（或全脂牛奶）

中，倒入泡澡水並用手攪散。

安全小叮嚀：依蘭精油不具有毒性，也不會刺激皮膚。不過由於它的氣味濃烈，因此請妥善稀釋再使用，如果是把純精油當作香水，只接觸非常小部分的肌膚則不在此限。

植物小百科

依蘭原生於亞洲，ylang ylang的意思是「花中之花」。幾千年來依蘭光滑的花瓣被人們當作藥材，也用來製作膏霜。現在，全球的依蘭主要集中在非洲馬達加斯加島和科摩羅島，它是調製高端東方調香水的基本班底，也是香奈爾5號香水的重要成分之一。

精油

淡黃色的依蘭精油是透過蒸氣蒸餾法或水蒸餾法，從花朵萃取而來。依蘭精油有濃郁的甜香，和充滿異國風情的花香。依蘭精油的氣味有可能非常強烈，因此第一次請先少量使用，再逐漸找到自己喜歡的香氣強度。

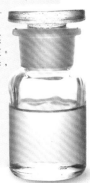

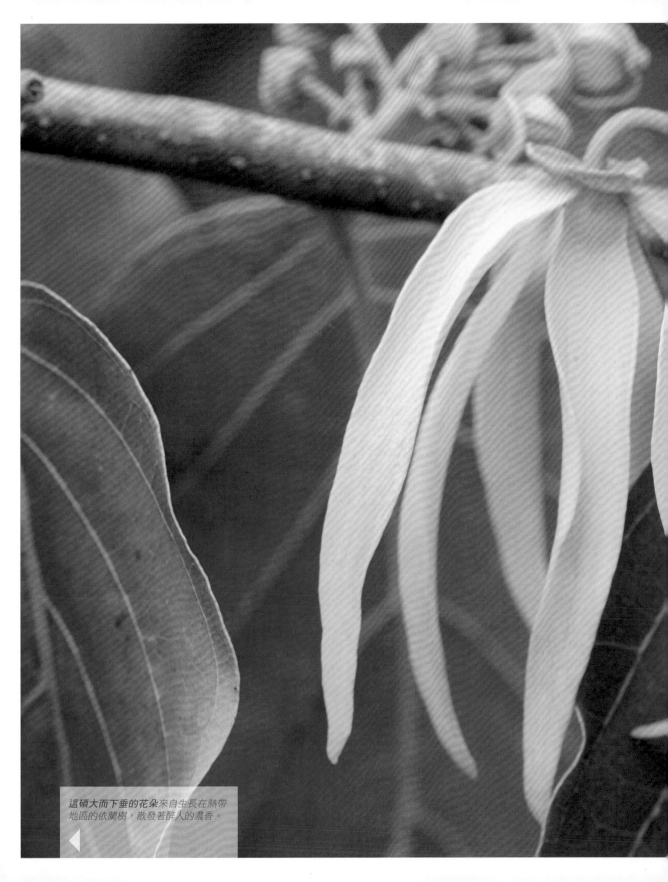

這碩大而下垂的花朵來自生長在熱帶
地區的依蘭樹，散發著醉人的濃香。

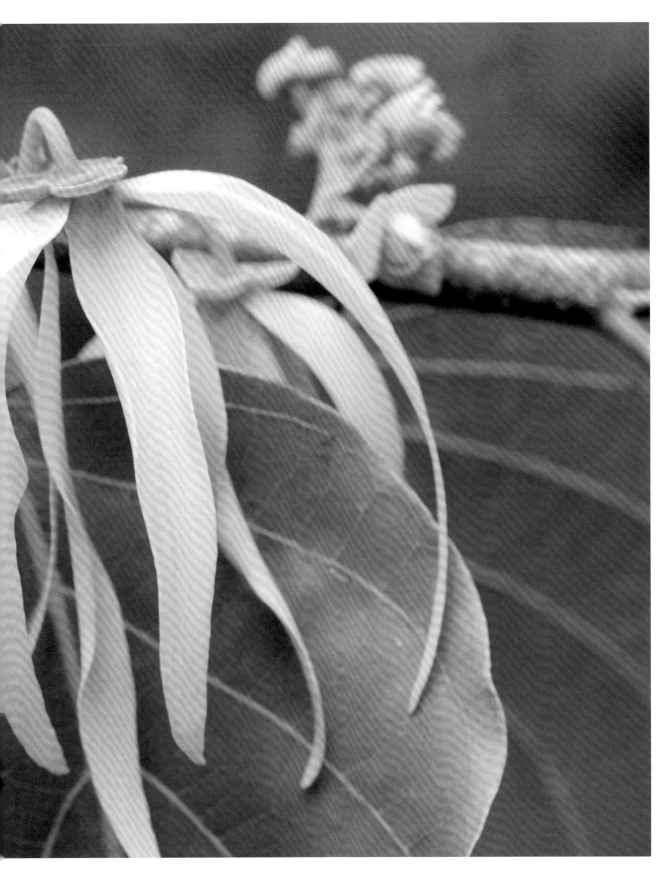

護膚　蒸氣吸入

欖香脂 Elemi

Canarium luzonicum

用欖香脂來護膚保養的做法，有很長的歷史淵源。欖香脂是中東和歐洲地區傳統護膚油膏的成分之一，具有**修復肌膚**的作用。如今，人們看中欖香脂**調理**、**緊實**肌膚的效果，因此經常添加在高端美容保養品中。欖香脂也可以紓解肺部充血阻塞的現象。

精油功效

對抗老化：欖香脂很適合乾燥的肌膚，或受到日曬損傷的肌膚使用。它能加速皮膚細胞更新、支持膠原蛋白生成，有助於預防皮膚鬆弛與細紋增生。將欖香脂精油加在護膚產品中，無論是乾性肌膚或油性肌膚，都能更加和諧。

修復肌膚：欖香脂的修復特質能幫助減少疤痕產生。它也有強大的抗菌效果，能有效預防刀切傷或其他傷口的感染。

緩解呼吸系統不適：欖香脂精油有祛痰和抗病毒的作用，因此，只要在熱水中加入幾滴進行嗅聞，就能緩和胸腔感染、上呼吸道黏膜炎、鼻竇炎和支氣管炎等呼吸系統的不適。

提振心情：欖香脂可以平撫情緒、提振心情，很適合壓力緊繃或神經耗弱的時候使用。

最佳使用法

製成乳霜：將2到4滴欖香脂精油加入2大匙（30ml）無香味的乳霜或乳液當中。每天睡前為自己塗抹保養，作為夜間固定的護膚程序，這份乳霜將幫助肌膚活化回春。

蒸氣吸入：取一碗熱水，加入3到4滴欖香脂精油，深深吸入精油的香氣。這麼做能舒緩花粉症的不適，也能緩解因胸腔充血阻塞造成的咳嗽，以及鼻竇問題引起的頭痛。

安全小叮嚀：欖香脂精油不具有毒性，請妥善稀釋後使用（濃度不可高於0.5%）。

植物小百科

欖香脂乳香和沒藥有親緣關係，原生於菲律賓及周邊國家的熱帶樹林中。Elemi這個字，在阿拉伯文中是「其上如下」（above and below）的意思，即是指它在心靈和肉體層面都同樣能帶來珍貴的益處。

精油

欖香脂精油是透過蒸氣蒸餾法，從欖香脂樹分泌的樹脂塊萃取而來。精油呈淡黃色，帶有獨特又鮮明、像柑橘又像松樹的氣味。

 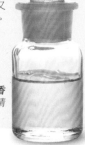

顏色如蜂蜜的欖香脂塊，是欖香脂精油的來源。

按摩　護膚

藏茴香
Caraway

Carum carvi

藏茴香是一種**溫暖身心**的精油，同時作用於身體和心靈，能**紓解**心理上的糾結，和情緒上疲勞倦怠的感受。它也有支持消化和泌尿系統的作用，有助於**淨化**呼吸道，可以用來改善頑固的肌膚與頭皮問題。

精油功效

舒緩神經：藏茴香是神經耗弱時最佳的天然滋補劑，它能平撫心靈、舒緩心理上的疲憊與倦怠感。同時，它也能安撫神經性的消化毛病、急性腹痛、脹氣和胃痙攣。

對抗感染：藏茴香有祛痰的作用，這也表示，它能幫助平息支氣管炎、支氣管性氣喘和刺激性咳嗽的情況。藏茴香也能舒緩喉嚨痛與喉嚨發炎的症狀，支持泌尿系統維持健康功能，幫助身體排出毒素。

修復、安撫肌膚：藏茴香能促進皮膚組織再生，因此能幫助散瘀、消腫和清理受到感染的傷口。藏茴香精油可以幫助油性肌膚改善青春痘與頭皮屑的情況，也可以幫助止癢。

最佳使用法

製成按摩油： 在2大匙（30ml）基底油中加入3到6滴藏茴香精油，這個舒緩身心的按摩能同時改善腸胃道的不適。

製成乳霜： 將3到6滴藏茴香精油加入2大匙（30ml）無香味的乳霜當中。這份乳霜可以用來緩解乾燥、搔癢的皮膚和頭皮。

安全小叮嚀： 藏茴香精油不具有毒性，請妥善稀釋後使用（濃度不可高於1%）。

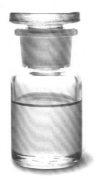

植物小百科

藏茴香原生於歐洲東南部，目前在整個歐洲及亞洲溫帶地區均有栽種。它和小茴香、甜茴香和蒔蘿都是繖型科家族的成員。

精油

藏茴香精油是透過蒸氣蒸餾法，從乾燥的成熟種子中萃取出來的。藏茴香精油呈透明至淡黃色，帶有香甜的香料氣味和一絲胡椒香氣。

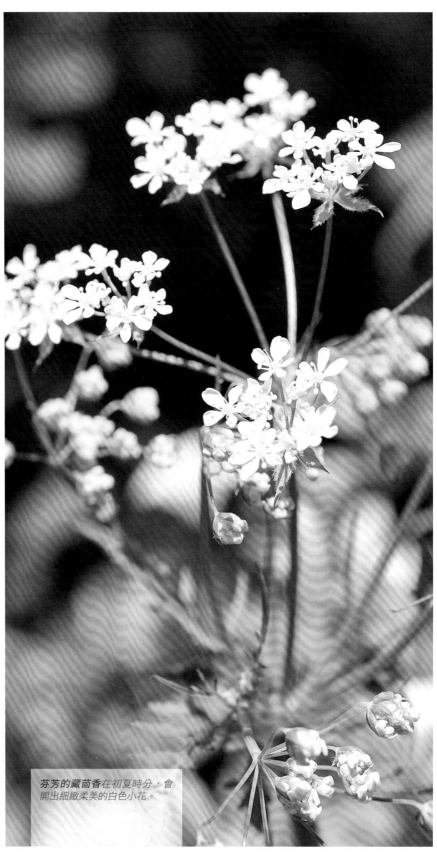

芬芳的藏茴香在初夏時分，會開出細緻柔美的白色小花。

護髮　香氛　油膏　按摩

大西洋雪松 Cedarwood

Cedrus atlantica

雪松精油的使用已有長遠的歷史，它能帶來的助益多到令人讚嘆。大西洋雪松有**抗菌**及**收斂**的作用，可以平衡、調理膚質，幫助肌膚修復感染和皮膚出疹的情況。大西洋雪松的香氣能**振奮人心**，是隨手拿來嗅聞、使用的理想選擇，不僅可以釋放緊張的情緒，也能讓疲憊的身心恢復活力。

精油**功效**

安撫肌膚：大西洋雪松中含有的消炎成分——倍半萜烯為所有精油之冠，因此很適合用來安撫搔癢、受到刺激的肌膚，尤其對於青春痘、頭皮屑和香港腳格外適用。

止痛：大西洋雪松精油有溫暖和促進再生的作用，因此很適合用來處理長期慢性的退化症狀，例如關節炎。

調理、修復肌膚：大西洋雪松的收斂特質，能幫助油性或容易長青春痘的肌膚平衡油脂，也很適合用來調理油性髮質。它也能幫助修復皮膚傷口或潰瘍的情況。

婦科保健：大西洋雪松有激勵振奮的作用，有助於調節月經週期；同時它也是很好的抗菌劑，能幫助調理陰道出現分泌物的情況。

幫助排毒：大西洋雪松能激勵淋巴循環、幫助身體排出多餘水分，有助於身體排除毒素。

對抗一般性感冒和流感：嗅聞大西洋雪松，或用它在空間中擴香，可以消解呼吸道過多的黏液、緩和咳嗽與支氣管炎的症狀。

提振心情：大西洋雪松能幫助紮根、使心情回復平靜，因此很適合用來擊退負能量。它提振心情的特質，適合用來舒緩神經緊張、焦慮、憂鬱與疲倦的現象，也有助於專心集中。此外，人們也認為大西洋雪松用在男性身上，能帶來催情的效果。

最佳**使用**法

調理頭髮：將10到20滴大西洋雪松精油加入無香味的洗髮精或潤髮乳中，能有助於消除頭皮屑。

空間擴香：將3到4滴大西洋雪松精油加入擴香儀、水氧機或加熱式擴香台中，能幫助淨化空氣，改善焦慮、憂鬱與極度疲憊的心情。

製成油膏：在2大匙（30ml）基底油或油膏當中，加入12到16滴大西洋雪松精油，一天數次擦在皮膚搔癢或受到刺激的地方，就能快速獲得緩解，促進肌膚修復。

製作按摩油：在2大匙（30ml）基底油中，加入12到18滴大西洋雪松精油，能透過按摩提振情緒、舒緩肌膚不適。

安全小叮嚀：稀釋過的大西洋雪松精油不具毒性，也不會刺激皮膚。

植物小百科

神聖的黎巴嫩雪松生長在阿特拉斯山脈，是一種雄偉壯觀的古木，樹齡可達兩千年之久。雪松是保護和力量的象徵，人們趨之若鶩，於是價格長久居高不下。雪松木目前已瀕臨絕種，因此請確保您購買的精油，是以支持生態存續的方式取得來源材料。

精油

雪松的樹皮是精油的萃取來源。雪松精油質地稠厚，顏色從幾乎無色，到黃色與琥珀色不等，帶有香甜溫和的香脂木質氣味，乾涸後會留下越漸鮮明的木質調殘香。

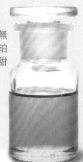

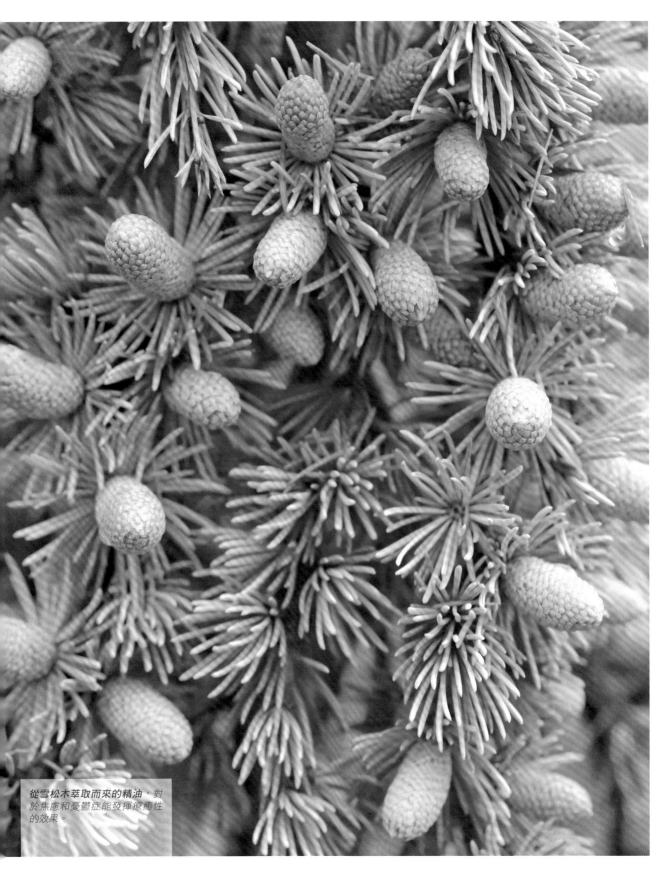

從雪松木萃取而來的精油，對於焦慮和憂鬱症能發揮療癒性的效果。

按摩

油膏

樟樹
Camphor

Cinnamomum camphora

樟樹有像**藥**一樣的香氣，是一種用途相當廣泛的精油。它能對肌膚產生雙重的作用：先是**清涼降溫**，而後**溫暖起來**，達到激勵循環、新陳代謝和消化功能的作用。樟樹是一種有效的止痛劑，能幫助清理腦部思緒，使心靈回復平靜。

精油**功效**

改善身體循環：樟樹具有激勵的作用，能振奮遲滯的身體循環與消化功能，也能平衡新陳代謝的速度。

緩解疲痛和疼痛：樟樹是天然的止痛劑，可以消解神經性疼痛和發炎疼痛。除此之外，它也有很好的抗痙攣作用，可以緩和抽筋與肌肉痙攣現象。

對抗一般性感冒和流感：樟樹能清通阻塞的鼻竇，消除呼吸系統的不適，幫助呼吸更順暢。

最佳**使用**法

製作按摩油：如果你感覺發冷且身體疼痛，在2大匙（30ml）基底油中加入2到4滴樟樹精油，能使你透過按摩溫暖身心，為你帶來幸福的感受。

製成油膏：在2大匙（30ml）的油膏基底中加入2到4滴的樟樹精油，在需要時塗抹患部，能紓解肌肉痠痛與疼痛。

安全小叮嚀：樟樹精油是一種強烈的精油，請務必妥善稀釋後使用，並且注意只選購標註「白樟／本樟」（white camphor）的樟樹精油。

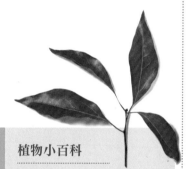

植物小百科

樟樹的原產地是台灣、中國與日本，是一種相當長壽的樹木。樟樹必須生長五十年以上，才能用來萃取精油，整株植物的所有部分都能分泌精油。

芳樟（Ho Sho／Ho Leaf）是以樟葉蒸餾出來的精油，比起從其他部位萃取的精油，芳樟更加溫和，對於皮膚和心靈都有舒緩安撫的作用。稀釋過的芳樟精油不具有毒性，也不會刺激皮膚。

精油

如果取樟樹的樹皮、樹枝加上樹葉，一起用蒸氣蒸餾法萃取精油，會得到一種棕色的油液，而後必須再一次（或多次）進行分餾，直到得出質地清澈、名為「白樟」的精油。這樣的精油才能夠以芳香療法的用法安全運用。

足浴

擴香

錫蘭肉桂
Cinnamon

Cinnamomum zeylanicum

富含**溫暖**香料氣味的肉桂精油，在埃及時代經常被用來進行芬芳的足部按摩。美妝保養品中也可能有極少量的肉桂，主要看重的是它抗菌的效果。肉桂的香氣能為人**注入活力**、帶來**激勵振奮**的效果，因此很適合在心情頹喪時使用。

精油**功效**

緩解疲痛和疼痛：在身體感覺冷的時候，錫蘭肉桂精油能帶來暖身的效果，它能促進身體血液循環，改善手腳冰冷的情況。此外，錫蘭肉桂對於因濕冷天氣而痠痛的關節，能帶來特別好的活化與舒緩效果。

幫助消化：用錫蘭肉桂按摩腹部，能激勵身體循環、改善消化遲滯和便祕等情況。錫蘭肉桂也有抗痙攣的作用，能安撫胃抽筋和絞痛等痙攣性疼痛。

消毒殺菌：錫蘭肉桂能有效抵抗多種細菌、病毒和寄生蟲（尤其是蝨子和疥瘡）。

平衡情緒：錫蘭肉桂能為空間注入提振情緒的香氣，精油本身也可以消除疲勞、改善憂鬱。

泡浴　　　按摩

最佳**使用法**

作為足浴： 在幫助放鬆的足浴水中加入1到2滴錫蘭肉桂精油，可以溫暖冰冷的雙腳。

空間擴香： 在擴香儀器中加入1到2滴錫蘭肉桂精油，可以為病人待著的房間帶來空氣消毒的效果，並且除去令人感到不舒服的氣味。

安全小叮嚀： *使用錫蘭肉桂精油務必謹慎稀釋（濃度不可高於0.5%），在皮膚上只使用肉桂葉精油，不使用肉桂皮萃取的精油。*

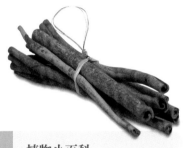

植物小百科

錫蘭肉桂來自樟科，是原生於錫蘭的樹種。cinnamon這個字是意指它中度棕色的外觀。

精油

黃色或棕黃色的錫蘭肉桂精油是透過蒸氣蒸餾法，從肉桂樹的樹皮內側與葉片萃取而來，帶有溫暖的香料香氣。一般認為以肉桂葉精油更加溫和，因此在芳香療法的使用上，會是更安全的選擇。

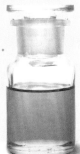

岩玫瑰
Cistus

Cistus ladaniferus

岩玫瑰又常被稱作「勞丹脂」（labdanum），在英文裡也有rock rose、Rose of Sharon等俗稱。**芬芳**的岩玫瑰精油有強大的**肌膚調理**和**修復**作用。它能有效激勵免疫系統，並且具有足以對抗感染的抗菌力。在心靈上，它也能幫助人們穩住自己的中心。

精油**功效**

幫助排毒： 用岩玫瑰和你喜愛的基底油調配成按摩油，能激勵淋巴排毒的效率，促進循環、增強免疫。

修復肌膚： 岩玫瑰有出了名的修復功能，能加速傷口組織癒合。它的收斂作用也很適合用來處理牙齦出血、瘀傷和口腔潰瘍等情形。

調理肌膚： 岩玫瑰富含抗氧化成分，對於明亮膚色、改善疲憊及暗沉有很好的作用。它也是很好的收斂劑，能幫助肌膚緊實，調理熟齡肌的膚況。

發揮抗菌效果： 岩玫瑰精油有極佳的抗病毒效果，特別適合用來處理因感冒、流感或其他感染所造成的呼吸道充血與阻塞。

最佳**使用法**

泡個熱水澡： 將4到6滴岩玫瑰精油調入1大匙（15ml）基底油（或全脂牛奶）中，享受一個煥然一新、滋養身心的熱水澡。

製成按摩油： 在2大匙（30ml）基底油中加入8到12滴岩玫瑰精油，享受一個滋補身心的排毒按摩，幫助身體排出累積的毒素。

安全小叮嚀： *岩玫瑰精油在稀釋後不具有毒性，也不會刺激皮膚。*

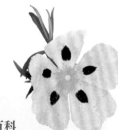

植物小百科

除了精油之外，原生於地中海區域的岩玫瑰，還會在枝條成熟時分泌出一種稱為勞丹脂的黏稠膠狀物，通常在香水業中作為定香劑使用。

精油

透過蒸氣蒸餾法蒸餾岩玫瑰的葉片及嫩枝，就能得到琥珀色的岩玫瑰精油。它有一股溫暖的、土壤般的氣味，時而飄散出蜂蜜的氣息。

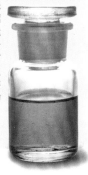

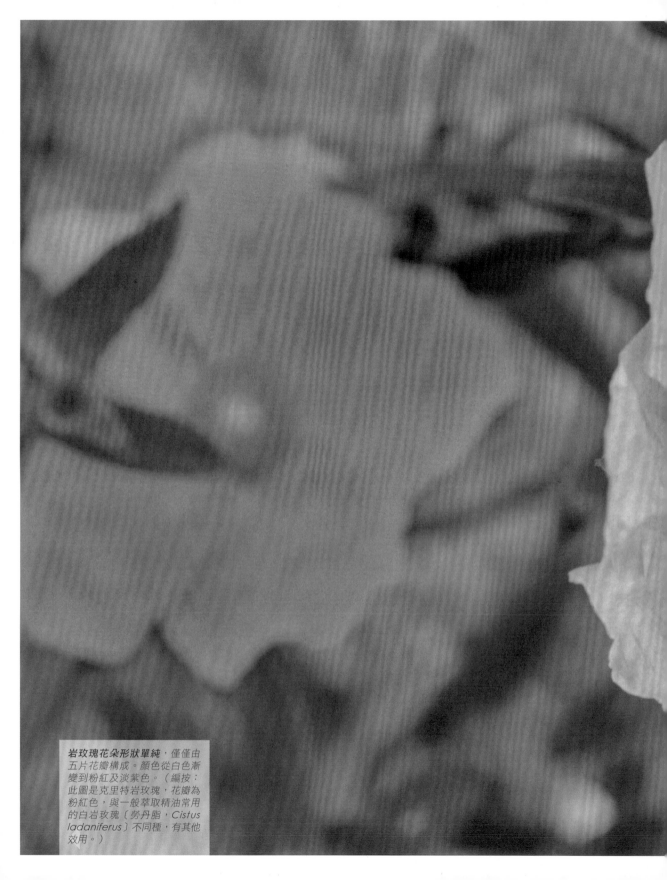

岩玫瑰花朵形狀單純，僅僅由五片花瓣構成。顏色從白色漸變到粉紅及淡紫色。（編按：此圖是克里特岩玫瑰，花瓣為粉紅色，與一般萃取精油常用的白岩玫瑰〔勞丹脂，*Cistus ladaniferus*〕不同種，有其他效用。）

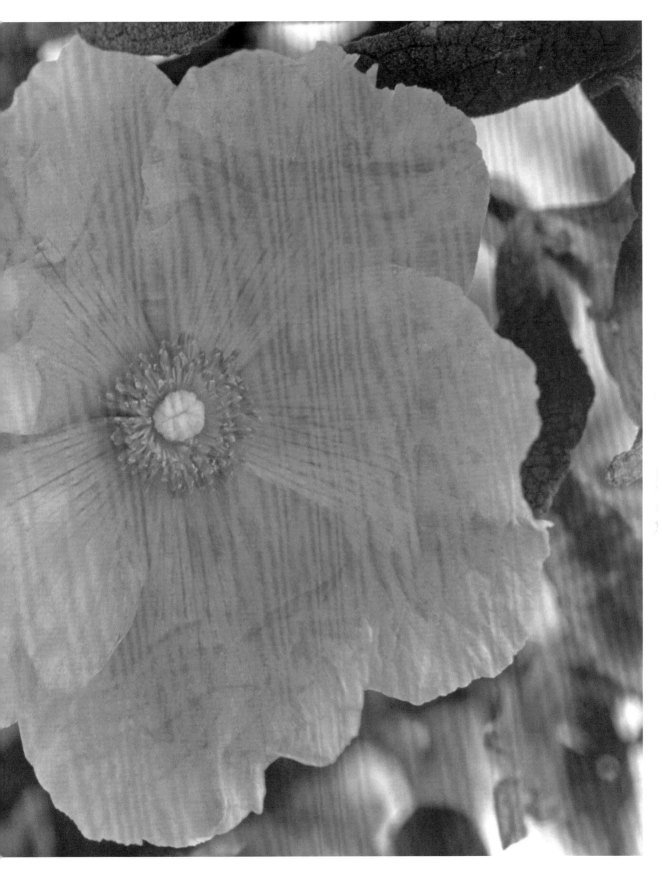

護膚

護膚

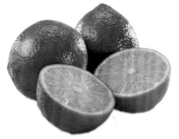

萊姆 Lime

Citrus aurantifolia

萊姆有提振精神、令人**煥然一新**的特質，它的**清潔**效用不可小覷，清新的氣味能平撫並清理思緒。萊姆和同為柑橘類的葡萄柚和檸檬一樣，都是去除水分滯留、消除水腫的關鍵用油。它也能為油性肌膚與髮質帶來平衡。

精油功效

幫助排毒：萊姆強大的排毒效果，可以用來改善與身體水分滯留有關的橘皮組織和水腫等情況。經實驗證明，萊姆油就像葡萄柚精油一樣，只要透過嗅聞，就可以激勵新陳代謝，達到減重的效果。

平衡油性肌膚與髮質：萊姆可以調理肌膚，幫助油性肌與痘痘肌達到更好的清潔效果。清洗頭髮後，在水裡加入萊姆精油做最後一次沖洗，這麼做可以調理並去除多餘油脂，讓頭皮更加清爽。若有頭皮屑的問題，可以將萊姆汁加在水中，在洗頭過後做最後一次沖洗。

具有降溫效果：萊姆精油能「清涼降火」，幫助平息因感冒造成的發燒。它也能激勵免疫系統，舒緩支氣管炎、咳嗽、鼻竇炎與氣喘等問題。

消毒殺菌：萊姆精油有舒緩抗菌的特質，能幫助修復唇疱疹、蚊蟲叮咬和刀切傷的皮膚。用2滴精油製成冷敷包，敷在刀切傷傷口患部，能幫助癒合。

舒緩壓力：萊姆精油清新振奮的香氣，能舒緩壓力、消除疲勞、紓解焦慮。由於萊姆精油能令人平靜，因此也能增進創意和專注力。

最佳**使用**法

調入乳液：將萊姆精油加入乳霜或乳液中，能清潔肌膚阻塞，讓無精打采的肌膚煥發光彩。

空間擴香：在擴香儀、水氧機或加熱式擴香台中，加入1到3滴萊姆精油，能提振情緒，讓精神保持在最佳狀態。

安全小叮嚀：萊姆精油不具有毒性，但務必妥善稀釋後使用（濃度不可高於1%）。使用後的12小時內，請避免直曬陽光。

植物小百科

萊姆樹是熱帶及亞熱帶地區常見的植物，樹上會結出味道酸沁的綠色果實，是用來為食物和飲料調味的熱門食材。

精油

萊姆精油是透過冷壓榨法，從萊姆果皮萃取而來。它有鮮明的柑橘香氣，顏色可能呈淡黃色或淺橄欖綠色。

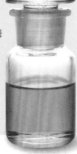

擴香

護膚

香氛

橙花 Neroli

Citrus aurantium

橙花是苦橙樹（或稱塞維亞橙〔Seville〕）開出的花朵。橙花是**平靜**、振作和好心情的泉源，長久以來都被認為是焦慮和憂鬱時的最佳良藥。橙花的香氣濃郁卻輕盈，能使人感覺**煥然一新**，是古龍水的經典成分之一。

精油功效

紓解壓力：長久以來，橙花一直被當作是安撫焦慮的解藥。它有平衡、再生的力量，也因此成為遇到緊急情況、受驚嚇時首選的急救用油。它能緩解長期壓力對腎上腺、循環系統和消化系統造成的影響。

調理肌膚、為肌膚補水：將橙花混入以油為基底的精華油或乳霜中，能平衡皮膚水分、幫助改善因乾燥而生成的細紋。橙花輕柔的調理作用，特別適合細緻的肌膚；此外，它也能幫助肌膚維持彈性，適合油性肌膚與痘痘肌使用。

修復肌膚：橙花抗菌消毒的作用，能加快刀切傷和其他傷口的癒合速度。

促進消化：用橙花精油做一次輕柔的按摩，可以緩解胃部痙攣的疼痛與腹瀉的情況。

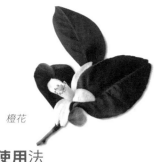

橙花

護膚　　按摩

最佳**使用法**

空間擴香：如果你感到焦慮，可以在擴香儀、水氧機或加熱式擴香台中，加入3到4滴橙花精油來擴香。

製成肌膚調理水：將2小匙（10ml）蘆薈汁、6大匙（90ml）清水與4滴橙花精油混合均勻、裝進噴霧瓶中，就是一款簡單的臉部調理噴霧。

作為香水使用：橙花和玫瑰與茉莉一樣擁有豐富多元的氣味層次，單獨使用就足以帶來香水般的效果。

安全小叮嚀：橙花精油不具有毒性，也不會刺激皮膚。

植物小百科

苦橙樹原生於中國，不過這種橙樹在地中海沿岸國家的栽培歷史，也已有幾百年之久。萃取精油時，至少需要450公斤的橙花，才能得出450克的橙花精油。

精油

對於像橙花這樣細緻的花朵，用水蒸餾法萃取的精油品質，會比蒸氣蒸餾法更佳。淡黃色的橙花精油，顏色會隨著陳放逐漸變深。橙花香甜的花香氣味既濃烈又令人感到煥然一新。

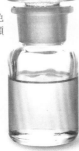

苦橙葉
Petitgrain

Citrus aurantium amara

苦橙樹上除了萃取自花朵的橙花精油之外，還有另一種**功效卓越**的精油，就是來自葉片的苦橙葉。苦橙葉最受重視的特色，就是對油性肌膚與油性髮質帶來的**平衡**、調理作用。苦橙葉放鬆的香氣，能使身體和心靈感到平靜。

精油**功效**

調理肌膚和頭髮：將苦橙葉加進乳液或化妝水中，能透過抑制油脂分泌，平衡肌膚過度出油的現象，或者幫助暗沉肌膚明亮膚色。將苦橙葉精油加入最後一次沖洗頭髮的水中，可以幫助油性髮質控油。

消毒殺菌：苦橙葉精油能安撫大量爆發的痘痘，以及皮膚出疹的問題。它的抗菌作用能維持傷口清潔，支持傷口的修復過程。

作為體香劑：苦橙葉的收斂特質能調節排汗，而抗細菌的作用則有助於控制不雅的體味增生。

安撫身心：苦橙葉木質般的香氣，能讓身心放鬆。它能逆轉神經衰弱和壓力造成的情緒問題，對於憤怒和驚慌特別有效。除此之外，它也能平息心跳過速的問題。

最佳拍檔

適合搭配苦橙葉的精油包括：佛手柑、乳香、真正薰衣草、玫瑰草、天竺葵、迷迭香和檀香。

最佳**使用法**

抗痘：在化妝水或乳液中加入2到4滴苦橙葉精油，可以控制油性肌膚的油脂分泌、清除已生成的粉刺、平撫大量爆發的青春痘。

製作按摩油：生氣或焦慮的時候，在2大匙（30ml）基底油中，加入12到18滴苦橙葉精油，讓輕柔的按摩幫助你找回平靜與平衡。

安全小叮嚀：苦橙葉精油不具有毒性，也不會刺激皮膚，請妥善稀釋再使用。

植物小百科

在過去，苦橙葉精油是從未成熟的小果萃取而來的，這時，橙子還只有櫻桃般的大小。這也是petitgrain這個名字的由來，這個字的意思是「小顆粒」。

精油

苦橙葉精油是從翠綠的苦橙葉片與嫩枝萃取而來，精油呈淡黃色到琥珀色，是一種混合了花香與木質調的香氣，隱隱飄散出一股草葉的綠香。

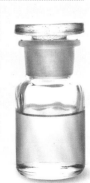

按摩

貼敷

佛手柑 Bergamot

Citrus aurantium bergamia

佛手柑是許多芳療使用者的最愛，能夠為身體和心靈帶來平衡的效果。它有安撫和**冷卻**的效果，很適合用在乾燥搔癢的皮膚上，而甜美的果香更有助於**提升**低落的情緒，提升幸福感。

精油**功效**

安撫肌膚：佛手柑精油能平衡混合性肌膚和油性肌膚，有助於改善整體膚質。它有強大的安撫效果，可以讓乾燥、搔癢的肌膚平靜下來；此外，它具有天然的修復功效，可以透過長期使用來改善皮膚上的疤痕。

令人幸福愉悅：佛手柑甜美的香氣有如抗憂鬱劑，能平衡情緒、紓解焦慮。它也是古龍水中不可或缺的熱門成分。

退燒：佛手柑有降溫冷卻的作用，因此可以幫助退燒。

作為抗菌劑：佛手柑有抗細菌、抗病毒的作用。可以將稀釋過的佛手柑精油輕輕塗抹在唇疱疹（佛手柑能有效對抗疱疹病毒），或是青春痘上。

最佳**使用**法

製作按摩油：用佛手柑精油調配幫助放鬆的身體按摩油，為你帶來一夜好眠。將2到4滴精油調入2大匙（30ml）的基底油中，在睡前用這款按摩油按摩足部，能帶來神清氣爽的感受。

製作冷敷包：在冷水中加入2到3滴佛手柑精油，浸濕布料，製成冷敷包。中暑或發燒時將這個敷包直接敷在皮膚上，可以帶來舒緩的效果。

安全小叮嚀：稀釋過的佛手柑精油不具毒性，不刺激皮膚。除非你買到的是無光敏性的佛手柑精油（又叫做佛手柑 FCF），否則佛手柑精油具有光敏性。

植物小百科

佛手柑的英文名稱（bergamot）來自義大利原產地貝加莫（Bergamo）。這種柑橘類水果吃起來非常酸，但果皮有格外濃郁的香氣。佛手柑的香氣被運用在許多地方，其中最為人所知的就是伯爵茶中那股獨特香氣，以及作為古龍水的經典成分。

精油

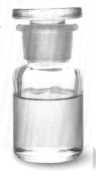

佛手柑的果皮經過冷壓榨法萃取，會得到淡黃色或淺綠色的精油。它的香氣非常濃郁，是香甜的果香。

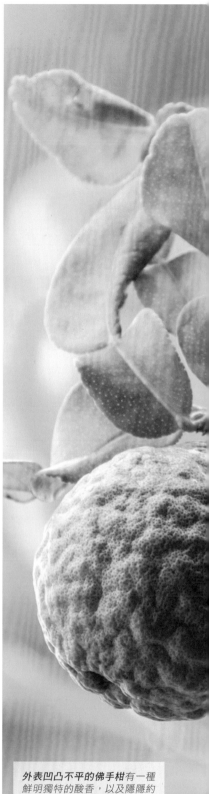

*外表凹凸不平的佛手柑*有一種鮮明獨特的酸香，以及隱隱約約的清新花香氣味。

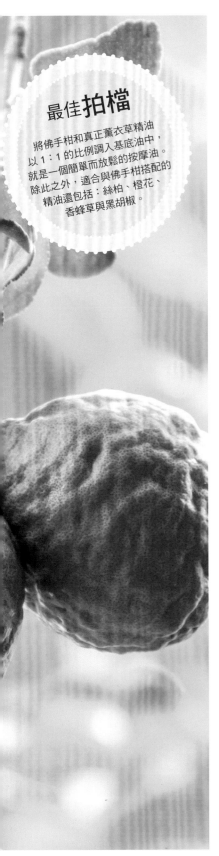

最佳**拍檔**

將佛手柑和真正薰衣草精油，以 1:1 的比例調入基底油中，就是一個簡單而放鬆的按摩油。除此之外，適合與佛手柑搭配的精油還包括：絲柏、橙花、香蜂草與黑胡椒。

按摩

貼敷

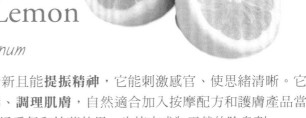

檸檬 Lemon

Citrus limonum

檸檬的香氣清新且能**提振精神**，它能刺激感官、使思緒清晰。它還能**幫助排毒**、**調理肌膚**，自然適合加入按摩配方和護膚產品當中。檸檬的柑橘香氣和抗菌效果，也使它成為天然的除臭劑。

精油**功效**

調理肌膚：檸檬精油能刺激血液循環，有助於改善靜脈曲張、防止凍瘡產生。它能清潔容易出油的皮膚、頭髮，防止皺紋和蜘蛛網狀血管增生。

殺菌消毒：檸檬可以作為消毒劑使用，它可以強化對細菌、病毒的防禦效果，也可以消滅病菌。將檸檬精油製成敷包，貼敷在出現瘤腫或痘瘡的皮膚上，或者直接以未稀釋的檸檬純油，來處理皮膚上增生凸起的疣或病毒疣。

幫助排毒：在按摩油中加入檸檬精油，可以支持肝臟運作、幫助淋巴排毒、改善橘皮組織、身體水腫的現象。

幫助消化：檸檬精油能激勵消化系統，幫助減肥、改善食慾不振的問題。

提振心情：檸檬清新歡快的氣味，能幫助你增強專注力、保持正面樂觀的心情，很適合在忙碌的日子裡支持你。

最佳**使用**法

製作按摩油：將8到12滴檸檬精油加入2大匙（30ml）的基底油中，就成了能夠幫助排毒的身體按摩油。

製作敷包：將5到6滴檸檬精油調入甜杏仁油或金盞菊酊劑中稀釋，再加進水中製成敷包，貼敷在長了痘瘡的皮膚上，能帶來舒緩的作用。

安全小叮嚀：檸檬精油不具毒性，請妥善稀釋再使用（濃度不可高於2%）。使用後12小時內避免直曬陽光。

植物小百科

檸檬原生於印度，12世紀隨十字軍東征傳到歐洲。檸檬不僅是大自然賜與的良藥，其檸檬皮也是烘焙料理時經常用到的食材；而從果皮所萃取出來的檸檬精油，長久以來也是香水業使用的調香原料。

精油

外觀清澈的檸檬精油有清新的柑橘香氣，是透過冷壓榨法從檸檬果皮中萃取。

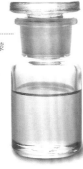

按摩

香氛

泡浴

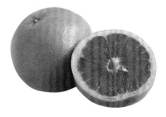

葡萄柚
Grapefruit

Citrus paradise

葡萄柚能帶來激勵振奮的作用，幫助身心**恢復活力**。製成空間噴霧可以**改善心情**，調入按摩油可以刺激身體循環、幫助排出身上的毒素與滯留的水分。葡萄柚有溫和的抗菌及收斂作用，很適合幫助油性肌膚和油性髮質達到控油的效果。

精油功效

幫助排毒：葡萄柚精油能幫助淋巴排毒、促進新陳代謝，進而幫助減重。透過按摩讓葡萄柚精油被皮膚吸收，將發揮利尿與體內清掃的作用，改善橘皮組織和體內水分滯留的情況，並刺激、激勵身體循環功能。

調理肌膚和頭皮：葡萄柚精油溫和的抗菌及收斂效果，很適合用來調理油性肌膚、粗大的毛孔、痘痘肌和油性髮質。它能幫助調理膚質，讓肌膚更緊實。

消除疲勞：葡萄柚精油清新的果香，能有效改善情緒。如果你在心理上感到倦怠，或前一晚剛熬夜，葡萄柚能讓你重新恢復活力。

緩解痠痛和疼痛：在喜歡的基底油中加入幾滴葡萄柚精油，這個按摩油將能緩解肌肉與關節的疼痛，以及因壓力緊張造成的頭痛。

清新空氣：葡萄柚歡快的果香，能有助於消除廚房與浴室中的不雅氣味。

最佳使用法

製成按摩油：在2大匙（30ml）基底油中加入6到8滴葡萄柚精油，能幫助清潔肌膚。

製成空間噴霧：在噴霧瓶中加入8到10滴葡萄柚精油至清水中，可以讓空氣中的沉悶感一掃而空。每次使用前請大力搖勻。

泡個熱水澡：將5到6滴葡萄柚精油調入1大匙（15ml）基底油（或全脂牛奶）中，倒入泡澡水並用手攪散。

安全小叮嚀：葡萄柚精油在稀釋後不具有毒性，也不刺激皮膚（濃度不可高於3%）。使用後的12小時內，請避免直曬陽光。

植物小百科

葡萄柚與其它柑橘類植物不同，它並非來自東南亞，而是原生於加勒比海區域。葡萄柚之所以得其名，是因為果實一簇簇結在樹上，看起來就像葡萄一樣。

精油

葡萄柚精油是以冷壓榨法榨取果皮而來，精油可能呈黃色、淡綠色或淡橘色，飄散著香甜、歡快的柑橘氣味。

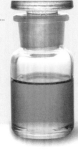

擴香

按摩

紅橘
Mandarin

Citrus reticulata, Citrus nobilis

橘精油也稱作桔（mandarin）或柑（tangerine），它和其他柑橘類精油一樣，有**抗菌**和抗真菌的作用。它能調理消化系統、滋養肌膚，香甜**愉快**的香氣幾乎一聞到就能帶來**好心情**。

精油功效

調理肌膚：紅橘精油能滋養肌膚，淡化妊娠紋與肥胖紋、調理鬆垮的肌膚。

幫助排毒：將紅橘精油調入按摩油中，能激勵淋巴排毒、促進循環。它的利尿作用能改善體內水分滯留與橘皮組織的問題。

修復肌膚：紅橘精油是一種激勵型精油，能幫助皮膚細胞再生。它有抗菌和溫和的收斂特質，能幫助油性肌膚調理油脂、處理痘痘爆發的情況。

幫助消化：紅橘精油有滋補消化系統的作用。它能幫助食物通過消化道，紓解消化不良和便祕的問題，尤其對於壓力造成的消化問題格外有效。如果你感覺噁心想吐，它也能讓胃部舒服一些。

令人幸福愉悅：紅橘是一種溫和、放鬆，且能改善心情的精油，特別適合用來安撫躁動不安的孩子。孕婦也可以放心使用。

最佳**使用**法

空間擴香：在擴香儀器中，加入3到4滴的紅橘精油，可使空氣清新，同時安撫神經。

製作按摩油：在基底油中加入2到3滴紅橘精油，透過按摩讓自己舒緩放鬆。

安全小叮嚀：稀釋後的紅橘精油不具有毒性，也不會刺激皮膚。

植物小百科

橘（桔）原生於中國和遠東地區，19世紀時傳入歐洲，而後又從歐洲船運至美國。美國當地稱之為「柑」（tangerine）。

精油

紅橘精油呈橘色或琥珀色，有鮮明的甜香與花香。精油是透過冷壓榨法，從橘子的果皮中萃取而來。

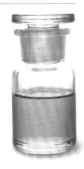

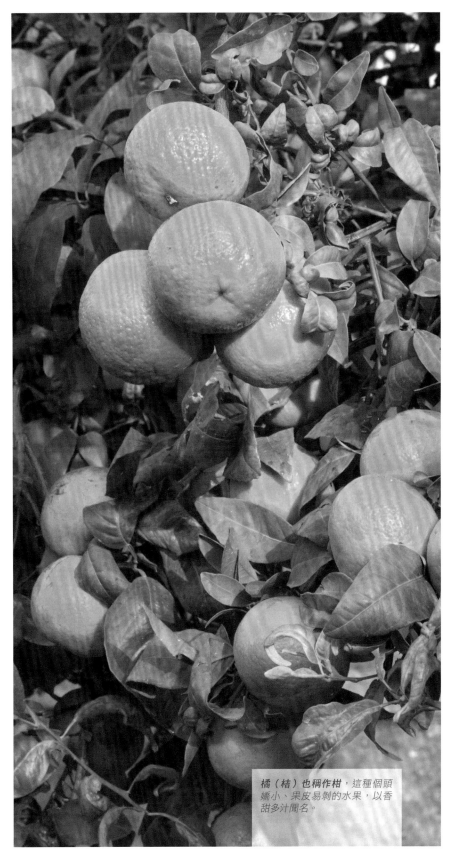

橘（桔）也稱作柑，這種個頭嬌小、果皮易剝的水果，以香甜多汁聞名。

泡浴 按摩 擴香

甜橙 Orange

Citrus sinensis

甜橙有時統稱為橙，是一種**多功能**的精油，經常用來**改善心情**、幫助**排毒**。甜橙也有**安撫**的特質，可以舒緩緊張的肌肉。此外，它的**回春**效果可以讓肌膚維持年輕光彩。甜橙的氣味歡快且人人熟悉，是能促進活化的滋補劑。

最佳拍檔

適合搭配甜橙的精油包括：檸檬、檀香、岩蘭草、乳香、錫蘭肉桂、薑、黑胡椒、快樂鼠尾草與丁香。

精油功效

幫助排毒：將甜橙精油用在身上，能帶來排毒和清潔的效果。在按摩油中加入甜橙精油，能改善身體循環、激勵淋巴系統、支持膀胱與腎臟功能，幫助身體排出毒素與廢物。

調理肌膚：將甜橙精油加在護膚品中，能幫助膠原蛋白增生、支持肌膚的自然修復過程。甜橙精油當中含有檸檬烯，本身就有促進修復的特質，檸檬烯也是相當有效的抗菌劑。

活化肌膚、明亮膚色：甜橙精油能調理肌膚，並且有輕微的收斂特質，可以讓油光滿面的肌膚變得清爽，使疲憊暗沉的肌膚恢復活力。

激勵免疫：甜橙精油可以支持免疫系統運作。它能清涼降溫並使人感覺煥然一新，有助於舒緩感冒發燒和病毒性流感的症狀。

改善消化：甜橙精油和其他柑橘類精油一樣，都能安撫消化系統、幫助食物順利經過腸道，因此可以緩解便祕、脹氣和消化不良等問題。

緩解焦慮：甜橙精油氣味香甜歡快，能安撫神經緊張、改善憂鬱的情緒，幫助失眠的人們享受一夜好眠。

最佳使用法

泡個熱水澡：將6到8滴甜橙精油調入1大匙（15ml）基底油（或全脂牛奶）中，倒入溫暖的泡澡水中並用手攪散。好好享受一個既能放鬆身心，又能調理膚質、使肌膚更加光滑的熱水澡吧！

製作按摩油：如果你因為過度進食而出現噁心感或消化不良，可以將4到6滴甜橙精油加入1大匙（15ml）的基底油中按摩腹部，這麼做也能消除脹氣。

空間擴香：將甜橙精油加進擴香儀器或製成空間噴霧，不僅可以清新室內空氣，也能幫助頭腦清晰。甜橙精油有殺菌的效果，因此很適合用在病人起居的房間；它平靜安撫的香氣，也可以幫助大人與小孩同享一夜好眠。

安全小叮嚀：甜橙精油稀釋後不具有毒性，也不會刺激皮膚。

植物小百科

甜橙精油就像多數的柑橘類植物一樣，原生地都在中國。不過，目前大規模生產的甜橙精油產地，大部分集中在巴西、美國和塞普勒斯。

精油

甜橙精油是透過冷壓榨法，從橙的果皮萃取而來。這是一種細緻的精油，顏色呈現橘綠色，氣味香甜、清新，就像剝開柳橙時會聞到的味道一樣。

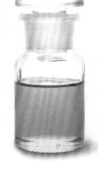

氣味香甜的柑橘類精油都有活化再生、令人懽快的特質，能使人感覺更加幸福。

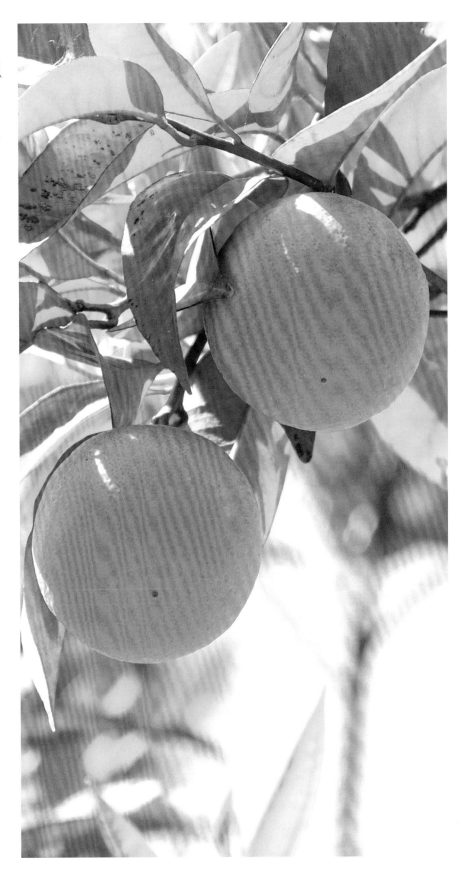

全球溫暖的溫帶地區都大量栽種著甜橙樹。

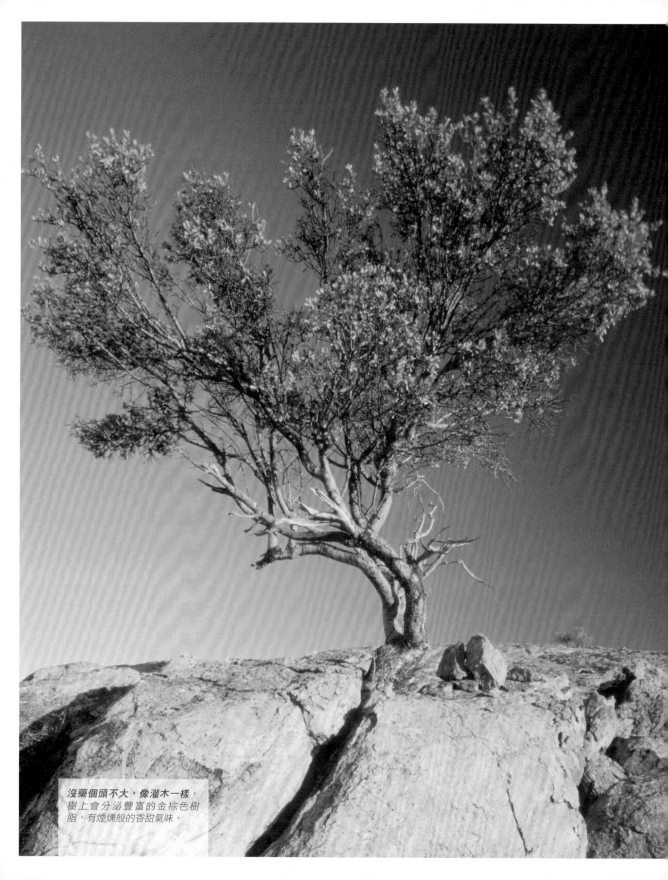

沒藥個頭不大，像灌木一樣，
樹上會分泌豐富的金棕色樹
脂，有煙燻般的香甜氣味。

護膚

漱口

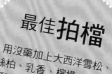

最佳**拍檔**

用沒藥加上大西洋雪松、絲柏、乳香、檸檬、廣藿香和檀香，來調配一款帶有香料氣味的複方精油吧！

沒藥 Myrrh

Commiphora myrrha, C. molmol

沒藥出色的**抗菌**功效，使它成為修復刀切傷與各種外傷的熱門選擇。沒藥也經常被添加在護膚產品中，協助**抗老**保養，因為它可以幫助預防初老階段的細紋增生。沒藥是一種穩定紮根、幫助人們歸於中心的精油，它既能振奮心情，也能**強化**情緒穩定度。

精油**功效**

修復肌膚：長久以來，沒藥都被人們用來治療各式各樣的皮膚問題，包括青春痘、香港腳、濕疹與唇疱疹等等。沒藥有修復肌膚的作用，因此很適合用來處理刀切傷、燙傷和各種皮膚外傷。沒藥對皮膚沒有刺激性，可以不經稀釋塗抹在皮膚表面。

調理肌膚：沒藥能幫助維持膚質健康，減緩皺紋與其他老化現象出現的速度。它也很適合修復乾裂、破損的肌膚。

牙齒與牙齦保健：將沒藥製成漱口水，可以發揮抗菌作用，緩解口腔感染、發炎的情況，並且能舒緩口腔潰瘍、喉嚨痛、牙齦出血、口臭和鵝口瘡的症狀。

處理感冒咳嗽：沒藥有出色的祛痰功能，尤其當感冒出現咳嗽症狀，有濃厚白痰的時候，能發揮很好的效果。將沒藥精油加進熱水裡嗅聞精油蒸氣，可以緩解慢性肺部疾病、咳嗽、感冒與支氣管炎等症狀。

令人幸福愉悅：沒藥芬芳療癒的特質，能幫助人們在遭逢困境時，強化自信與專注力，明確地朝目標邁進。

最佳**使用法**

製成肌膚調理水：將2到4滴沒藥精油調入2大匙（30ml）臉部乳液或化妝水中，可以改善膚質與外觀質地，尤其適合熟齡肌膚與日曬損傷的皮膚使用。

製成漱口水：將1到2滴沒藥精油加入水中漱口，可以對抗牙齦疾病、改善口臭問題。

安全小叮嚀：稀釋後的沒藥精油不會刺激皮膚，懷孕和哺乳期間必須稀釋到極低的濃度使用（濃度不可高於0.2%）。

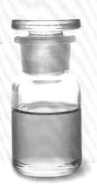

植物小百科

沒藥樹來自一個個頭小、外型尖的小型灌木家族——橄欖科，其中的成員原生於中東、北非和北印度。切開沒藥的樹皮，樹脂便自然汩汩流洩，人們會將這些樹脂採集起來備用。

精油

乾燥的樹脂塊經過蒸氣蒸餾後就能萃取出沒藥精油，顏色呈淡橘色至琥珀色。

沒藥能強化肌膚、促進修復，因此能使肌膚活化回春。

按摩　　　漱口

最佳**拍檔**

適合搭配芫荽的精油
包括：佛手柑、薑、檸檬、
橙花、茉莉、錫蘭肉桂、
快樂鼠尾草和
其他香料類精油。

芫荽 Coriander

Coriandrum sativum

氣味芬芳的芫荽精油是歷史悠久的傳統藥草，尤其在印度阿育吠陀和中醫當中有相當豐富廣泛的運用。芫荽具有**抗菌**效果，能清除粉刺、消滅真菌感染，製成漱口水使用可以清新口氣。芫荽輕盈的**草本香氣**讓人感覺活力充沛，是心情頹喪時天然的滋補劑。

精油**功效**

紓解疼痛：芫荽有溫暖身體的效果，能激勵身體循環，紓解肌肉和關節的僵硬及疼痛感。芫荽精油的止痛作用，能消除一般性頭痛和局部的神經痛，也可以緩解經痛。

發揮抗菌作用：時不時出現的痘痘、粉刺與真菌感染，很適合用芫荽精油來對付。它還有強大的抗菌作用與除臭效果，能夠消滅容易造成腳臭、口臭與牙齦疾病的細菌。

令人幸福愉悅：將芫荽製成空間噴霧，它的草本香氣將為人們帶來活力，鼓舞冷淡與漠然的心情，扭轉神經耗弱疲憊

的感受。

最佳**使用**法

製作按摩油：在2大匙（30ml）基底油中加入6到12滴芫荽精油，做一次溫暖身心、芬芳去味的按摩。

製成漱口水：將1到2滴芫荽精油調入1小匙（5ml）甘油或金盞菊酊劑中，再加進水裡漱口，有助於處理牙齦感染的問題。

安全小叮嚀：芫荽精油沒有毒性，也不會刺激皮膚。

植物小百科

芫荽的葉片和種子都可以萃取出用途廣泛的精油。從葉片萃取的芫荽葉精油，在英文中有cilantro這個名稱。芫荽葉（即香菜）也是料理中經常用到的食材。

精油

將成熟的芫荽種子壓碎後進行蒸氣蒸餾，可以萃取出透明清澈至淡黃色的芫荽精油。芫荽精油有香甜的香料氣味，加上微微的果香與溫暖的草本香氣，可以溫暖身心、提振心情、平撫情緒。

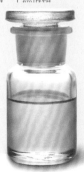

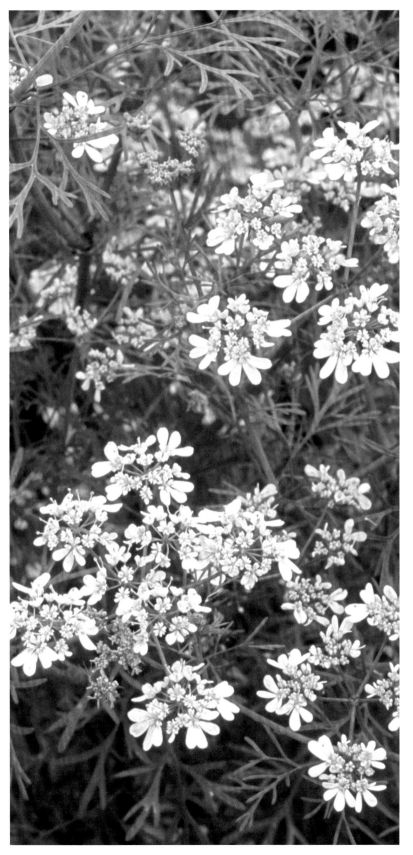

溫暖的芫荽精油有溫和的振奮作用，也能帶來安撫舒緩的效果，是提振情緒的完美選擇。

花期後結出的芫荽種子能萃取出氣味芬芳的精油。

按摩　　貼敷

小茴香 Cumin

Cuminum cyminum

小茴香的使用可以追溯到古埃及和亞述人時代。這個**溫暖身心**的精油，可以**放鬆肌肉**、舒緩關節疼痛。小茴香能激勵循環，幫助**安撫**神經、**提振**精神。它也是相當好用的抗菌劑，能幫助皮膚修復。

精油**功效**

幫助排毒：小茴香有很好的排毒效果，因此很適合加進按摩油裡，對付頑固難消的橘皮組織。小茴香也能支持肝臟功能，幫助身體排出毒素。

激勵循環：小茴香對身體有滋補的效果，可以激勵整體循環，同時幫助控制血壓過高的情況。

緩解疼痛與消化系統不適：小茴香能強化消化道、緩解噁心想吐、脹氣與便祕等情況。它也能緩解輕微的頭痛。

修復肌膚：將小茴香加入護膚品中，能發揮抗菌作用，進而修復乾裂的肌膚、改善瘀傷，控制青春痘、濕疹與牛皮癬的發作情況。小茴香也能活化熟齡肌，使疲憊的面容恢復光彩。

消除疲勞：小茴香振奮人心的香氣，能自然提振人們的精神，特別適合用在感覺疲憊、虛弱或無法專心的時候。

最佳**使用法**

製作按摩油：在2大匙（30ml）的基底油中加入2到4滴小茴香精油，可以舒緩關節和肌肉的疼痛。

製作冷敷包：將2到3滴小茴香精油調入適量的甘油或甜杏仁油中稀釋，再加進冷水中製成敷包，可以緩解皮膚搔癢和瘀傷等情況。

安全小叮嚀：小茴香精油需要妥善稀釋才可以使用（濃度不可高於0.5%）。使用後12小時內避免直曬陽光。

植物小百科

小茴香的產地從地中海東部一直延伸到東印度地區，是繖形科的一員。小茴香的葉片細緻，會開迷你的白色小花，而後結出芬芳、富含油質的種子。

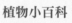

精油

壓碎的小茴香種子可以透過蒸氣蒸餾法，萃取出淡黃色的小茴香精油，不過精油顏色會隨著陳放而變深。小茴香精油有一種辛辣的香料和木質氣味，類似麝香，相當刺激感官。此外，它也能帶來激勵身心的效果。

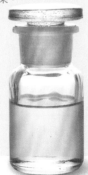

令人放鬆的小茴香精油，很適合用來舒緩、安撫肌肉的疼痛。

貼敷　　　按摩　　　香氛

絲柏 Cypress

Cupressus sempervirens

絲柏有**溫暖身心**、**提振情緒**的盛名，此外還伴隨著舒緩放鬆的效果，因此很適合用來緩解肌肉痠痛與疼痛的情況。它能**激勵**身體循環，是皮膚和靜脈的強力**滋補劑**。絲柏清新的木質香氣，能為人帶來**樂觀正面**的想法。

個別精油介紹

77

最佳拍檔

適合搭配絲柏的精油包括：快樂鼠尾草、佛手柑、檸檬、真正薰衣草、薑、杜松漿果、歐洲赤松和天竺葵。

精油功效

改善循環：絲柏精油對靜脈有強大的作用，可以幫助調節血流。對於蜘蛛網狀血管增生、靜脈曲張和惱人的痔瘡等情況，特別能帶來助益。

調理肌膚：絲柏精油有平衡的特質，很適合用來調整油性和水腫的肌膚，此外也能調理鬆垮的皮膚部位，例如減重後局部的鬆垮狀態。

幫助排毒：絲柏有強大的收斂作用，可以幫助身體排出滯留的水分、改善橘皮組織。它也能支持循環系統健康運作，有助於排出毒素。

作為體香劑：絲柏的收斂作用，使它成為相當有效的制汗劑與體香劑。將絲柏精油加進足浴水中，能控制腳部出汗和腳臭的情況。

婦科保健：絲柏的舒緩作用，能幫助緩解經期的不適和疼痛。

緩解痠痛與疼痛：用基底油稀釋絲柏精油，按摩疼痛的部位，能舒緩風濕和退化性關節炎的不適，一般性的肌肉與關節疼痛也可以獲得改善。絲柏可以壓制痙攣疼痛的情況、緩解經痛，對於傷後復原也能帶來助益。

修復傷口：絲柏是抗菌乳液或乳霜中的熱門成分，它的消毒作用能幫助傷口癒合。此外，絲柏收斂的特質能幫助止血，例如可以用來止住鼻血。

安撫神經：絲柏能使心情煥然一新，幫助調整心理狀態，因此很適合用來紓解壓力造成的神經緊繃和緊張感，也可以用來振奮疲憊的心情。

最佳使用法

製作冷敷包：流鼻血時，將4到5滴絲柏精油加在冷水中製成冷敷包，敷在鼻子上。把頭抬高，輕輕地隔著敷包壓住兩側鼻孔。

製作按摩油：將16到20滴絲柏精油加入2大匙（30ml）的基底油中，透過這個溫暖身心的按摩，來舒緩風濕症、關節炎、經痛和靜脈曲張等問題。

作為古龍水：絲柏精油陽剛的氣味，很適合作為男士的古龍水或鬍後水。許多女性也喜歡用絲柏的氣味來取代濃重的花香。

安全小叮嚀：稀釋後的絲柏精油不具有毒性，也不會刺激皮膚。

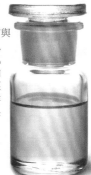

植物小百科

絲柏是一種松柏類的常青樹，可以長到35公尺高，壽命超過千年。它原生於地中海區域，長久以來一直是舉行儀式時會用到的重要焚香材料，也是極具修復和療癒力的精油來源。

精油

絲柏精油顏色透明，或呈極淡的黃色。精油帶有木質與堅果香氣，以及一絲香料氣味。絲柏精油是透過蒸氣蒸餾法，從新鮮的針葉和毬果進行萃取。

護膚　　擴香　　緊急措施

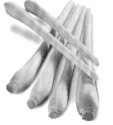

檸檬香茅

檸檬香茅
Lemongrass

Cymbopogon citratus, C. flexuosus

檸檬香茅同時作用於身體與心靈，能帶來**煥然一新**和**激勵振奮**的作用。檸檬香茅有抗菌、收斂的特質，適合油性肌膚或痘痘肌使用。檸檬香茅可以**去除體味**、**消滅細菌**，而且是相當有效的**驅蟲**精油。

精油功效

消毒殺菌：檸檬香茅精油能收斂抗菌，很適合用來清潔肌膚：在熱水中加入幾滴檸檬香茅精油來蒸臉，可以清潔並縮小毛孔。檸檬香茅有清新的氣味和抗菌消毒的效果，可以控制出汗與細菌增生，因此能改善不雅的體味，此外還能舒緩青春痘、濕疹與香港腳的問題。

驅蚊驅蟲：檸檬香茅精油是天然驅蟲劑的重要成分之一。

幫助消化：檸檬香茅是天然的刺激食慾素，也是紓解胃部感染的好幫手。

緩解疲痛和疼痛：在複方精油中加入檸檬香茅，以基底油稀釋成按摩油。加入檸檬香茅的按摩能增強肌肉與鬆垮組織的質地，很適合作為運動前的按摩準備，或用來舒緩疼痛或抽筋的肌肉。除此之外，檸檬香茅也可以舒緩頭痛。

令人幸福愉悅：檸檬香茅能安撫並強化神經，紓解憂鬱和壓力。

最佳使用法

製成肌膚調理水：將4到8滴檸檬香茅精油調入2大匙（30ml）的金縷梅純露或清爽的乳液當中，可以帶來清爽提神和調理肌膚的效果。

空間擴香：讓檸檬香茅的氣味飄散在你選擇的空間中，可以提振精神，使疲勞一掃而空。

驅蚊驅蟲：將10到12滴檸檬香茅精油調入1小瓶金縷梅純露中隨時噴灑，或者在2大匙（30ml）乳液中調入4到8滴檸檬香茅精油，塗擦在身上。

安全小叮嚀：使用檸檬香茅精油請務必謹慎稀釋（濃度不可高於0.5%），敏感性肌膚與7歲以下孩童避免使用。

植物小百科

檸檬香茅原生於印度，是一種經常添加在保養品和香氛產品中的材料。檸檬香茅又分為西印度檸檬香茅（*Cymbopogon citratus*）與東印度檸檬香茅（*Cymbopogon flexuosus*），兩者的性質很類似。萃取過精油的草葉會作為牛飼料來使用。

精油

檸檬香茅精油是以蒸氣蒸餾法，從切碎的草葉中萃取。精油呈淡黃至琥珀色，有清新的草本檸檬香氣。

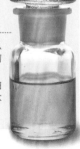

泡浴　　按摩　　擴香

玫瑰草
Palmarosa

Cymbopogon martinii

玫瑰草是一種原生於印度的野生禾草，宜人的花香令人聯想到玫瑰的氣味。玫瑰草有**平衡**的作用，因此是熱門的護膚產品成分：它能**滋潤**乾燥的肌膚、讓疲憊的面容或熟齡肌膚**重現活力**，並且能幫助控制油性肌膚的出油狀況。

精油功效

滋養並調理肌膚：玫瑰草可以補水、平衡肌膚。它能刺激細胞再生、抑制油脂分泌，進而使肌膚柔軟有彈性；此外，玫瑰草也能淡化疤痕、妊娠紋與肥胖紋。玫瑰草是天然的肌膚調理好手，能改善皺紋和細紋，使疲憊的肌膚重現明亮光彩。加進熱水中蒸臉，能清潔毛孔、調理鬆垮的肌膚。

協助康復：玫瑰草是溫和的滋補劑，可以加快病後的康復速度。它能幫助消化、激起食慾，稀釋成按摩油按摩腹部，還可以緩解腹瀉。

消毒殺菌：玫瑰草的抗菌效果，對於造成青春痘的細菌格外有效。它也能用來治療香港腳、皮膚炎，以及輕微的皮膚感染。

令人幸福愉悅：用玫瑰草來按摩，可以舒緩壓力、焦慮和緊張的感受。玫瑰草

也是一種溫和的催情劑，可以消解影響性能力的強烈負面情緒。

最佳**使用**法

泡個熱水澡：將4到6滴玫瑰草精油調入1大匙（15ml）基底油（或全脂牛奶）中，就是一個強化身心的熱水澡。適合在心情疲憊倦怠、大病初癒，或消化道不適時進行。

製作按摩油：將16到24滴玫瑰草精油加入2大匙（30ml）基底油中，能達到調理肌膚的效果。

空間擴香：讓精油的氣味飄散在屋內，能使空氣清新、消除疲勞，幫助精神更集中。

安全小叮嚀：稀釋後的玫瑰草精油不具有毒性，不會刺激皮膚（濃度不可高於5%）。

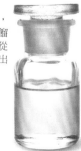

植物小百科

玫瑰草也叫作印度天竺葵或土耳其天竺葵，它和檸檬香茅有親緣關係，不過玫瑰草的氣味更接近花香，而不是柑橘香氣。玫瑰草原生於印度，目前普遍栽種於印尼、東非、科摩羅群島和巴西等地區。

精油

玫瑰草精油質地清淡，呈淡黃色，可以透過蒸氣蒸餾法或水蒸餾法，從乾燥的草葉萃取出來。玫瑰草精油有一股甜甜的花香味，並帶有微微的玫瑰香氣。

擴香　護膚

香茅
Citronella

Cymbopogon nardus

香茅最出名的就是**驅蚊驅蟲**的功效，人們會將它加在各種蠟燭、乾燥花和乳液當中，但除此之外，香茅還有其他重要的用途。用香茅精油在空間中擴香，可以**清理**思緒、**清爽提神**；它也有極佳的抗菌功效，可以改善體味。

精油**功效**

調理肌膚：香茅調理肌膚的特質，很適合用來平衡容易出油的肌膚。

驅蚊驅蟲：香茅是熱門的驅蚊精油，因此是旅行時的最佳伴侶。出門時帶上一包浸過香茅精油的紙巾，能讓惱人的蚊蟲不近身。

清理並清新空氣：香茅精油的抗菌特質，能幫助清理空氣中的病毒，在感冒或流感盛行時非常好用，也可以用來清理病人的房間。香茅的抗菌作用，也很適合用於體香劑，以改善不雅的體味。

提升專注力：香茅精油可以在情緒低落時改善心情，也可以清理思緒、幫助維持專注力。

最佳**使用**法

空間擴香：在擴香器具中加入2到3滴香

79

最佳**拍檔**
適合搭配香茅的精油包括：佛手柑和其他柑橘類精油；除此之外，也適合與天竺葵、真正薰衣草、歐洲赤松與胡椒薄荷搭配使用

茅精油，或加在水裡製成空間噴霧，能有效驅逐蚊蟲。

調入乳液：在2大匙（30ml）無香乳液中加入3到6滴香茅精油，當作足部專用乳液使用，可以去除腳臭。

安全小叮嚀：稀釋後的香茅精油不會刺激皮膚（濃度不可高於5%）。敏感肌膚避免使用。

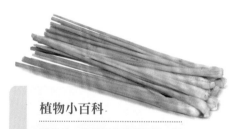

植物小百科

香茅是一種堅韌的草葉植物，原生於斯里蘭卡和爪哇群島。檸檬香茅是香茅的近親，兩者的區分方法，是香茅的莖幹微微泛紅。

精油

香茅精油是透過蒸氣蒸餾法，從切碎的草葉來萃取，草葉可以是新鮮、乾燥或半乾燥的狀態。香茅精油的顏色呈淡黃至深黃色，帶有香甜的檸檬氣味。

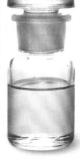

擴香　護膚

胡蘿蔔籽 Carrot seed

Daucus carota

胡蘿蔔籽雖然是較少用到的精油，卻對身體的許多系統都能帶來**回春**的作用。它能幫助人們**穩定紮根**，紓解龐大的壓力，為疲憊的身心充電。胡蘿蔔籽還有溫和的利尿作用，可以幫助身體排出毒素。它的皮膚**修復特質**可以幫助問題肌膚**重現活力**，並為乾燥和熟齡肌膚帶來滋養。

精油**功效**

幫助排毒：胡蘿蔔籽精油有溫和的利尿作用，能幫助身體排出多餘的水分。除此之外，這個有助排毒的精油還能支持肝臟正常運作、強化消化系統。

紓解壓力：胡蘿蔔籽精油那土壤般的大地氣味，能幫助人們穩定紮根、心靈平靜，有助於紓解壓力龐大的感受，並讓身體回復精力，對抗疲憊與倦怠感。

舒緩肌肉疲痛：將胡蘿蔔籽精油稀釋成按摩油，或加在熱水中泡澡，可以帶來深層的溫暖效果，有助身體緩解痠痛與疼痛，同時激勵身體循環。

修復肌膚：胡蘿蔔籽是美妝保養工業相當看重的保養成分，加在面霜或身體乳霜當中，可以達到滋養、緊實、活化、調理的功效，讓疲憊的肌膚重現光彩。

胡蘿蔔籽精油平靜安撫的作用，也很適合用來舒緩搔癢或受到刺激的肌膚。

最佳**使用**法

空間擴香：將3到4滴胡蘿蔔籽精油加進擴香儀、水氧機或加熱式擴香台當中，讓細緻幽微、穩定紮根的氣味飄散在空間當中。

調入乳霜：在2大匙（30ml）乳液或乳霜中加入6到8滴胡蘿蔔籽精油，能幫助肌膚軟化，同時促進健康細胞增生，達到活化的效果。

安全小叮嚀：使用胡蘿蔔籽精油之前，請務必妥善稀釋（濃度不可高於2%）。懷孕及哺乳期間避免使用。

植物小百科

野胡蘿蔔：又叫做「安妮皇后的蕾絲」（Queen Anne's lace），是一種原生於歐洲的植物。葉片呈羽狀，白色的花朵細緻如蕾絲，沿紫色中心向外呈傘狀展開。雖然野胡蘿蔔與一般食用的蔬菜胡蘿蔔並沒有太多相似之處，但它們的氣味卻很接近。

精油

以蒸氣蒸餾法：萃取野胡蘿蔔乾燥的種子，就能得到黃棕色且質地黏稠的胡蘿蔔籽精油。胡蘿蔔籽精油有一種溫和不張揚的甜美、乾燥香氣，伴隨著獨特的大地土壤氣息，以及隱隱散發出鮮明的草本氣味。

胡蘿蔔籽不僅有細緻的香氣，還有強大的療癒特質。

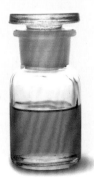

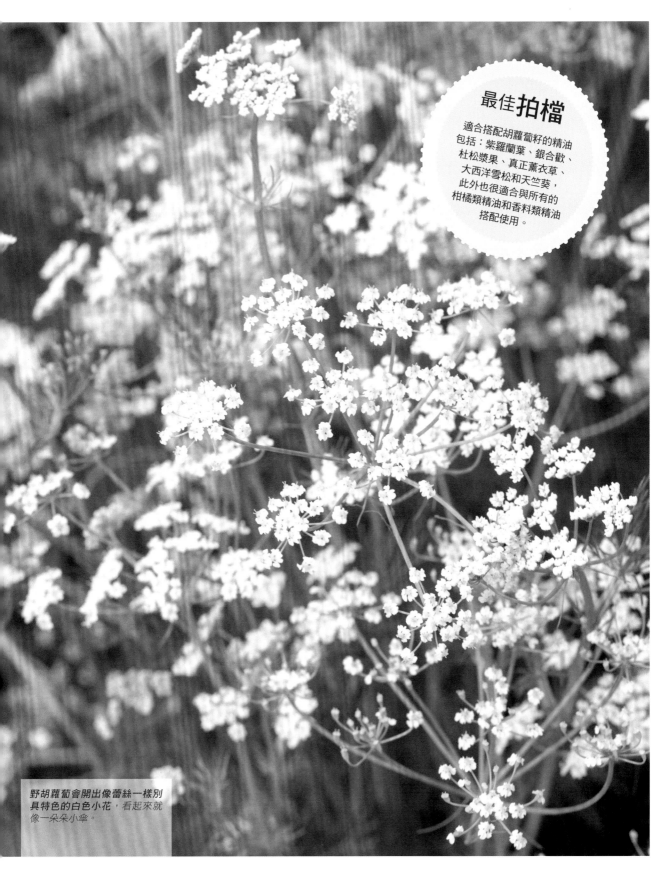

最佳**拍檔**

適合搭配胡蘿蔔籽的精油
包括：紫羅蘭葉、銀合歡、
杜松漿果、真正薰衣草、
大西洋雪松和天竺葵，
此外也很適合與所有的
柑橘類精油和香料類精油
搭配使用。

野胡蘿蔔會開出像蕾絲一樣別
具特色的白色小花，看起來就
像一朵朵小傘。

按摩

漱口

荳蔻 Cardamom

Elettaria cardamomum

荳蔻是一種天然的**利尿劑**，也可以強化消化功能。荳蔻精油能**激勵**新陳代謝，讓身體更有效率地代謝脂肪。此外，它也是強效的**抗菌劑**，因此經常被加在漱口水和體香劑當中。

精油**功效**

作為體香劑：荳蔻精油很適合加進體香劑中，它能抑制造成體味的細菌孳生。

牙齒與牙齦保健：荳蔻精油的抗菌特質很適合用來處理口臭，此外也可以療癒酸疼、出血的牙齦。

幫助排毒：將荳蔻精油稀釋在基底油中，就是能激勵身心、促進循環的按摩油。荳蔻精油溫和的利尿作用可以幫助身體排出毒素。

舒緩消化不適：荳蔻精油的安撫作用，很適合用來緩解胃部不適與噁心想吐的感覺。它也能舒緩胃食道逆流的情況。

消除疲勞：荳蔻精油可以舒緩壓力，令人精神一振，幫助消除疲勞。荳蔻也是享有盛名的催情劑，尤其適合用來幫助因過度疲憊而性趣缺缺的情況。

最佳**使用法**

製作按摩油：將6到8滴荳蔻精油加入2大匙（30ml）的基底油中，做一個提振精神、幫助排毒的全身按摩。

製成漱口水：將1到2滴荳蔻精油調入1小匙（5ml）甘油或金盞菊酊劑中，然後加進水裡漱口。

安全小叮嚀：荳蔻精油不具毒性，也不會刺激皮膚。7歲以下孩童避免使用。

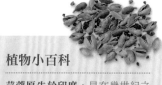

植物小百科

荳蔻原生於印度，早在幾世紀之前，人們就知道能將荳蔻籽和荳蔻莢當作烹飪香料與療癒藥草來使用。荳蔻也是傳統中醫裡的一味藥材。

精油

荳蔻精油是透過蒸氣蒸餾法，從荳蔻籽萃取而來。荳蔻精油呈透明至淡黃色，有甜甜的香料氣味，和一絲絲木質般的香氣。

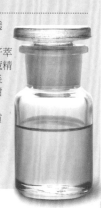

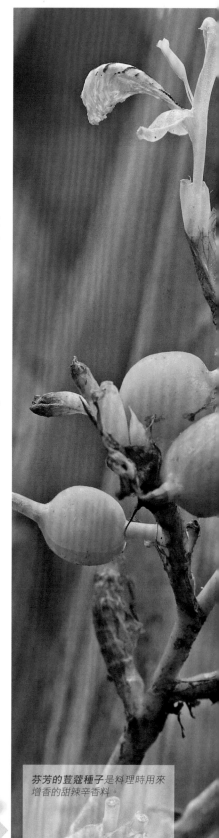

芬芳的荳蔻種子是料理時用來增香的甜辣辛香料。

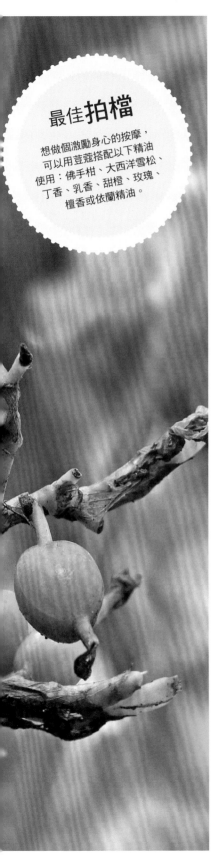

按摩

蒸氣吸入

擴香

藍膠尤加利 Eucalyptus

Eucalyptus globulus

藍膠尤加利是一種**溫暖**、**抗菌**的精油，很適合用來舒緩各種痠痛及疼痛，也能修復口腔潰瘍、舒緩蚊蟲叮咬。藍膠尤加利精油可以**調理**、平衡肌膚，它鮮明的氣味能幫助**注意力集中**，改善憂鬱的情緒。

精油**功效**

消毒殺菌：將藍膠尤加利精油點塗在肌膚患部，可以療癒細菌、真菌感染，修復傷口、舒緩蚊蟲咬傷等情況。加入泡澡水中，可以緩解膀胱炎的問題。藍膠尤加利精油也很適合製成空間噴霧，噴灑在病人起居的房間中。

調理肌膚：在面霜中加入幾滴藍膠尤加利精油，可以幫助油性肌膚和痘痘肌達到更深層的清潔及調理。

緩解痠痛和疼痛：在基底油或油膏中加入藍膠尤加利精油，可以溫暖並軟化緊繃的肌肉與關節。

增強專注力：藍膠尤加利精油可以提振精神、消除頭痛，使人更專心集中。

最佳**使用法**

製作按摩油：呼吸道阻塞時，在油膏中加入2到3滴藍膠尤加利精油，塗抹在胸腔，可以暢通鼻竇、幫助睡眠。

蒸氣吸入法：將6到8滴藍膠尤加利精油加入一碗冒著蒸氣的熱水中蒸臉，這麼做可以清理毛孔、清潔調理肌膚，同時讓思緒清晰、精神一振。

空間擴香：讓3到4滴藍膠尤加利精油的香氣擴散在空間中，疲勞能一掃而空。

安全小叮嚀：藍膠尤加利精油在外用時不具有毒性，稀釋使用不會刺激皮膚（濃度不可高於5%）。為7歲以下孩童使用時，注意避開臉部與鼻腔周圍。

植物小百科

藍膠尤加利是一種原生於澳洲的植物，是目前在數百種尤加利品種中，最廣泛種植栽培的一種。

還有幾種尤加利也是芳香療法中經常使用到的尤加利精油，例如更加溫和的澳洲尤加利（*Eucalyptus radiata*），以及更有清涼效果的檸檬尤加利（*Eucalyptus citronella*）。

精油

藍膠尤加利精油是透過蒸氣蒸餾法，從葉片萃取而來。精油呈透明至淡黃色，有強勁的樟腦、木質氣味。

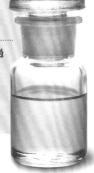

最佳**拍檔**

想做個激勵身心的按摩，可以用荳蔻搭配以下精油使用：佛手柑、大西洋雪松、丁香、乳香、甜橙、玫瑰、檀香或依蘭精油。

按摩

漱口

甜茴香 Fennel（sweet）

Foeniculum vulgare

甜茴香是歷史悠久的神聖藥草，精油有**清涼**與**淨化**的功能。它的主要作用是**疏通阻滯**，能同時作用於身體和心靈，除了舒緩便祕與其他身體不適之外，也能帶來勇氣，幫助人們把心中壓抑的情緒表達出來。

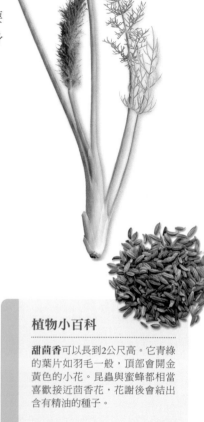

精油**功效**

幫助排毒：甜茴香有利尿作用，可以激勵身體循環。用基底油稀釋甜茴香精油按摩身體，可以淨化排毒，消融頑固的橘皮組織。

牙齒與牙齦保健：妥善稀釋後，將甜茴香精油加進漱口水中，可以幫助消滅口腔中造成蛀牙和口臭的細菌。

舒緩消化不適：甜茴香有疏通阻滯的作用，因此，調入基底油中進行按摩，可以改善脹氣、腹脹、腸胃痙攣疼痛與便祕等問題。甜茴香精油也可以刺激食慾，緩解因匆促進食或情緒低落而造成的神經性消化不良。

對抗感冒：甜茴香是溫和的祛痰劑，可以緩解多痰型咳嗽。方法是將甜茴香精油稀釋在基底油中按摩胸腔，或者加在擴香儀、水氧機或加熱式擴香台中進行擴香。

最佳**使用**法

製作按摩油：消化不良的時候，將4到6滴甜茴香精油加入1大匙（15ml）的基底油中，循順時針方向輕輕按摩腹部。

製成漱口水：將1到2滴甜茴香精油調入1小匙（5ml）甘油或金盞菊酊劑中，再加進水裡漱口。

安全小叮嚀：使用甜茴香精油請務必妥善稀釋（濃度不可高於2%）。懷孕及哺乳期間避免使用，7歲以下孩童不可使用。

最佳**拍檔**

想緩解消化不適，可以用甜茴香搭配薑、肉豆蔻與胡椒薄荷精油。除此之外，甜茴香也適合與天竺葵、真正薰衣草、甜馬鬱蘭和玫瑰一起使用。

植物小百科

甜茴香可以長到2公尺高。它青綠的葉片如羽毛一般，頂部會開金黃色的小花。昆蟲與蜜蜂都相當喜歡接近茴香花，花謝後會結出含有精油的種子。

精油

甜茴香精油是透過蒸氣蒸餾法，從壓碎的種子中萃取出來。甜茴香精油呈淡黃色，帶有一種接近八角茴香的香甜香料氣味。

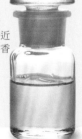

貼敷

擴香

油膏

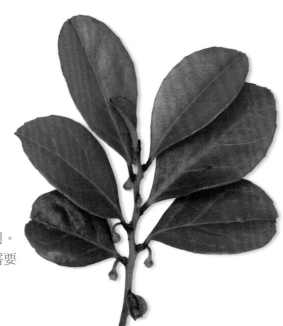

冬青 Wintergreen

包括白珠樹（Gaultheria procumbens）、芳香白珠（G.fragrantissima）等品種

冬青是氣味辛辣的**藥香類**精油，務必謹慎、少量使用。冬青精油有強烈的薄荷氣味，能清理思緒；甚至只需要塗抹一點點在身體上，就能**紓解疼痛**和不適。

精油**功效**

紓解疼痛：冬青精油是肌肉痠痛藥膏裡經常使用的成分。它含有一種類似阿斯匹靈止痛效果的天然成分，可以緩解局部疼痛。將冬青精油製成敷包，可以緩解頭痛、肌肉痙攣、關節疼痛與肌腱炎，此外也可以舒緩關節炎與風濕症等慢性病造成的疼痛。

幫助消化：一旦冬青精油被皮膚吸收，就會刺激消化液分泌，進而達到激勵消化系統的效果。

調理皮膚和頭髮：有一說法認為冬青精油用在臉部太過刺激（是否真是如此有待商榷），不過只要妥善稀釋，它的收斂和抗菌作用，仍然可用來調理身體上的青春痘。冬青精油抗真菌的作用，也可以預防頭皮屑生成、調理香港腳。

清理思緒：只要用幾滴冬青精油來擴香，就能幫助呼吸順暢，緩解壓力和緊繃的情緒。

最佳**使用**法

製作敷包：將3滴冬青精油和3滴真正薰衣草精油加入冷水或熱水中，就是一個能緩解局部痠痛及疼痛的冷、熱敷包。

空間擴香：在擴香儀、水氧機或加熱式擴香台中加入冬青精油，能疏通阻滯的鼻腔和呼吸道。

製成油膏：在基底油膏中加入1到2滴冬青精油，塗在患部能紓解局部性疼痛。

安全小叮嚀：使用冬青精油請務必妥善稀釋（濃度不可高於2%）。懷孕及哺乳期間避免使用，孩童不適合使用。正服用抗凝血劑的患者，以及對阿斯匹靈過敏者請避免使用。

植物小百科

冬青是一種常綠灌木，原生於北美地區。它圓卵狀的葉片青綠油亮，夏天會開白色的花朵，花謝後在冬天結成亮紅色的莓果，果期相當持久，通常能持續到春天不落。冬青的果實是一種傳統藥材，能舒緩肌肉的痠痛與疼痛。

精油

冬青精油是以蒸氣蒸餾法從切碎的葉片中萃取。冬青精油有香甜清新且宜人的薄荷氣味，顏色呈淡黃色或粉黃色。冬青很適合與各種薄荷精油搭配使用，例如胡椒薄荷。除此之外，也很適合搭配佛手柑、羅勒、真正薰衣草和檸檬香茅等精油。

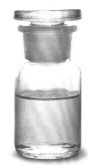

冬青精油抗細菌和抗真菌的效果相當強大。

緊急措施　　 貼敷　　 蒸氣吸入　　擴香　　護膚

義大利永久花
Helichrysum（Immortelle）

Helichrysum italicum

義大利永久花也叫作蠟菊或「**不凋花**」，這是一種非常棒的精油，能幫助**活化再生**、**清涼**並安撫肌膚。它的抗菌和**消炎**作用，能幫助修復傷疤和皮膚出疹的情況。義大利永久花有深度**紓壓**的效果，很適合用來緩解焦慮、神經耗弱和憂鬱等情況。

精油**功效**

令人幸福愉悅：義大利永久花精油的療癒特質，可以幫助減輕緊繃、憂鬱、身心疲憊和其他與壓力有關的症狀。義大利永久花精油能鼓舞身心，控制負面想法，為人帶來安全感，因此能幫助療癒長年的情緒傷口。

緩解疼痛：義大利永久花精油有卓越的消炎作用，因此很適合用來處理關節疼痛、關節炎與一般性的扭傷或拉傷。

修復傷口、抵抗感染：皮膚出現傷口時，將義大利永久花精油加在乳霜裡塗抹患部，能減少傷口腫脹、抗感染，並且透過促進組織再生加速傷口復原的速度。義大利永久花精油的抗菌作用有目共睹。

修復及保護肌膚：義大利永久花精油有消炎和促進皮膚再生的作用，因此很適合用來處理青春痘、皮膚炎、瘀傷、癤腫和膿腫等皮膚問題。它也可以淡化傷疤、妊娠紋、肥胖紋和斑點。義大利永久花精油有抗氧化的效果，可以保護肌膚不受自由基的傷害，進而防止初老期的皮膚老化。

舒緩肌膚：義大利永久花精油的安撫作用，能舒緩敏感肌膚的過敏反應，以及和神經狀況有關的刺麻感。

激勵循環：義大利永久花精油可以激勵循環，也能控制血壓、舒緩靜脈曲張等症狀。

緩解咳嗽與感冒症狀：義大利永久花有抗痙攣的作用，可以緩解氣喘和久咳不止的情況。遇到鼻竇炎或上呼吸道感染時，義大利永久花精油可以發揮解充血的疏通作用，尤其當以上狀況是因過敏或壓力造成時，格外適用。

最佳**使用**法

緊急措施：將義大利永久花精油調入乳霜中，就是一個非常有效的急救霜，可以用來處理燙傷、擦傷與刀切傷。

製作敷包：用6到8滴義大利永久花精油製成冷敷包貼敷在患部，可以舒緩突然發紅發燙或瘀傷的情況。

蒸氣吸入法：用8到10滴義大利永久花精油進行蒸氣吸入法，可使鼻竇暢通。

空間擴香：將3到4滴義大利永久花精油加進擴香器中擴香，可以使空間氛圍平靜下來。

製成肌膚調理水：將義大利永久花精油調入臉部噴霧、化妝水或乳液中，可以使肌膚清爽、獲得調理，並減少細紋與斑點。

安全小叮嚀：使用義大利永久花精油請先妥善稀釋（濃度不可高於0.5%）。

最佳**拍檔**

如想平衡義大利永久花的氣味，可以搭配：洋甘菊、天竺葵和真正薰衣草精油。除此之外，也很適合與玫瑰、花梨木、快樂鼠尾草、佛手柑和其他柑橘類精油一起使用。

植物小百科

義大利永久花是一種來自地中海地區的藥草，它個頭嬌小，討喜的小花非常受到花藝師的喜愛。義大利永久花是菊科一員，會有「永久花」和「不凋花」這樣的名字，是因為即使植株乾枯，花朵顏色仍能保持鮮亮不褪色。

精油

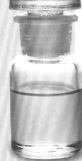

義大利永久花精油流動性佳，顏色呈黃色，有時候可能會帶點偏紅。精油是以蒸氣蒸餾法，從花朵萃取而來。義大利永久花精油有獨特的、像稻草般的氣味，還有一絲水果、茶葉和蜂蜜的味道。

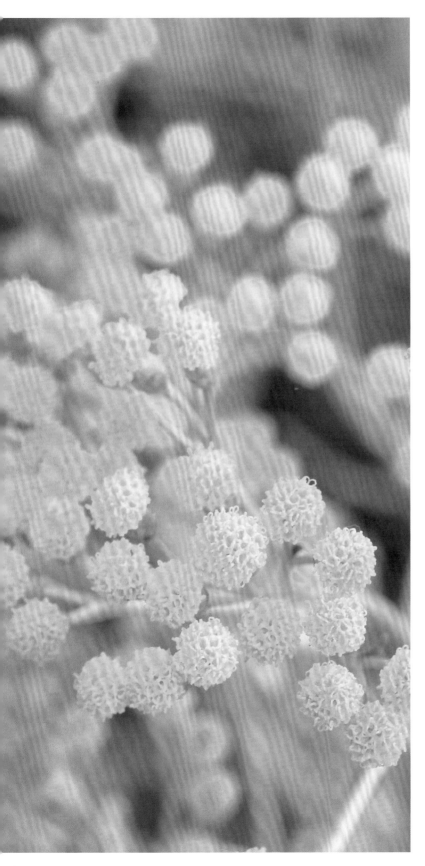

這個清涼安撫的
精油能滋養肌膚，
帶來回春與修復
的效果。

義大利永久花是一種芳香的常
綠灌木，每年夏天會開出一簇
簇金黃色的花朵。

蒸氣吸入

漱口

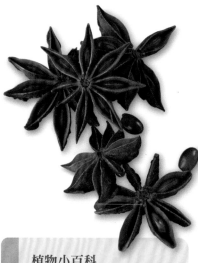

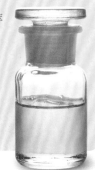

八角茴香 Star anise

Illicium verum

八角茴香自古就是歐洲、中東和亞洲地區的常用藥材與食材，人們既喜愛它的**療癒功效**，也對它獨特的氣味情有獨鍾。八角茴香精油氣味鮮明，可以作為溫和的**止痛劑**，也有很好的**殺菌**效果。

最佳拍檔

適合搭配八角茴香的精油包括：岩蘭草、玫瑰草、甜橙與其他柑橘類精油，此外，橙花、乳香、真正薰衣草、依蘭與茶樹也很適合。

精油**功效**

緩解痠痛和疼痛：八角茴香精油有止痛的作用，可以使用在身體局部，紓解肌肉的痠痛及疼痛，也可以幫助緩解風濕症和關節炎的不適。

消毒殺菌：八角茴香精油有強大的抗細菌作用，也有顯著的抗真菌效果，可以改善如香港腳等皮膚感染問題，也可以用來處理頭蝨與蟎蟲寄生的情況。

作為體香劑：人們經常將八角茴香精油加在肥皂當中，以掃除不雅的身體氣味。此外，八角茴香精油也是天然的口氣清新劑。

調理肌膚：八角茴香精油能平衡膚質，可以用來安撫油性和混合性肌膚。

幫助睡眠：八角茴香精油有舒緩鎮定的效果，可以使人心靈平靜、減緩心跳並幫助睡眠，因此特別適用於焦慮導致的睡眠問題。

最佳**使用法**

蒸氣吸入法：用3到4滴八角茴香精油進行蒸氣吸入法，可以暫時性地舒緩支氣管炎、感冒和流感的症狀。

製成漱口水：將1到2滴八角茴香精油調入1小匙（5ml）甘油或金盞菊酊劑中，再加入一玻璃杯的水裡。用這杯水漱口，有助於消滅口腔中導致口臭的細菌。注意不可吞下漱口水。

安全小叮嚀：使用八角茴香精油請務必妥善稀釋（濃度不可高於1%）。懷孕和哺乳期間避免使用，7歲以下孩童不宜使用。

植物小百科

八角茴香是原生於中國與越南的常青樹，果實形狀是獨特的星形，在亞洲是相當常用的香料，也是傳統醫學中的一味藥材。

精油

淡黃色的八角茴香精油一種類似甘草糖的氣味，是透過蒸氣蒸餾法，從新鮮、半乾的果實萃取而來。

香氛

護膚

茉莉 Jasmine

Jasminum officinale

令人迷醉的茉莉，是調香師心目中的珍寶。茉莉精油在所有精油當中，有數一數二能**提振心情**的效果；此外，那令人深度**放鬆**的好本事，更使它成為聞名遐邇的催情劑。

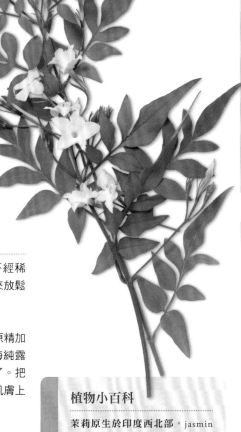

精油**功效**

舒緩肌膚：將茉莉精油加進乳液中，可以安撫一碰就刺痛的敏感及發炎肌膚。

調理肌膚：茉莉是天然的滋補劑，可以改善肌膚彈性。將茉莉精油稀釋在按摩油裡規律使用，可以淡化妊娠紋、肥胖紋與傷疤。

令人幸福愉悅：茉莉精油溫暖的花香具有強大的力量，能改善心情、紓解壓力、緊繃、焦慮，還可以消除負面想法。傳統上，茉莉是男女皆可適用的催情劑。

對抗一般感冒和流感：用幾滴茉莉精油做蒸氣吸入法，可以舒緩容易因受刺激而咳嗽不止的情況，以及聲音沙啞、喉嚨發炎等症狀。

最佳**使用**法

作為香水使用：茉莉精油可以不經稀釋，直接當作香水使用。它能帶來放鬆的感受，讓使用者歡欣愉悅。

製成肌膚調理水：將2到3滴茉莉原精加入1小匙（5ml）的甘油或金縷梅純露中，就是一款簡單的肌膚調理水了。把一塊化妝棉放在裡面浸濕，敷在肌膚上使用。

安全小叮嚀：茉莉精油不具有毒性，不會刺激皮膚。

植物小百科

茉莉原生於印度西北部，jasmin 這個名字，是來自波斯語的「yasmin」，意思是「芬芳的花朵」。茉莉花表面如蠟，是香水業特別鍾愛的異國濃烈花香。

精油

茉莉花非常細緻嬌嫩，無法透過蒸氣蒸餾法萃取，所以一般會使用溶劑萃取法。萃取出來的液體呈紅棕色，稱為茉莉原精。

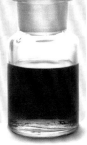

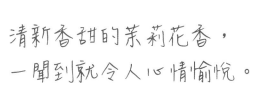

清新香甜的茉莉花香，
一聞到就令人心情愉悅。

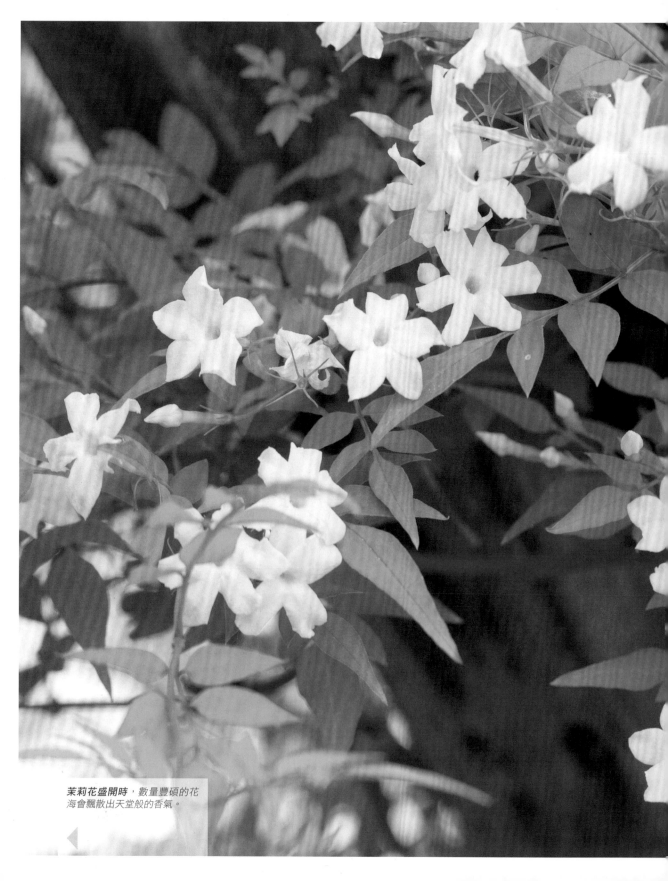

茉莉花盛開時，數量豐碩的花海會飄散出天堂般的香氣。

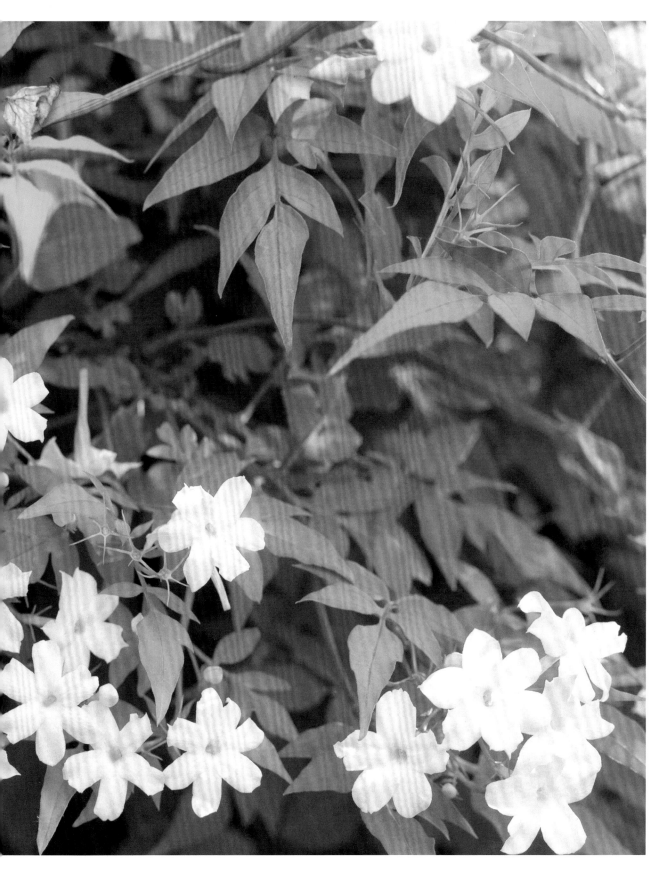

按摩　　擴香　　貼敷

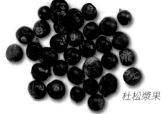

杜松漿果

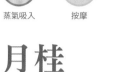

蒸氣吸入　　按摩

杜松漿果
Juniper

Juniperus communis

杜松漿果有種獨特的清爽氣味，能激勵並**強化神經**，同時**提振精神**。杜松漿果精油有溫和的利尿作用，能幫助身體排出多餘水分；也能藉**溫暖**的效果**舒緩關節與肌肉疼痛**；還能調理肌膚、**平衡**膚質。

精油功效

調理肌膚與頭髮：杜松漿果精油有激勵、收斂和排毒功效，能清潔毛孔、平衡油性與痘痘肌、改善黑頭粉刺與青春痘。妥善稀釋後，可用來改善濕疹與牛皮癬，加在水裡沖洗頭髮則可以減少頭皮屑。

幫助排毒：杜松漿果的淨化作用可以幫助排出身體滯留的水分。作為一種利尿劑可以排出毒素，因此很適合用來緩解痛風、風濕與關節炎的不適。

處理尿道感染：將幾滴杜松漿果精油加在溫暖的淺水中，就能泡澡緩解膀胱炎的相關症狀。另外可以試試透過腰部按摩或敷包貼敷等緩解腎結石不適。

緩解痠痛與疼痛：杜松漿果精油能緩解風濕和關節炎的疼痛。它的滋補作用能幫助調節經期、舒緩經痛。

改善靜脈曲張：杜松漿果精油有溫和的收斂作用，可以幫助靜脈曲張和痔瘡區域的血管收縮。

紓解焦慮：杜松漿果精油能緩和壓力緊張和筋疲力盡的感覺，驅趕負面情緒的作用也相當出名，不安全感、寂寞與罪惡感，都能透過它的幫助一掃而空。

最佳使用法

製作按摩油：將6到8滴杜松漿果精油調入2大匙（30ml）基底油中進行按摩，透過按摩享受它為身心帶來的益處。

空氣清新：將2到3滴杜松漿果精油加進擴香儀器或製成空間噴霧，可以讓沉悶的室內空氣變得清新。

製作冷敷包：製成冷敷包可以舒緩皮膚出疹的問題。

安全小叮嚀：杜松漿果精油不具有毒性，也不會刺激皮膚。

植物小百科

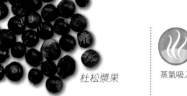

杜松是一種常青樹，樹上會結出攜帶種子的毬果，又稱為杜松漿果。精油可以從針葉與嫩枝萃取，但氣味最香甜的精油是來自漿果的杜松漿果精油。

精油

杜松漿果精油是透過蒸氣蒸餾法，從漿果萃取出來。顏色呈無色至淡黃色，帶有清新、溫暖、木質和草本的香氣。如果杜松漿果精油的氣味讓你想起雞尾酒，那是因為，杜松漿果也是釀造琴酒時經常添加的調味材料之一。

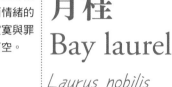

月桂
Bay laurel

Laurus nobilis

當料理中常用到的月桂葉被製成精油，就能搖身一變發揮療癒作用。月桂精油能**溫暖身心**、**紓解疼痛**，還有提振精神、**放鬆**心情的功效。月桂精油是強大的**抗菌劑**，尤其在感冒和流感盛行特別好用。

精油功效

緩解痠痛和疼痛：月桂精油有溫和的止痛作用，能舒緩肌肉痠痛、腰部疼痛，消除緊張性頭痛與偏頭痛。

擊退感冒和流感的症狀：月桂精油是強大的祛痰劑和解充血劑，非常適合用來改善肺部阻塞與鼻塞，也很適合用來為病房消毒。

鎮定放鬆：睡前在枕頭或紙巾上滴一兩滴月桂精油，能幫助放鬆，為你帶來一夜好眠。

令人幸福愉悅：月桂長久以來一直是和平、智慧與自信的象徵，人們相信月桂能幫助自己在生命遭逢挑戰時，依然保有勇氣、專注向前。

最佳使用法

蒸氣吸入法：用3到5滴月桂精油進行蒸

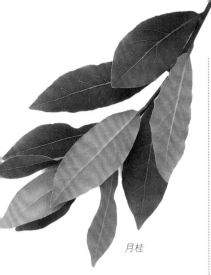

月桂

氣吸入法，可以緩解鼻塞、呼吸不暢和咳嗽等問題。

按摩：將1到2滴月桂精油加入1小匙（5ml）基底油中按摩太陽穴，可以消除頭痛。

安全小叮嚀：*使用月桂精油請務必妥善稀釋（濃度不可高於0.5%）。月桂精油不適合極度敏感的肌膚使用，也不適合7歲以下孩童使用。*

植物小百科

月桂樹原生於小亞細亞地區，但它那顏色深綠的劍形葉片，在地中海地區可是無人不知、無人不曉。月桂果和月桂葉都能作為藥材使用，也都是料理時可用來調味的香料。

精油

月桂精油是透過蒸氣蒸餾法，從葉片取得。精油顏色清澈，帶有香料混合著花香的氣味，是古龍水與鬍後水中廣受歡迎的熱門成分。

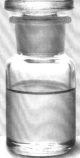

泡浴

按摩

真正薰衣草
Lavender

Lavandula angustifolia

真正薰衣草是用途廣泛、廣受歡迎的一種熱門精油。它有能夠**安撫人心**的香氣，其放鬆助眠的作用尤為人津津樂道。真正薰衣草精油有**活化回春、鎮定舒緩**的作用，因此很適合用來處理肌膚問題。真正薰衣草是優秀的肌膚修復用油。

精油**功效**

舒緩肌膚：真正薰衣草精油對肌膚有軟化和滋潤的效果，可以調入乳霜、基底油或泡澡產品中使用。

修復肌膚：真正薰衣草精油有活化再生的功能，因此很適合修復傷口與口腔潰瘍的情況。遇到刀切傷、燙傷、蚊蟲叮咬時，可以直接使用真正薰衣草精油塗擦患部，不需要經過稀釋。真正薰衣草精油的修復效果可以緩解青春痘、濕疹、酒槽鼻（玫瑰痤瘡）與牛皮癬的症狀，並且可以減少疤痕產生。

放鬆助眠：真正薰衣草精油能令人深深放鬆，有助於降低壓力及焦慮，是處理睡眠問題時經常用到的熱門之選。

止痛：真正薰衣草精油有溫和的止痛作用，因此很適合用來舒緩頭痛、偏頭痛，以及肌肉及神經的疼痛，也有抗痙攣的作用，可以改善經期疼痛。

消毒殺菌：真正薰衣草精油可以在發生外傷、潰瘍與褥瘡時，幫助保持患部清潔。將它加在淺盆中作半身浴，可以發揮抗細菌與消炎的作用，很適合用來改善膀胱炎等感染症狀。

清新空氣：將真正薰衣草精油製作成空間噴霧，可以帶來極佳的除臭與抗菌效果。

最佳**使用**法

泡個熱水澡：將8到12滴真正薰衣草精油調入1大匙基底油（或全脂牛奶），倒入溫暖的泡澡水中、用手攪散，就能享受一段放鬆身心的睡前泡澡時光！

製作按摩油：將12到20滴真正薰衣草精油，加入2大匙的基底油中。

安全小叮嚀：*真正薰衣草精油不具有毒性，不會刺激皮膚。可以不經稀釋使用在局部區域。*

植物小百科

真正薰衣草（*Lavandula augustifolia*）是芳香療法中最常用的一種薰衣草精油。醒目薰衣草或穗花薰衣草是雜交的薰衣草品種，帶有一絲藥香和抗菌滋補的特質。

精油

真正薰衣草精油呈無色至淡黃色，是一種稍微刺鼻但香甜的氣味。有些會在其中添加化學合成成分，購買前請務必確認標籤上的植物學名為*Lavandula angustifolia*。

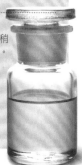

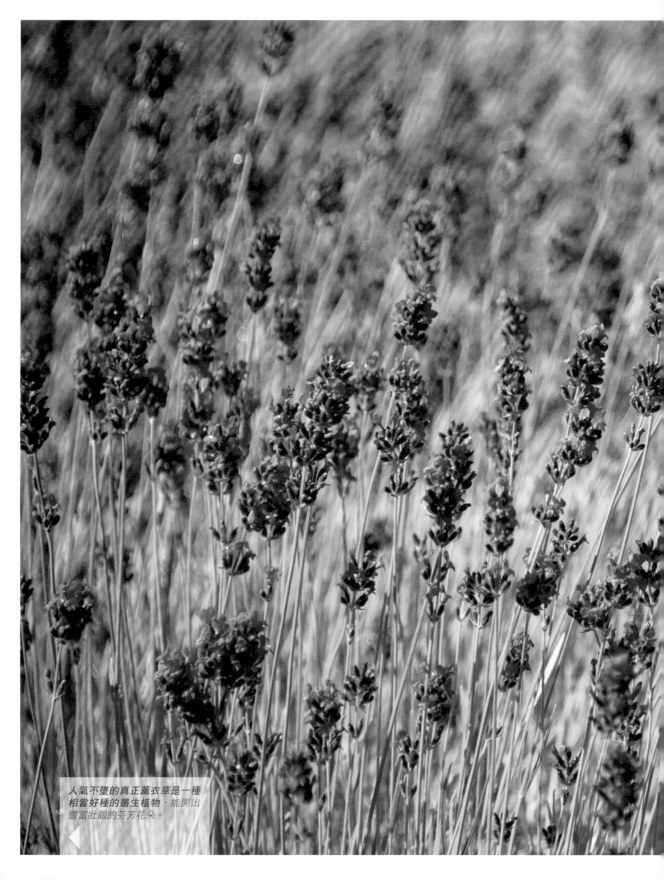

人氣不墜的真正薰衣草是一種相當好種的叢生植物，能開出豐富壯觀的芬芳花朵。

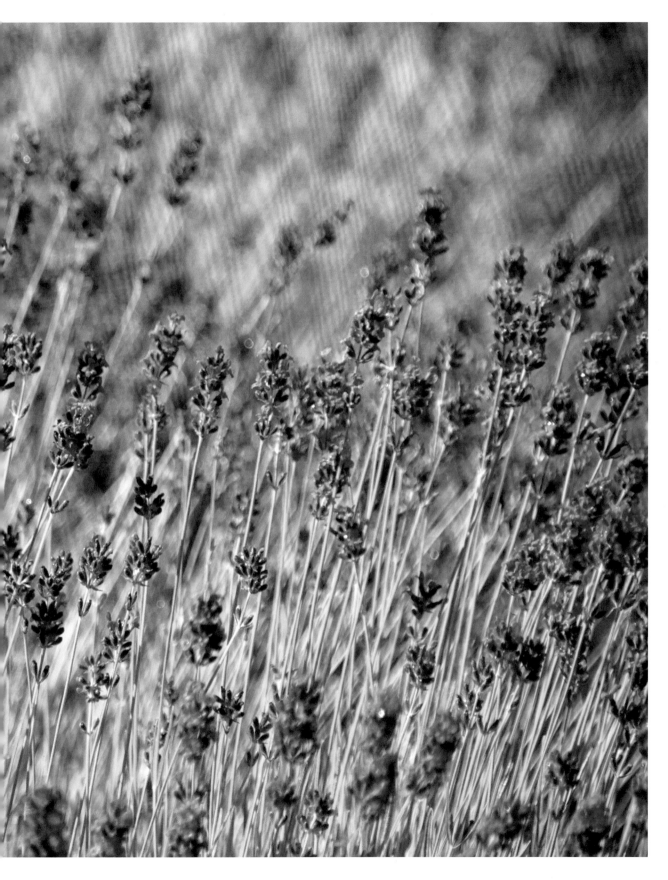

護髮

緊急措施

松紅梅 Manuka

Leptospermum scoparium

松紅梅有強大的**抗菌**功效，是處理刀切傷與各種外傷的理想用油。松紅梅精油中含有天然的**抗組織胺**成分，能讓受花粉症所苦的人們，大大緩解不適的症狀。松紅梅精油鮮明的**大地氣息**，能清理思緒，帶走焦慮或憤怒的感受。

精油功效

修復肌膚：松紅梅精油強大的抗菌效果，能加速刀切傷和擦傷的修復速度，也能讓蚊蟲叮咬後產生的皮膚反應更快復原。松紅梅精油有強大的抗真菌效果，可以製成油膏處理香港腳的問題，也可以加進水中沖洗頭髮，幫助改善頭皮屑的情況。

抵抗感冒和流感：透過蒸氣吸入法嗅聞松紅梅精油，能讓它發揮抗細菌的作用，是感冒與咳嗽時的極佳解方。

作為體香劑：妥善稀釋後，松紅梅精油能達到控制排汗的效果，也能抑制導致不雅體香的細菌孳生。

緩解痠痛與疼痛：松紅梅精油有消炎的效果，能舒緩關節與肌肉的疼痛，以及胃部痙攣的絞痛。

舒緩過敏症狀：松紅梅精油含有天然的抗組織胺成分，可以平撫花粉、灰塵和其他刺激物在呼吸道和皮膚造成的過敏反應。

令人幸福愉悅：如果你正為焦慮或憤怒的情緒所苦，可以用松紅梅精油來幫助自己紮根，帶來平靜與放鬆的感受，清理情緒和心理上阻滯不通的部分。

最佳使用法

沖洗頭髮：頭髮清洗完成後，在溫暖的水中加入3到5滴松紅梅精油做最後一次沖洗，可以平衡過乾或過油的髮質。

緊急措施：將6到12滴松紅梅精油調入2大匙（30ml）油膏中，可以用來消滅細菌，使刀切傷更快復原。

安全小叮嚀：稀釋後的松紅梅精油不具有毒性，也不會刺激皮膚。

植物小百科

松紅梅是一種灌木植物，原生於紐西蘭。它豐富多產的粉紅、深紅或白色花朵深受蜜蜂青睞，不過松紅梅的精油其實儲存在它深藏不露的葉片裡。

精油

松紅梅精油是透過蒸氣蒸餾法，從葉片和嫩枝中萃取而來。外觀呈黃色至淡棕色，有鮮明的大地氣味，帶有一絲蜂蜜與草本的氣息。

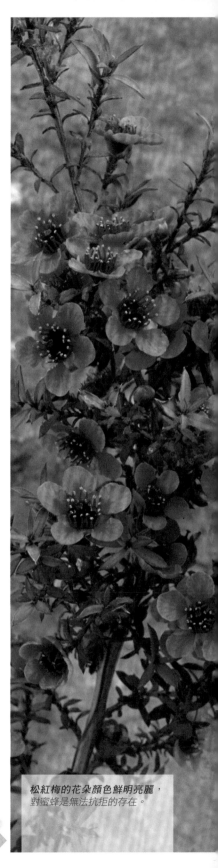

松紅梅的花朵顏色鮮明亮麗，對蜜蜂是無法抗拒的存在。

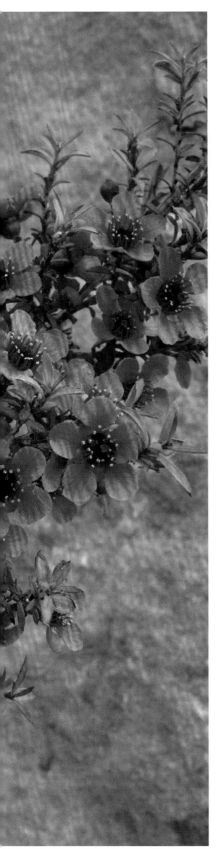

按摩

護膚

山雞椒 Litsea

Litsea cubeba

山雞椒在英文中又叫May chang，是一種能溫暖身心、令人神清氣爽、精神一振的精油。山雞椒可以安撫、**舒緩**耗弱的神經，此外，它還具有抗菌和**平衡膚質**的特質，因此在製作美容保養產品時特別受到青睞。

精油**功效**

調理肌膚：山雞椒精油有收斂和消炎的作用，能控制青春痘增生，並幫助修復已經爆發的部分，此外也能平衡油性及混合性肌膚的膚況。

幫助消化：山雞椒精油能刺激消化、緩解噁心嘔吐的情況。很適合用來改善食慾不佳。

作為體香劑：將山雞椒精油製成噴霧或加入足浴水中，能控制足部出汗、抑制細菌孳生，改善體味或腳臭的問題。

紓解壓力：山雞椒精油可以改善憂鬱的心情，安撫因驚慌或壓力而導致心跳過快的情況，讓你能用更有建設性的方式思考目前面對的情境。

舒緩痠痛及疼痛：山雞椒精油有溫暖身體的效果，可以激勵循環，改善肌肉痠痛疲憊時的發炎情況。

最佳**使用**法

製作按摩油：用加了山雞椒精油的按摩油輕柔按摩身體，能為你帶來溫暖、放鬆、平靜與平衡的感受。

製成肌膚調理水：將山雞椒精油加入化妝水中，可以讓皮膚在使用後感到乾淨清爽、精神一振。

安全小叮嚀：使用山雞椒精油請務必妥善稀釋（濃度不可高於0.5%）。7歲以下孩童，或極度敏感的肌膚不宜使用。

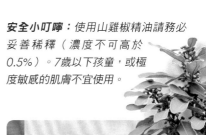

植物小百科

山雞椒也叫作山椒（mountain pepper）、**中國胡椒**（Chinese pepper），因為它的莓果長的就像胡椒一樣。山雞椒的整個植株都含有精油，但質地硬實的莓果中含有的精油品質最佳。雖然山雞椒有檸檬般的香氣，它卻屬於樟科，和肉桂有親緣關係。

精油

山雞椒精油是以果實透過蒸氣蒸餾法萃取而來，顏色為黃色，散發複雜細緻的檸檬香氣。

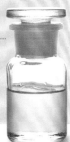

泡浴　　按摩　　貼敷　　護膚

德國洋甘菊 Chamomile (blue)

Matricaria recutita

人們熟知的洋甘菊茶，使用的花材就是德國洋甘菊。德國洋甘菊精油有優秀的**安撫**、**調理**特質，因此能有效處理皮膚問題。德國洋甘菊精油也有強大的**消炎**作用，能穿透肌膚表層，達到**舒緩**和修復的作用，很適合用來處理濕疹等肌膚問題，也很適合用來療癒肌膚傷口。

精油功效

舒緩肌膚：德國洋甘菊是一種能帶來深度舒緩和安撫的精油。它有優秀的消炎特質，很適合用在發生過敏反應的肌膚，以及敏感性肌膚和頭皮。德國洋甘菊精油能舒緩紅疹、乳頭乾裂和水痘等肌膚問題，所造成的搔癢與紅腫疼痛。它處理濕疹的效果和皮質醇類藥物（hydrocortisone）可是不相上下。

修復並清理肌膚：德國洋甘菊是一種修復性的精油，可以修補各種刮傷和外傷。實驗證明，它加速組織再生的速度，比皮質類固醇（corticosteroids）還要強。德國洋甘菊精油有溫和的收斂作用，可以清理阻塞的毛孔。

溫和止痛：德國洋甘菊消炎的作用來自其中的沒藥醇（bisabolol）與芹菜素（apigenin），這些成分在身體中的作用途徑與布洛芬（ibuprofen）等止痛藥相當類似，因此能帶來有效的溫和止痛效果，可以舒緩像是關節炎帶來的疼痛感。

舒緩消化不適：洋甘菊是一種天然的舒緩劑，人們在消化不適時經常仰賴洋甘菊的安撫效果。德國洋甘菊精油可以用來處理各式各樣的消化問題，包括消化

不良、消化道潰瘍與腸絞痛等。

強化免疫：德國洋甘菊精油可以作為第一線的病毒感染防禦精油。它可以藉由激勵白血球生成，來達到增強免疫力的效果。

幫助一夜好眠：德國洋甘菊精油可以安撫躁動及神經緊張的心，並且舒緩緊張性頭痛，因此能令人放鬆下來，幫助一夜好眠。

最佳使用法

泡個熱水澡：將8到10滴德國洋甘菊精油調入1大匙（15ml）基底油（或全脂牛奶）中，倒入泡澡水並用手攪散。這個熱水澡能放鬆肌肉，同時安撫焦慮的心情。

製作按摩油：將16到24滴德國洋甘菊精油加入2大匙（30ml）的基底油中輕輕按摩全身，這麼做能改善失眠、背痛、胃痛與經痛等問題，還能激勵免疫，改善憂鬱。

製作冷敷包：將幾滴德國洋甘菊精油滴在擰乾多餘水分的濕布上，製成冷敷包。敷在患部可以療癒褥瘡、皮膚潰爛等情況，平撫肌膚的過敏反應。

調入乳霜：在2大匙（30ml）乳霜中調入8到16滴德國洋甘菊精油，作為護膚乳霜使用。

安全小叮嚀：稀釋後的德國洋甘菊精油不具有毒性，不會刺激皮膚。

植物小百科

德國洋甘菊有細緻的羽狀葉片，每一個細枝上開著構造簡單的小白花，就像雛菊一樣。目前廣泛栽種於中歐和北歐地區。

羅馬洋甘菊（*Anthemis nobilis*）是一種更溫和、氣味更香甜的精油。它的消炎作用與德國洋甘菊接近，因此更適合嬰幼兒使用。

精油

德國洋甘菊精油的顏色有如墨水般深藍，精油質地較稠，是透過蒸氣蒸餾法，從花朵中萃取而來。德國洋甘菊精油有濃郁香甜的草本氣味，帶有一絲果香。羅馬洋甘菊的顏色則較淡。

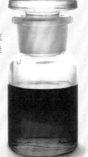

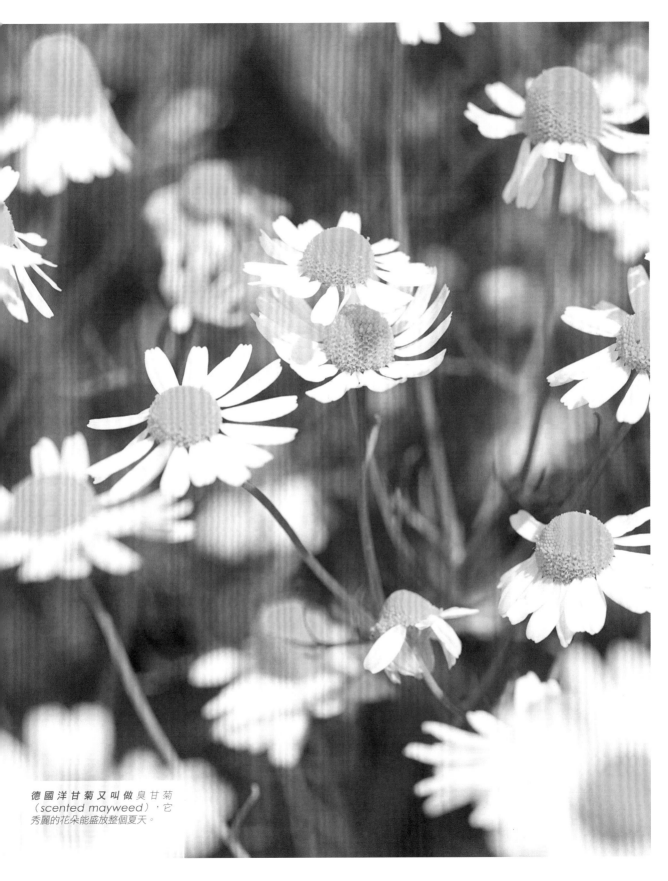

德國洋甘菊又叫做臭甘菊
（*scented mayweed*），它
秀麗的花朵能盛放整個夏天。

緊急措施　　足浴

茶樹 Tea tree

Melaleuca alternifolia

最佳**拍檔**

適合搭配茶樹的精油
包括：丁香、藍膠尤加利、
真正薰衣草、檸檬、
歐洲赤松、迷迭香或百里香
等精油。

茶樹精油最出名的就是它強大的**抗菌**作用。它是優秀的萬用精油，適合成為家裡常備的急救箱成員，在皮膚出現傷口和潰瘍情況時隨時可以使用。研究發現，茶樹精油對許多能造成感染的細菌和真菌菌種都非常有效。它也有強大的**除臭**作用，可以消除體味。

精油**功效**

激勵免疫：茶樹精油有激勵免疫的特性，可以幫助身體抵抗感染。在按摩油中加入茶樹精油，可以幫助病後康復更加順利。

抵抗皮膚感染：茶樹精油就像是身體的一道防線，能抵抗細菌、病毒與真菌侵襲。將茶樹加在油膏中，可以處理香港腳和輪癬感染的症狀。當遇到唇疱疹、皮膚上增生凸起的疣或病毒疣等情況時，也可以不經稀釋，直接將茶樹精油點塗在患部。

修復刀切傷、擦傷和瘀傷：茶樹精油能促進傷疤組織形成，幫助傷口修復。

控制青春痘：茶樹是護膚藥膏中的熱門成分，可以點塗在青春痘上，帶來立即的治療。

作為頭髮調理水：用茶樹精油做頭皮按摩可以控制頭皮屑的情況，加在沖洗頭髮的水中，可以平衡頭皮油脂分泌，讓頭髮不油膩。

口腔及牙齦保健：妥善稀釋後可以改善口臭、口腔潰瘍和牙齦感染的問題。

消除體味：茶樹精油是天然的體香劑，可以加進泡澡水、身體噴霧或乳霜中，用來改善體味或腳臭。

處理感冒和流感症狀：茶樹精油的抗菌特質對於感冒和流感症狀特別有效。一旦覺得自己感冒了，只要用蒸氣吸入法嗅聞茶樹精油，就能緩解呼吸道阻塞和呼吸不暢的問題。

舒緩尿道感染：茶樹精油能幫助對抗膀胱炎和其他生殖部位的感染，包括念珠菌陰道炎、疱疹、疣、外陰搔癢和滴蟲型陰道炎。

最佳**使用**法

緊急措施：將茶樹精油稀釋到10%的濃度（1份茶樹精油兌10份金縷梅純露），這個稀釋液可以用來清洗受到感染的外傷和皮膚潰瘍區域。

足浴：將20滴茶樹精油加進一小盆的溫水中泡腳15分鐘，適用於疲憊、腫脹、腳臭或出現香港腳症狀的足部。完成後仔細擦乾。

安全小叮嚀：茶樹精油在稀釋後不會刺激皮膚（濃度不可高於10%）。外用不具有毒性。

植物小百科

茶樹是一種堅韌的植物，原生於澳洲新威爾斯地區，是當地原住民部落中的重要藥草。茶樹長得和絲柏很像，葉片呈針狀，花朵是白色的頭狀花序。

有兩種茶樹的近親植物也能用來萃取精油，分別是：綠花白千層（niaouli），它同樣是原生於澳洲的植物，主要用來處理肌膚不適與呼吸道疾病；以及原生於印尼和菲律賓的白千層（cajuput），經常被用來處理呼吸道的疑難雜症。

精油

茶樹精油是透過蒸氣蒸餾法從茶樹的葉片取得，精油外觀清澈、流動性佳，有一股類似尤加利的藥香味。

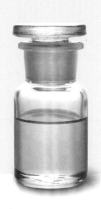

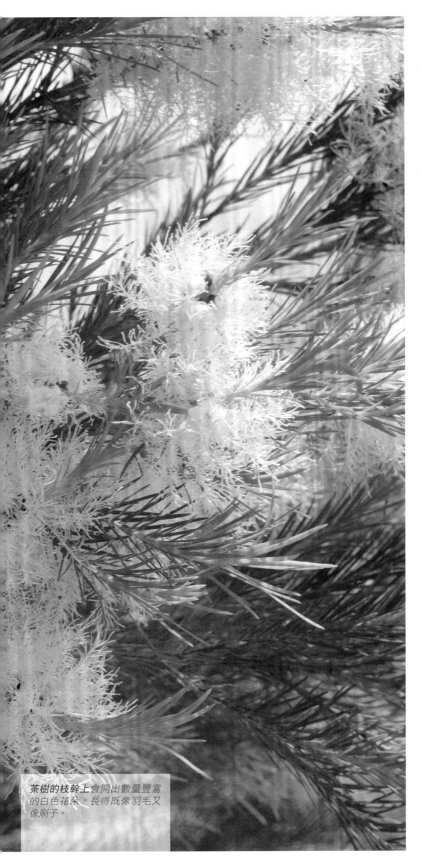

療效卓越的茶樹精
油，經常被人們用
來消毒抗菌，有著
獨特的藥香氣味。

茶樹的枝幹上會開出數量豐富
的白色花朵，長得既像羽毛又
像刷子。

按摩　　擴香

白千層 Cajuput

Melaleuca cajuputi

白千層和茶樹同屬桃金孃科，白千層精油和茶樹精油有許多共通的作用，但白千層相對來說更**溫和**，氣味也不那麼刺鼻。白千層的**抗菌**作用很適合用來處理呼吸道和尿道的感染，此外，它也是一種天然的**止痛劑**，可以舒緩頭痛，以及肌肉關節的疼痛。

精油**功效**

抗菌消毒：白千層精油有廣效的抗菌特質，很適合用來抵抗感染、流感病毒、細菌性尿道感染，以及香港腳等真菌感染。將白千層精油妥善稀釋，可以塗擦在刀切傷或皮膚傷口上，保持傷口清潔不受感染。

疏通化痰：白千層精油是極佳的解充血及祛痰劑，能疏通鼻塞與肺部的阻滯。

止痛：白千層精油有舒緩的止痛特質，可以紓解身體上的局部疼痛，例如緊張性頭痛，或肌肉和關節的痠痛與疼痛。

調理肌膚：白千層精油可以幫助油性與混合肌膚明亮起來，讓肌膚不受到容易誘發青春痘的細菌侵擾。

幫助排毒：白千層精油會促進排汗，因此能幫助身體排出毒素。此外，它能帶來令人舒服的清涼感，因此很適合用來

舒緩發燒症狀。

增強專注力：白千層精油可以清理思緒，消解心理上的疲憊和對世事的淡漠感。

最佳**使用**法

製作按摩油：將白千層精油稀釋於按摩油中，針對疼痛不舒服的部位進行按摩。

空間擴香：在擴香儀、水氧機或加熱式擴香台中加入幾滴的白千層精油，可以緩解鼻竇不暢、疏通鼻塞，並清除空氣中的細菌。也可以用幾滴白千層精油來做蒸氣吸入法。

安全小叮嚀：白千層精油外用不具有毒性，不會刺激皮膚。7歲以下孩童使用時請避開鼻腔周圍。

植物小百科

白千層也叫作白色茶樹，是一種原生於馬來西亞的植物，目前在東南亞和澳洲某些區域有廣泛栽種。白千層的名字來自馬來語的「kayu-puti」（「白色樹木」之意），名字描繪了白千層白色的樹幹。白千層的精油集中在尖狀的葉片中。

精油

白千層精油呈現透明至淡黃色，是透過蒸氣蒸餾法，從新鮮的葉片與嫩枝萃取而來。白千層的氣味相當有穿透性，帶有一點甜味，和一絲樟腦的氣味。

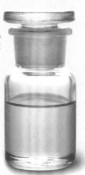

百千層是一種相對溫和的精油，效用相當廣泛。

泡浴

緊急措施

按摩

蒸氣吸入

綠花白千層 Niaouli

Melaleuca viridiflora, M.quinquenervia

綠花白千層精油主要以**抗感染**和收斂的作用見長,能幫助抵抗多種感染。它能**激勵**身心,增強專注力、清理思緒、提振精神。你可以把綠花白千層精油想成是一種更溫和的茶樹精油——甚至敏感性肌膚都可以使用。

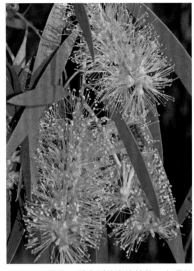

綠花白千層是一種大型的常綠植物,在獨特的尖狀樹葉之間,會開一叢叢黃色的花朵。

精油**功效**

修復傷口:綠花白千層精油有卓越的抗感染效果,因此特別適合用來清潔各種外傷、刀切傷,或塗擦在皮膚潰瘍部位。此外,綠花白千層精油也可以用來安撫青春痘、平衡油性肌膚。

淡化疤痕:綠花白千層精油能促進組織再生,因此能讓傷疤的痕跡盡可能減至最低。例如痘疤、粉刺或水痘的疤痕都相當適用。

對抗一般感冒和流感:綠花白千層精油有解充血和祛痰的作用,可以化解肺部、支氣管和鼻腔的阻塞。由於它有抗病毒和激勵免疫的功效,也是治療感冒與流感症狀時能擔任要角的一支精油。

幫助排毒:綠花白千層精油能激勵消化液分泌、增強血液與淋巴循環,進而達到幫助養分吸收的作用,並能幫助身體以健康的方式排出廢物及毒素。

止痛:綠花白千層精油是有效的止痛劑,能透過麻痺身體的敏感部位,來紓解局部疼痛。它很適合用來緩解頭痛、偏頭痛、肌肉與關節疼痛,以及扭傷帶來的疼痛。

增強專注力:綠花白千層精油鮮明的氣味能清除腦中不必要的思緒,使注意力集中。這樣的特質使得綠花白千層精油成為靜心冥想的好幫手,能幫助增強專注力。

最佳**使用**法

泡個熱水澡:如果你感覺自己好像快感冒了,就在泡浴油裡加入幾滴綠花白千層精油,這麼做能幫助你抵禦感冒病毒侵襲。

緊急措施:在一杯水裡滴幾滴綠花白千層精油,就可以用來當成消毒水,清洗刀切傷或其他輕微的皮膚不適。

製作按摩油:將綠花白千層精油加入基底油中按摩全身,這麼做可以強化全身的身體功能;或者,也可以在出現具體問題時使用,例如需要抵抗感染、止痛、或激勵身體循環時。

蒸氣吸入法:用2到3滴綠花白千層精油進行蒸氣吸入法(或加入擴香儀或水氧機中擴香)。深深嗅聞幾分鐘,這麼做能幫助你舒緩一般感冒和流感的症狀,

並對抗支氣管炎、百日咳、鼻竇炎、上呼吸道感染以及其他各種呼吸道疾病。

安全小叮嚀:綠花白千層精油不具有毒性,不會刺激皮膚。

植物小百科

綠花白千層是街道和公園中常見的行道樹,它有毛茸茸的穗狀花朵,樹幹時不時會脫落一層皮。綠花白千層原生於新喀里多尼亞島、巴布亞新幾內亞和澳洲等地,和茶樹與白千層一樣屬於桃金孃科。

精油

綠花白千層精油是取新長的嫩葉與嫩枝,透過蒸氣蒸餾法萃取而來。綠花白千層有香甜、清新的樟腦氣味,顏色從清澈無色到淡黃綠色不等。

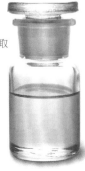

護膚　　按摩

香蜂草 Lemon balm

Melissa officinalis

香蜂草又叫做檸檬香蜂草，對於受刺激的皮膚能發揮安撫、**消炎**的作用，因此經常被加在皮膚**保養品**中。香蜂草精油有良好的抗菌作用，可以常備在家中，是蜜蜂和黃蜂叮咬時隨手可以使用的精油。香蜂草精油歡快的香氣能帶來「**好心情**」，因此是芳香療法中相當受到歡迎的精油選擇。

精油**功效**

舒緩肌膚：香蜂草精油能幫助安撫紅腫發炎的肌膚，以及皮膚過敏的情況。經過妥善稀釋的香蜂草精油可以處理皮膚潰瘍和溼疹，尤其當上述情況是因為壓力而被觸發時。香蜂草精油還可以減輕蚊蟲叮咬和太陽曬傷造成的紅腫與刺激反應。

調理肌膚：香蜂草精油能激勵身體循環、提亮暗沉膚色，對肌膚有緊實和調理的作用。香蜂草精油尤其具有高含量的的抗氧化物，可以幫助對抗自由基造成的皮膚衰老。

修復肌膚：香蜂草精油有抗細菌的作用，因此對於青春痘和唇疱疹等各種皮膚出疹現象，都能有效提供幫助。

緩解頭痛：香蜂草精油有提振與安撫的作用，因此能為頭痛和偏頭痛帶來舒緩，尤其對於壓力造成的頭痛，以及肩頸僵硬帶來的頭痛格外有效。

抗菌消毒：香蜂草精油的抗病毒作用，可以對治唇疱疹病毒。只要在疱疹一出現時馬上使用，就能控制爆發的情況。

幫助消化：將香蜂草精油調入溫和的腹部按摩配方，能幫助消脹氣、舒緩絞痛與消化不良的問題，對於噁心嘔吐的感覺也很有效。

暢通呼吸：香蜂草精油有溫和的抗組織胺效果，可以在花粉症與氣喘發作時帶來幫助。此外，它也能安撫焦慮引發的呼吸問題。

緩解焦慮：香蜂草有鎮定安撫的作用，對於驚慌失措的情緒最為有效。安撫過快的心跳，幫助降血壓。當你感覺快撐不下去、喘不過氣時，用香蜂草精油來按摩能讓身心都舒緩下來。

清涼退燒：香蜂草精油的清涼作用，很適合用來緩解熱衰竭和發燒等情況。

最佳**使用**法

製成肌膚調理水：將20滴香蜂草精油調入1大匙（15ml）金縷梅純露或1小匙（5ml）甘油中，再加入3大匙（45ml）清水。混合均勻後裝進噴霧瓶中，就是能滋潤肌膚、清新舒爽的臉部調理噴霧。

製作按摩油：將2到3滴香蜂草精油加入1大匙（15ml）的基底油中按摩腹部，這麼做能舒緩過度進食的不舒服，例如消化不良、脹氣和噁心想吐等。

安全小叮嚀：香蜂草精油外用時不具有毒性，但可能會刺激皮膚。請務必妥善稀釋後使用（濃度不可高於1%）。

植物小百科

香蜂草原生於中歐與南歐，是唇形科的一員。香蜂草的葉片和薄荷很類似，但當你用手指輕輕搓揉，會飄散出檸檬般的甜果香。

精油

香蜂草精油呈淡黃色，帶有宜人的檸檬氣息，是一種清新、香甜的草本氣味。精油可以透過蒸氣蒸餾法，從新鮮的葉片和花朵萃取出來。然而，由於香蜂草的萃油率非常低，因此香蜂草精油經常會被其他帶有檸檬香氣的精油混摻。純正的香蜂草精油價格相當昂貴。

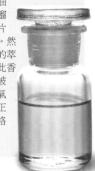

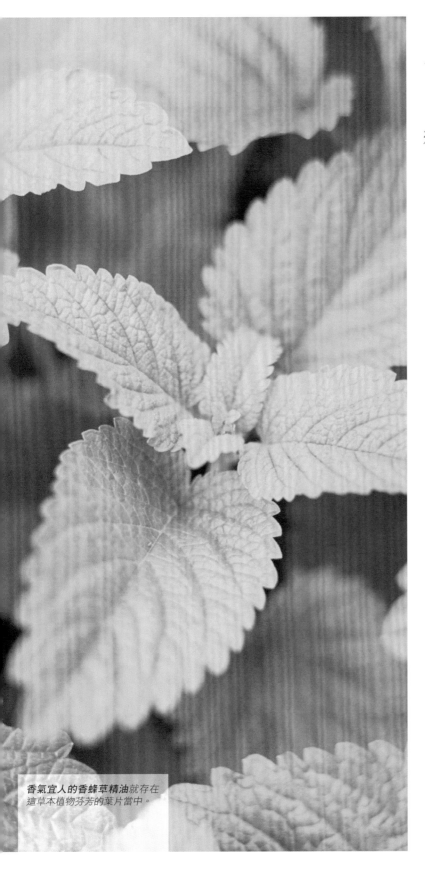

香蜂草是具有安撫作用的精油，能舒緩蚊蟲叮咬或肌膚的刺激反應。

香氣宜人的**香蜂草**精油就存在這草本植物芬芳的葉片當中。

按摩

蒸氣吸入

胡椒薄荷（歐薄荷）
Peppermint
Mentha piperita

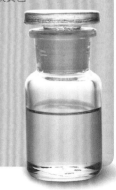
最佳拍檔

適合搭配胡椒薄荷的精油
包括：藍膠尤加利、
真正薰衣草、檸檬、
歐洲赤松或迷迭香。

將胡椒薄荷精油塗在皮膚上，一開始會有清涼、**清爽**的感覺，隨後則有微微的溫熱感。胡椒薄荷有**激勵**和止痛的效果，是神經痛、肌肉疼痛與頭痛時有效的解藥。它也是**抗菌**的首選精油，是各種膚質適用的保養品熱門成分。

精油功效

清新除臭：胡椒薄荷精油是相當有效的體香劑。加在牙膏、漱口水和其他口腔保健用品中，可以發揮抗菌除臭的功能，並改善口臭。

舒緩肌膚：稀釋後的胡椒薄荷精油，對肌膚有清涼降溫和膚質調理的作用，尤其適合用來舒緩因長時間暴露於惡劣天氣而受到刺激的肌膚。胡椒薄荷精油也可以用來緩解蕁麻疹和其他的皮膚過敏反應。

消毒抗菌：胡椒薄荷精油具有抗菌、抗病毒的功能，可以用來處理唇疱疹，甚至對於具有抗藥性的疱疹病毒都可一試。此外，也很適合加在護唇膏和護手霜當中。

緩解消化不適：用加了胡椒薄荷精油的按摩油來按摩腹部，可以緩解消化不良與脹氣，安撫噁心想吐、暈車暈船的問題，並改善頹喪不振的消化功能。

對抗感冒症狀：胡椒薄荷精油可以在感冒時作為祛痰劑使用，幫助紓解咳嗽與鼻塞的問題。

安撫蚊蟲叮咬：胡椒薄荷精油可以有效驅除蚊蟲，也可以用來舒緩蚊蟲叮咬的紅腫，和其他的皮膚刺激反應。

舒緩頭痛：一直以來，胡椒薄荷精油都是處理緊張性頭痛時，既安全又有效的解藥。

最佳使用法

製作按摩油：將1到2滴胡椒薄荷精油加入1大匙（15ml）的基底油，輕柔地沿順時針方向按摩腹部，這麼做可以舒緩消化不良、便祕和噁心想吐的情況。

蒸氣吸入法：用3到4滴胡椒薄荷精油進行蒸氣吸入法（兒童或氣喘患者不宜），或加入擴香儀、水氧機或加熱式擴香台中擴香。胡椒薄荷精油能發揮解充血的作用，疏通鼻塞與阻塞的肺部。

安全小叮嚀：務必妥善稀釋後使用（濃度不可高於2%）。心房顫動患者避免使用，7歲以下孩童使用時，須注意避開鼻腔周圍。

植物小百科

這個廣受歡迎的藥草，其實是水薄荷（*Mentha aquatica*）與綠薄荷（*Mentha spicata*）的雜交種。胡椒薄荷作為草藥使用，已經有千年以上的歷史，尤其經常以薄荷茶的方式，幫助人們處理消化相關的問題。不過在現代，薄荷最多還是用在食品調味與牙膏製作上。胡椒薄荷精油是以開花的全株植物進行萃取。

精油

胡椒薄荷精油是透過蒸氣蒸餾法，從開花的全株植物萃取而來。精油質地稀薄，幾乎呈水狀，帶有清新、鮮明、強烈的薄荷腦氣味，加上一絲甜味，顏色呈無色至淡黃色。

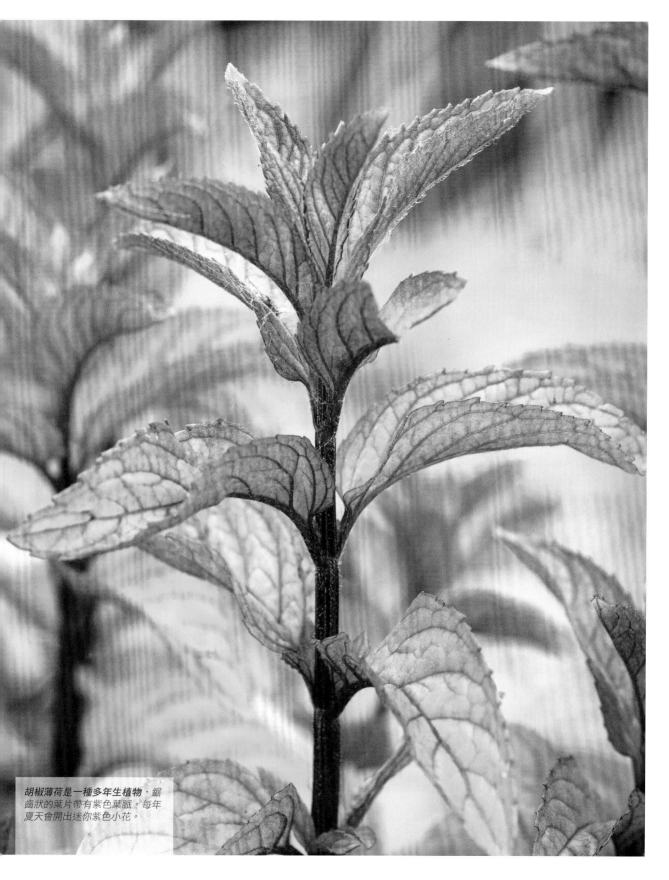

胡椒薄荷是一種多年生植物，鋸
齒狀的葉片帶有紫色葉脈，每年
夏天會開出迷你紫色小花。

漱口

泡浴

肉豆蔻 Nutmeg

Myristica fragrans

肉豆蔻是一種有消炎作用的**暖身**精油，很適合用來緩解肌肉與關節疼痛。它可以**平衡**神經系統，根據個別狀態發揮**激勵**或**安撫**的作用，此外也有**排毒**效果，可以改善消化功能。

精油功效

牙齒與牙齦保健：肉豆蔻精油可以在妥善稀釋後，製成漱口水使用。肉豆蔻精油有抗菌及除臭的特質，能消滅造成口臭和蛀牙的口腔細菌。

緩解痠痛及疼痛：用添加了肉豆蔻精油的配方做一回溫暖身心的按摩，可以緩解身體發炎和肌肉疼痛的問題，並且刺激身體循環。肉豆蔻精油溫和的止痛作用可以舒緩身體局部的疼痛感。

幫助睡眠：肉豆蔻精油是出了名的鎮定劑，可以緩解壓力、改善睡眠品質。

令人幸福愉悅：當人們受焦慮或倦怠所苦，肉豆蔻精油能幫助振作精神，重新尋回專注力。

緩解消化不適：肉豆蔻精油可以刺激食慾及增進消化功能，減少脹氣、緩解消化不適。

最佳使用法

製成漱口水：將2到3滴肉豆蔻精油調入1小匙（5ml）甘油或金盞菊酊劑中，再加進半杯水中，就是可以使用的漱口水了。請注意不可吞服。

泡個熱水澡：將5到6滴肉豆蔻精油調入1大匙（15ml）基底油（或全脂牛奶）中，倒入泡澡水並用手攪散，這麼做可以舒緩肌肉疼痛、消化不良的問題，並且帶來一夜好眠。

安全小叮嚀：使用肉豆蔻精油請務必妥善稀釋（濃度不可高於1%）。

植物小百科

肉豆蔻原生於印尼的班達群島（Banda Islands），是一種常青樹，結出的果實就像桃子一樣。這個果實包含了兩種香料：肉豆蔻（nutmeg）與肉豆蔻皮（mace）。肉豆蔻（包括香料和精油）來自果實的種子，而肉豆蔻皮則來自包覆種子的假種皮。

精油

肉豆蔻精油是以蒸氣蒸餾法，從乾燥的果實種子萃取而來。精油外觀透明，帶有鮮明的、類似麝香的香味味。來自西印度群島的肉豆蔻氣味較溫和，比來自東印度群島的肉豆蔻，更適合在芳香療法中使用。

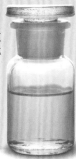

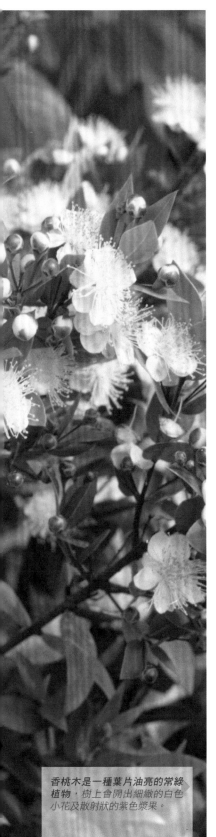

香桃木是一種葉片油亮的常綠植物，樹上會開出細緻的白色小花及散射狀的紫色漿果。

擴香

香桃木 Myrtle

Myrtus communis

香桃木精油有優秀的**抗微生物**、收斂、抗菌、消炎、祛痰、解充血和**激勵**身體的特質，因此受到許多芳療使用者的喜愛。現在，香桃木精油經常被用來護膚，以及舒緩呼吸道的疑難雜症。

精油**功效**

調理肌膚：香桃木精油的收斂特質很適合油性肌膚、粗大毛孔和鬆垮的肌膚使用，此外也可以改善蜘蛛網狀血管增生和痔瘡等情況。

疏通阻塞：香桃木精油是溫和的祛痰劑，可以緩解氣喘、咳嗽與支氣管炎等情況。它的消炎特質可以安撫過敏造成的呼吸道發炎。

消毒抗菌：香桃木精油可以用來處理外傷、皮膚上的疙瘩和癰腫。實驗證明，香桃木精油能抑制多種細菌增生，包括：大腸桿菌、金黃色葡萄球菌、枯草桿菌、沙門氏菌和李斯特菌等。

溫和鎮定：香桃木精油安撫神經和鎮定的作用，可以改善憂鬱和失眠的問題。

支持甲狀腺：香桃木精油有平衡作用，能調節甲狀腺亢進或低落的現象。

驅蚊驅蟲：把香桃木精油製成空間噴霧，或透過擴香儀器進行擴香，可以驅趕蚊蟲。

最佳**使用**法

空間擴香：在擴香儀、水氧機或加熱式擴香台中加4到5滴香桃木精油（或加進熱水裡吸嗅蒸氣）能幫助疏通鼻塞。

安全小叮嚀：使用香桃木精油請務必妥善稀釋（濃度不可高於1.5%）。

植物小百科

香桃木是一種常綠灌木，會開出芳芳的白色或粉色花朵。香桃木原生於北非，目前是南地中海區域普遍常見的植物。香桃木和茶樹與尤加利同屬桃金孃科，三者之間也有共通的藥用特質。

精油

香桃木精油是透過蒸氣蒸餾法，從葉片萃取而來。精油呈淡黃至綠色，帶有一股振奮激勵的、類似樟腦的氣味，味道大約介於尤加利和乳香之間。

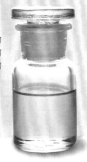

羅勒 Basil

Ocimum basilicum

羅勒這個名字來自希臘文的「**basilikon phuton**」，意思是「國王」。羅勒在印度傳統阿育吠陀療法中，是極受重視的草藥，人們認為它是**身心健康**的守護者。羅勒清爽的氣味，能清理思緒、使人精神一振，還能幫助人們**平撫**焦慮感。

精油功效

令人幸福愉悅：羅勒精油能平衡、活化、強化身體，幫助掃除疲憊倦怠、焦慮或憂鬱等感受。

調理、平衡肌膚：羅勒精油能讓肌膚清爽，幫助控制青春痘的情況。

婦科保健：當女性因為身體衰弱或壓力太大而出現經期延遲或血量不足的問題，羅勒精油可以刺激經血排出、激勵經期到來。

舒緩消化不適：羅勒精油有安撫消化道的效果，可以紓解消化不良的症狀。它的抗菌作用也可以用來處理腸道感染。

對抗感冒症狀：羅勒精油可以消除鼻塞、舒緩咳嗽。

緩解疲痛與疼痛：羅勒精油可以舒緩痛風和風濕症的疼痛。

驅蚊驅蟲：羅勒精油有殺蟲的效果，可以驅除蚊蟲。此外，它也能舒緩蚊蟲咬傷的皮膚不適。

最佳使用法

製作熱敷包：將幾滴羅勒精油加在溫熱的水中，浸濕布料製成敷包，可以緩解疼痛與充血阻塞的現象。

空間擴香：在擴香儀、水氧機或加熱式擴香台中加入3到4滴羅勒精油，能消除頭痛、清空思緒。

安全小叮嚀：長時間使用羅勒精油，有可能出現毒性。請務必稀釋至低濃度（濃度不可高於0.5％），並避免長時間使用。懷孕和哺乳期間避免使用，15歲以下孩童不宜使用。

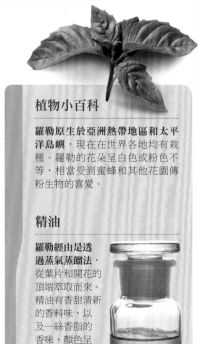

植物小百科

羅勒原生於亞洲熱帶地區和太平洋島嶼，現在在世界各地均有栽種。羅勒的花朵呈白色或粉色不等，相當受到蜜蜂和其他花園傳粉生物的喜愛。

精油

羅勒經由是透過蒸氣蒸餾法，從葉片和開花的頂端萃取而來。精油有香甜清新的香料味，以及一絲香脂的香味，顏色呈透明至淡黃色不等。

甜馬鬱蘭 Marjoram

Origanum majorana

甜馬鬱蘭是一種芬芳、**溫暖**又**放鬆**的精油，最出名的就是幫助消化、紓解胃痛和經痛的作用。它有溫和的**鎮定**效果，可以降低血壓與心跳速度、紓解焦慮、幫助一夜好眠。

精油功效

紓解焦慮：甜馬鬱蘭精油是一種溫和的鎮定劑，可以用來處理神經緊張、焦慮、恐慌與失眠等情況。

改善循環：甜馬鬱蘭精油能調理身體循環功能，因此很適合用來調理高血壓的情況。

緩解一般感冒和流感症狀：甜馬鬱蘭精油有溫暖的解充血作用，可以驅走寒意，清除鼻塞、緩解肺部充血的情況。

止痛：甜馬鬱蘭精油的止痛效果，很適合用來安撫緊張性頭痛與偏頭痛。用甜馬鬱蘭精油來按摩肌肉、關節和敏感易疼的部位，可以舒緩肌肉疼痛、扭傷、拉傷，以及風濕症和關節炎帶來的局部疼痛。

婦科保健：甜馬鬱蘭精油溫暖身心的特質，可以舒緩經期疼痛，以及經前綜合症的焦慮、疲憊和易怒。

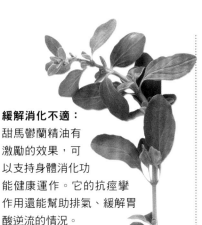

緩解消化不適：
甜馬鬱蘭精油有激勵的效果，可以支持身體消化功能健康運作。它的抗痙攣作用還能幫助排氣、緩解胃酸逆流的情況。

最佳**使用法**

泡個熱水澡：將15滴甜馬鬱蘭精油調入1大匙（15ml）基底油（或全脂牛奶）中，倒入泡澡水並用手攪散，享受一個幫助恢復活力的熱水澡。

製作按摩油：腹部疼痛時，將10滴甜馬鬱蘭精油調入1大匙（15ml）的基底油，沿順時針方向按摩腹部。

安全小叮嚀：稀釋後的甜馬鬱蘭精油不具有毒性，也不會刺激皮膚。

植物小百科

西班牙馬鬱蘭（*Thymus masticina*，又稱為薰陸香百里香）有類似的特質，但氣味更強勁，7歲以下孩童應避免使用。

精油

甜馬鬱蘭精油是透過蒸氣蒸餾法，從乾燥的開花頂端萃取而來。精油呈淡黃或淡琥珀色，溫暖的香料氣味中帶有一絲樟腦味。

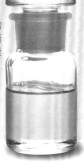

手部清潔　　擴香

野馬鬱蘭
Oregano

Origanum vulgare

幾世紀以來野馬鬱蘭的**療癒**特質都相當受到人們重視。它有非常強大的**抗細菌**作用，傳統上用來處理各式各樣的身體不適。包括消化不良、腹瀉、蚊蟲咬傷、耳痛、風濕症和咳嗽，都能用野馬鬱蘭來協助。

精油**功效**

發揮抗菌作用：野馬鬱蘭精油當中，含有能抑制綠膿桿菌和金黃色葡萄球菌等細菌生長的成分。它也可以用來改善尿道感染的不適。

消滅真菌感染：野馬鬱蘭精油能有效抑制白色念珠菌的生長，白色念珠菌是造成鵝口瘡、口腔潰瘍、紅疹和香港腳的真菌。除此之外，野馬鬱蘭精油也能抑制造成指甲感染的真菌孳生。

舒緩經痛：野馬鬱蘭精油有止痛的作用，可以舒緩經痛和其他的腹部疼痛。

疏通鼻塞：只需要在紙巾上滴幾滴野馬鬱蘭精油，或是滴進熱水嗅聞蒸氣，就可以清除鼻塞、化解痰液。

最佳**使用法**

製成抗菌洗劑：在無香的液體皂中加入

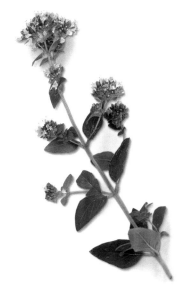

8到10滴野馬鬱蘭精油，就是能夠消滅細菌的洗手液了。

空間擴香：將2到4滴野馬鬱蘭精油加進擴香器具中擴香，可以舒緩鼻塞。

安全小叮嚀：使用野馬鬱蘭精油務必妥善稀釋（濃度不可高於1%）。懷孕和哺乳期間避免使用，7歲以下孩童不宜使用。

植物小百科

野馬鬱蘭是唇形科的一員，這個芬芳的料理用香草，有時也叫作奧勒岡葉。野馬鬱蘭原生於丘陵遍布的希臘鄉間，目前生長在世界各地。

精油

野馬鬱蘭精油呈淡黃色，是透過蒸氣蒸餾法從新鮮的葉片萃取而來。它有胡椒般的香料氣味，加上一絲樟腦味道。

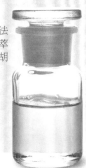

泡浴　　擴香

天竺葵 Geranium

Pelargonium graveolens

天竺葵是一種聞了能令人**開心**的精油，大人和小孩都很喜歡。天竺葵有平衡、降溫與**活化**肌膚的功效，特別適合用在肌膚因天氣受損，或受到刺激而感到不適的時候。天竺葵精油有溫和的利尿作用，是能幫助身體**排毒**的好幫手，也可以舒緩尿道感染的不適。

精油功效

幫助排毒：天竺葵精油溫和的利尿作用，能幫助身體排出多餘的水分、消除水腫。

平衡情緒：天竺葵精油既能安撫情緒，也能提振心情，是天然的抗憂鬱劑。它能降低煩躁不安的感受，幫助處理大人和孩子的焦慮感。

止痛：天竺葵精油有溫和的止痛作用，可以舒緩神經痛和帶狀疱疹的疼痛。

調理頭皮：天竺葵精油可以平衡頭皮的油脂分泌，因此很適合用來調理頭皮屑的情況。

調理肌膚：天竺葵精油的平衡特質，適合所有膚質使用。它有抗菌消炎的效果，能控制青春痘生長，還有清涼降溫的作用，可以為乾燥紅腫的肌膚帶來舒緩。此外，它的活化再生功能可以淡化皺紋、傷疤和皮膚瑕疵。

婦科保健：天竺葵精油有清涼和平衡的特質，對更年期的許多症狀都能帶來幫助，例如熱潮紅與陰道乾燥。天竺葵精油也可以幫助緩解尿道感染的不適。

最佳使用法

泡個熱水澡：要緩解膀胱炎或皮膚搔癢的問題，可以用5滴天竺葵精油加上5滴真正薰衣草精油做淺盆浴。將精油調入1大匙（15ml）基底油（或全脂牛奶）中，倒入泡澡水並用手攪散。

空間擴香：如果想紓解焦慮、提振精神，可以將5滴天竺葵精油和5滴甜橙精油加入擴香儀、水氧機或加熱式擴香台中擴香。

安全小叮嚀：稀釋後的天竺葵精油不具有毒性，也不會刺激皮膚。不過有誘發過敏的可能性。

最佳**拍檔**

適合搭配天竺葵的精油包括：佛手柑、真正薰衣草、檸檬、甜馬鬱蘭、橙花、甜橙、玫瑰草、玫瑰和檀香。

植物小百科

天竺葵是原生於南非的植物，現在主要生長在留尼旺島、中國與埃及等地。天竺葵的品種高達700多種，但其中只有10種可以用來萃取精油。萃取精油的最佳時機是花謝後不久，那時植株的精油含量會達到巔峰。許多人以為天竺葵精油是來自花朵，事實上是來自葉片。

精油

天竺葵精油的顏色是綠色至琥珀色，有濃郁香甜的花香，和一絲薄荷味。一旦植物被採收下來，就會立刻透過蒸氣蒸餾法，從葉片和綠色的嫩莖萃取精油。

天竺葵有平衡的作用，
能幫助維持情緒穩定。

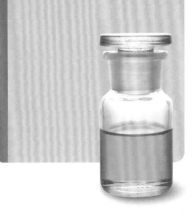

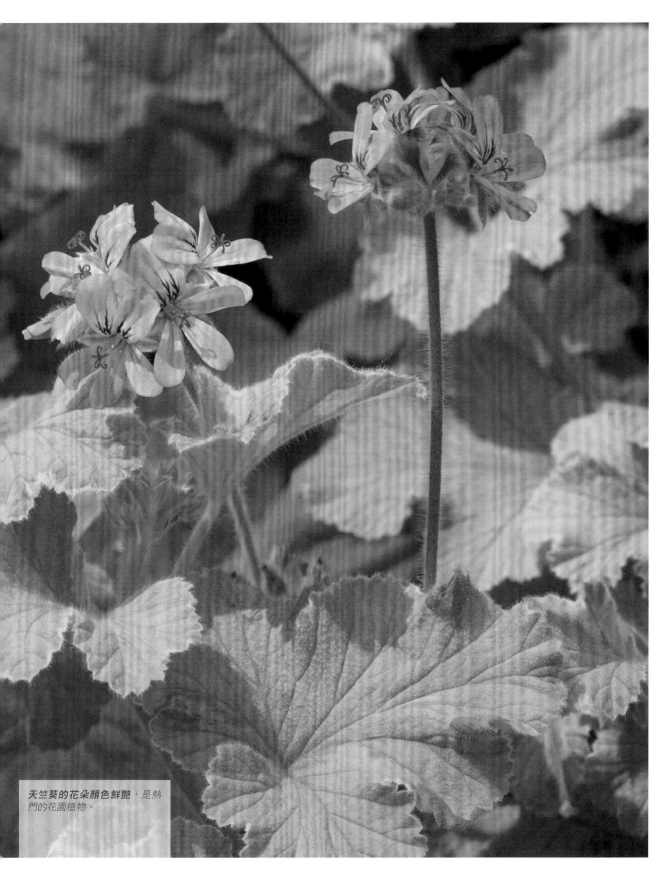

天竺葵的花朵顏色鮮艷，是熱
門的花園植物。

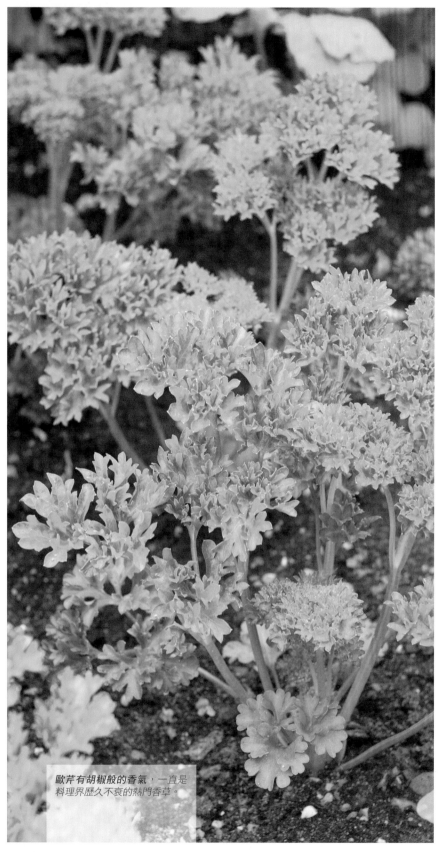

歐芹有胡椒般的香氣，一直是
料理界歷久不衰的熱門香草。

歐芹是知名的食用
香草，它的精油能
發揮多樣的療癒功
能。

護膚　　泡浴

個別精油介紹

115

歐芹籽 Parsley seed

Petroselinum crispum

歐芹可不只是你在西餐盤子上看到的裝飾而已。歐芹萃取出來的精油，不僅有**抗細菌**效果，還有珍貴的**排毒作用**，能幫助身體排出多餘水分，並強化消化功能。它**香料**般的香氣相當受到香皂和香水工業的重視——尤其經常用在男性古龍水中。

精油**功效**

激勵循環：歐芹籽精油有強化血管的功能，很適合用來調理靜脈曲張，也可以減緩臉部微血管破裂的情況。

調理肌膚：歐芹籽有抗細菌與抗真菌的作用，可以用來調理粉刺、青春痘、皮膚感染，清理消毒被感染的毛孔。

刺激頭髮生長：用歐芹籽精油稀釋後按摩頭皮，可以刺激頭髮生長。

發揮抗菌作用：歐芹籽精油可以抑制並消滅微生物，因此在多種感染和疾病情況下，都能帶來防護的作用。

止痛：歐芹籽精油可以透過激勵循環，避免尿酸在肌肉和關節中堆積，非常適合作為關節炎與風濕症的溫和止痛劑。

幫助排毒：歐芹籽精油可以支持腎臟與膀胱正常運作，它有利尿的作用，可以減少身體中的水分滯留，也有輕微的通便作用。此外，歐芹籽對消化系統有整體性的強化和滋補功能。

幫助消化：歐芹籽精油就像新鮮的歐芹香草一樣，有祛風助排氣的特質，可以改善消化不良、噁心、脹氣、嘔吐和胃痛等情況。

安撫心靈：歐芹是極佳的紓壓藥草，可以舒緩神經，並且有紮根、安撫、穩定思緒和情緒的作用。

令人幸福愉悅：在芳香療法中，歐芹籽精油的心靈功效，在於強化遭遇困難時的自信心，並且增進專注力，幫助人們更專心一致跨越難關。

最佳**使用**法

製成臉部調理精華：要改善蜘蛛網狀血管增生的問題，可以在1大匙（15ml）基底油中，調入1滴歐芹籽精油和2滴玫瑰精油，輕輕按摩患部。

泡個熱水澡：將6到9滴歐芹籽精油調入1大匙（15ml）基底油（或全脂牛奶）中，倒入泡澡水並用手攪散。

安全小叮嚀：使用歐芹籽精油需要經過妥善稀釋（濃度不可高於1%）。懷孕和哺乳期間避免使用。

最佳**拍檔**

適合搭配歐芹籽的精油包括：快樂鼠尾草、甜橙、玫瑰、茶樹或依蘭。

植物小百科

歐芹原生於地中海區域，目前在世界各地都是常見的花園植物，也是用途廣泛的食用香草。雖然全株植物都含有精油，但是以種子的精油含量最高。

精油

歐芹籽精油是透過蒸氣蒸餾法，從種子萃取而來。這是一種無色至淡黃色的精油，香氣意外宜人，既香甜又溫暖，是一種混合了木質、香料和草本的氣味。

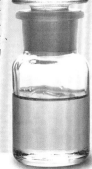

擴香　油膏

多香果 Allspice

Pimenta dioica

多香果是一種激勵效果強大的**香料類精油**，許多人對於它在廚房裡的作用，比芳療美容更熟悉。不過，只要在精油配方中加入一點點，多香果精油就能發揮**舒緩**肌肉和經痛的作用，並且可以幫助局部**增溫**，舒緩扭傷或拉傷造成的局部疼痛。

精油**功效**

止痛：多香果精油具有局部麻醉的作用，十分適合用來調理神經痛、肌肉傷害和關節拉傷；此外也能舒緩蚊蟲叮咬的疼痛感。

舒緩肌肉痙攣：多香果精油有溫暖、平撫的作用，可以舒緩肌肉痙攣和抽筋的情況。

溫和鎮定：多香果精油能放鬆身心，因此很適合用來紓緩緊張與壓力。它溫和的舒緩作用可以幫助睡眠。

緩解消化不良：將多香果精油加入按摩配方中，可以緩解消化不良、噁心與脹氣等症狀。

緩解感冒症狀：嗅聞多香果精油的香氣可以緩解呼吸道阻塞與充血的情況。

最佳**使用**法

空間擴香：用3到4滴多香果精油擴香，可以消除焦慮感。

製成油膏：以非常低的劑量加入基底油或油膏中，可以塗抹在胸腔按摩，帶來溫暖的效果，有助於清除上呼吸道感染、多痰的咳嗽與支氣管炎等症狀。

安全小叮嚀：多香果精油在稀釋後不會刺激皮膚，但是有誘發過敏的可能性。長時間使用，有可能出現毒性。請務必以非常低的濃度使用（濃度不可高於0.25%）。懷孕和哺乳期間避免使用，15歲以下孩童不宜使用。

植物小百科

多香果原生於加勒比海島嶼和南美一帶，多香果樹會結出像莓果一樣的小果實，人們將果實磨碎作為料理時使用的香料。多香果的葉片和莓果同樣氣味芬芳，兩者都可以用來萃取精油。

精油

多香果精油在英文中也叫做**pimento oil**，外觀呈淡棕色，是透過蒸氣蒸餾法，從葉片和果實萃取而來。多香果精油溫暖的香料氣味，和丁香和肉桂精油有些許類似。

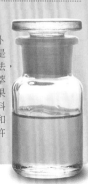
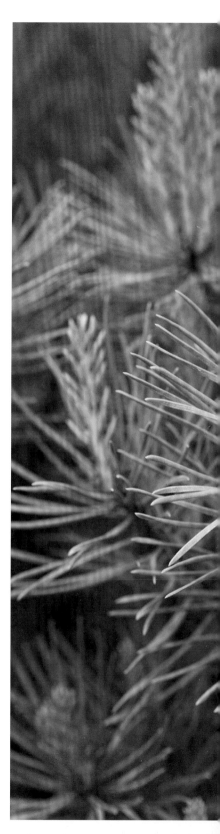

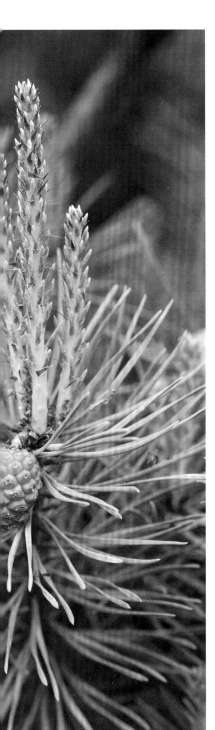

香氛

歐洲赤松 Pine

Pinus sylvestris

活力提振的歐洲赤松精油，對於痠痛的關節和肌肉有**溫暖**的作用，而它**清理疏通**的效果可以消除鼻塞、使呼吸更**輕鬆容易**。歐洲赤松能為香水增添一股香甜的氣味，這一點格外受到調香師重視。

最佳**拍檔**

適合搭配歐洲赤松的精油包括：大西洋雪松、藍膠尤加利、真正薰衣草、檸檬、迷迭香、鼠尾草和杜松漿果。

精油**功效**

疏通呼吸：歐洲赤松精油有解充血和抗病毒的作用，能抵禦病毒侵襲、消除上呼吸道感染，緩解花粉熱的症狀。

止痛：歐洲赤松精油有溫暖的特質，加上止痛和消炎的作用，可以舒緩肌肉和關節的痠痛與疼痛。將歐洲赤松精油塗抹在患部，可以激勵局部循環。

消毒抗菌：歐洲赤松精油可以用來處理傳染性皮膚病，例如膿疱症（impetigo）和皮膚癤腫。

驅蚊驅蟲：在布料或木頭上滴幾滴歐洲赤松精油，放在衣櫥裡，可以防止蛾類侵入。

支持泌尿系統：歐洲赤松精油能有效舒緩膀胱炎、前列腺問題與尿道感染。

令人幸福愉悅：歐洲赤松精油能幫助穩定紮根，它的氣味可以活化心智與精神，消除疲勞、緊張和其他壓力導致的問題。

清新空氣：歐洲赤松精油非常適合用來清理沉悶、有異味的空氣。

最佳**使用法**

清新空氣：在60ml的伏特加酒和60ml的清水中，加入20到30滴歐洲赤松精油，混合完成後放入噴霧瓶中，可以用來清新空氣，使用時注意避開家具。

安全小叮嚀：歐洲赤松精油在稀釋後不具毒性，也不會刺激皮膚。請確保你使用的是歐洲赤松（*Pinus sylvestris*）這個品種，因為其他的松樹品種有可能有毒性或對皮膚造成刺激。

植物小百科

松樹的品種多達90種以上，用來萃取精油的歐洲赤松（或森林松），生長在歐洲和亞洲，它是一種常青樹，因此精油全年皆可生產。精油是透過蒸餾方式，從針葉與嫩枝萃取而來。

精油

淡黃色的歐洲赤松精油是透過蒸氣蒸餾法，從松樹的嫩枝與芽苞萃取而來。歐洲赤松精油有獨特清新香甜的香脂氣味，就像松樹林的味道。

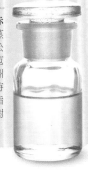

松樹有獨特的藍綠色針葉，絕不可能認錯。

擴香　 按摩

黑胡椒 Black pepper

Piper nigrum

黑胡椒是一種溫暖的香料類精油，有強大的**抗菌**效果。它**激勵振奮**的香氣，可以清理**思緒**，因此很適合用來增加**專注力**；此外，它也能激勵循環，進而**活化**疲憊的肌肉與關節，加速瘀傷修復。

118

最佳**拍檔**

適合搭配黑胡椒的精油包括：佛手柑、天竺葵、葡萄柚、檸檬、乳香、檀香、依蘭、玫瑰、甜茴香和真正薰衣草。

精油功效

緩解痠痛與疼痛：黑胡椒精油含有許多能幫助止痛的單萜烯碳氫化合物，因此，黑胡椒是處理肌肉痠痛或四肢疼痛油膏中的重要成分。它也有溫暖的作用可以舒緩運動傷害，增進肌肉張力。

激勵循環：黑胡椒精油可以激勵身體末梢循環，因此很適合用來改善手腳冰冷的情況。規律地使用也可以改善橘皮組織的問題。

幫助排毒：黑胡椒精油可以促進排汗，因此少劑量使用時能支持淋巴系統正常運作。此外它也有溫和的利尿效果。

激勵免疫：身心疲憊時很適合使用黑胡椒精油，因為它能支持身體的免疫力，防止感染侵襲。

疏通呼吸：黑胡椒精油是種穿透力強大的精油，可以消融、清理肺部阻塞。

幫助戒菸：研究結果顯示，嗅聞黑胡椒精油的氣味，可以降低菸癮。

增進警覺度：黑胡椒精油能為使用者注入一股溫暖的感受，使所有感官感受都被增強，它也可以清理思緒，帶來清晰的感覺。因此，黑胡椒精油能使人更專注、維持動力和鬥志，使心理上的倦怠感一掃而空。

最佳**使用**法

空間擴香：如果你發現內心那股「我能做到！」的聲音越來越微弱，將3到4滴黑胡椒精油加進擴香儀、水氧機或加熱式擴香台中，可以幫助你找回動力、更加專注。

製作按摩油：如果是一般性的按摩，最好用黑胡椒搭配其他精油使用。如果要處理瘀傷、肌肉或關節的痠痛與疼痛，可以將15滴黑胡椒精油加入1大匙（15ml）的基底油中按摩患部。

安全小叮嚀：稀釋後的黑胡椒精油不具有毒性，不會刺激皮膚。

植物小百科

理中常見的黑胡椒粒，其實是一種爬藤灌木植物的果實，它原生於印尼，至今仍是主要的栽培地。黑胡椒是無人不知、無人不曉的食用香料，也是印度和中國傳統醫學中歷史悠久的藥用香料。對調香師而言，黑胡椒精油貴在能為香水添加一股溫暖的香料香調。

精油

黑胡椒精油是透過蒸氣蒸餾法，從乾燥、壓碎的未全熟果實萃取出來的。精油質地稀薄，呈琥珀至黃綠色，有獨特的辛辣香料氣味，既令人感覺溫暖，又能帶來清新的感受。

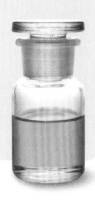

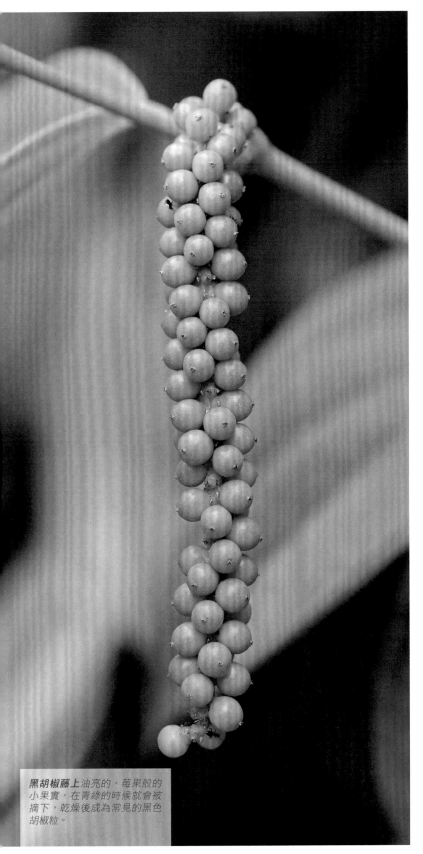

黑胡椒精油既舒緩
又溫暖，可以緩解
各種痠痛與疼痛，
激勵身體循環。

黑胡椒藤上油亮的、莓果般的
小果實，在青綠的時候就會被
摘下，乾燥後成為常見的黑色
胡椒粒。

香氛　　按摩

廣藿香 Patchouli

Pogostemon cablin

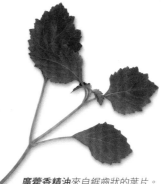

廣藿香精油來自鋸齒狀的葉片。

眾多使用經驗都已證實，廣藿香精油可以說是人們最喜歡的芳療精油之一。它能**舒緩**並**修復**肌膚，淡化傷疤、妊娠紋和肥胖紋；也可以**活化**熟齡肌膚，還有極佳的**抗菌**作用，可以調理容易長痘痘的肌膚。

精油**功效**

修復、調理、清潔肌膚：廣藿香精油能使皮膚細胞活化再生，幫助淡化傷疤、妊娠紋與肥胖紋，並且能滋潤乾燥的肌膚。廣藿香精油也有收斂的作用，能平衡油性肌膚和痘痘肌的油脂分泌；此外，還可以用來處理褥瘡與膿疱症。它的抗真菌作用也可以用來改善香港腳。

驅蟲：廣藿香精油可以驅除蚊蟲，也可以不經稀釋直接塗在被叮咬處。

幫助排毒：廣藿香精油有利尿的作用，因此很適合加在改善橘皮組織的保養品或按摩油中。

令人幸福愉悅：廣藿香精油是天然的抗憂鬱劑，能有效消除疲勞、壓力與焦慮。除此之外，它還有催情的功效。

最佳**使用法**

作為香水使用：廣藿香加上玫瑰，就是一種經典的香氣。將10滴廣藿香精油加上20滴玫瑰原精，調入2大匙（30ml）的基底油或伏特加酒中。

製作按摩油：在基底油中加入廣藿香精油，可以透過按摩更加提振情緒、放鬆

心情、紓解緊張和焦慮，還可以激勵低迷的消化功能。

安全小叮嚀：稀釋後的廣藿香精油不具有毒性，不會刺激皮膚。

植物小百科

廣藿香是一種叢生植物，原生於印度和馬來西亞，在當地叫做「puchaput」。用來萃取精油的葉片必須先稍微發酵或汆燙過，才能破壞葉面中的細胞壁，讓芬芳的精油順利地釋放出來。

精油

廣藿香精油是透過蒸氣蒸餾法，從葉片萃取而來。精油顏色呈淡黃至淡綠色，有一種香料、木質、類似麝香的氣味，相當受到調香師的青睞。人們對廣藿香的氣味反應兩極，如果不是非常喜歡，就是避之唯恐不及，所以在配方中最好少量使用。

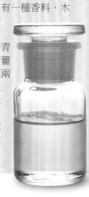
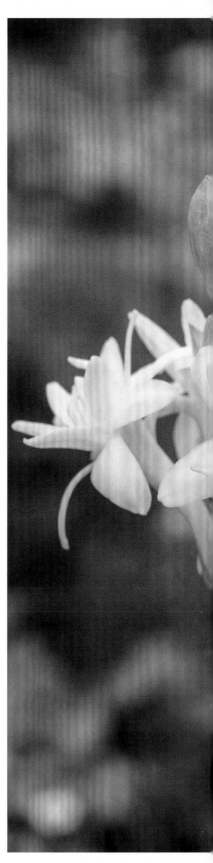

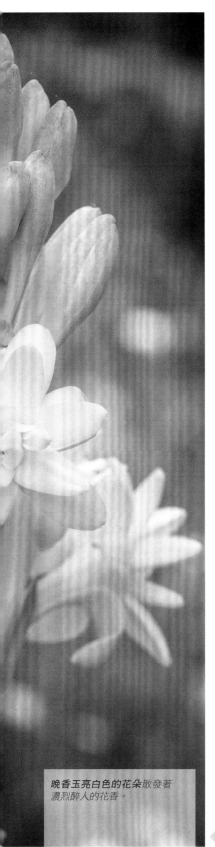

晚香玉亮白色的花朵散發著
濃烈醉人的花香。

按摩

擴香

晚香玉 Tuberose

Polianthes tuberosa

晚香玉可以**安撫**神經系統，經常被用來**紓解**憂鬱、憤怒、神經耗弱、壓力與緊繃的狀態。由於它有平撫和提振的效果，所以是男人女人都適用的天然**催情**精油。

精油**功效**

溫和鎮定：晚香玉可以安撫神經系統，如同鎮定劑一般，能幫助一夜好眠。

激勵循環：晚香玉溫暖的作用，可以改善循環、驅走冬天的寒意。

平衡情緒：晚香玉是一種能幫助紮根的精油，它能燃起鬥志，紓解壓力、緊張、焦慮、憂鬱和憤怒等情緒，還可以激發創意、平靜心靈。

催情：晚香玉是一種非常放鬆的精油，它性感濃烈的氣味可以幫助人們解放心中的壓抑、提振低迷的性慾，尤其能改善因壓力而感到提不起勁的情況。

改善體味：晚香玉既是濃烈持久的花香，又有抗細菌作用，能消除體味。

最佳**使用**法

製作按摩油：將15滴晚香玉原精加入2大匙（30ml）基底油中，做一次溫暖身心的全身按摩。晚香玉的氣味非常濃烈，只需要一點點就會芬芳四溢，所以最好妥善稀釋再使用。

空間擴香：在擴香儀、水氧機或加熱式擴香台中，加入3到4滴晚香玉原精，能讓室內氣氛完全熱絡起來。

安全小叮嚀：使用晚香玉原精請務必妥善稀釋（濃度不可高於1%）。敏感脆弱的肌膚避免使用，7歲以下孩童也不宜使用。

植物小百科

夜裡開花的晚香玉也叫做夜來香、夜之皇后。大約需要人工摘取1550公斤的花朵，才能萃取出0.5公斤的晚香玉原精。晚香玉和水仙與黃水仙有親緣關係，管狀的花朵形狀相當獨特。

精油

晚香玉原精是一種深橘棕色的濃稠液體，以溶劑萃取法從鮮花萃取而來。它的香氣濃烈，有一種香料般的甜奶香。

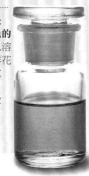

蒸氣吸入　油膏

芳香羅文莎葉 Ravensara
桉油樟（羅文莎葉） Ravintsara

Ravensara aromatica, Cinnamomum camphora

桉油樟是一種溫暖、激勵的精油，有**抗病毒**和**抗菌**的功效，是感冒和流感盛行季節極佳的天然選擇。桉油樟精油的植物來源在名稱上容易令人混淆（請參考下方植物小百科的說明）；一般來說，芳香療法中廣泛使用的精油叫做羅文莎葉（現已正名為桉油樟），雖然市面上另外還有芳香羅文莎葉這支精油。

精油**功效**

舒緩一般感冒和流感症狀：桉油樟有解充血和抗病毒的功效，可以舒緩咳嗽和鼻竇炎等多種感冒和流感症狀，用在病人的起居間，也有消毒淨化的作用。

消滅病毒：桉油樟精油的抗病毒作用，很適合用來處理唇疱疹、帶狀疱疹和各種疱疹問題。

令人幸福愉悅：桉油樟精油有激勵、活化的作用，可以紓解神經耗弱與壓力等情況，幫助改善憂鬱、扭轉負面想法。

激勵免疫：桉油樟精油有刺激免疫的作用，這表示它能支持身體的抵抗力，尤其在人們因為壓力和工作過度，而使抵抗力變得低落的時候。

幫助消化：將桉油樟精油輕輕按摩在腹部，能激勵消化功能。它的抗菌效果，

可以幫助處理以腸胃問題為主要症狀的流行性感冒。

止痛：桉油樟精油有放鬆和止痛的作用，可以緩解肌肉和關節不適，也可以製成敷包，減少扭傷與拉傷的疼痛感。

最佳**使用法**

蒸氣吸入法：要疏通鼻塞或改善呼吸道感染的情況，可以將3到4滴桉油樟精油加入一碗冒著蒸氣的熱水中，取一條浴巾蓋住頭，花15分鐘深深嗅聞精油的氣味。此外，還可以搭配其他同樣具有解充血功能的精油，例如尤加利、百里香或歐洲赤松。

治療唇疱疹：治療唇疱疹時，桉油樟精油可以不經稀釋，直接以純油點塗在患部。有需要的話可以用棉花棒輔助。

安全小叮嚀：*桉油樟精油在稀釋後使用不具有毒性，也不會刺激皮膚。*

植物小百科

桉油樟是一種在名稱上容易令人混淆的精油。過去，人們會用 ravensara 這個字來稱呼芳香羅文莎葉這種樹（過去的植物學名為 *Agatophyllum aromaticum*），芳香羅文莎葉被運用於香水業，而羅文莎葉（ravintsara）則是芳香療法中較常使用的精油，它是一種原生於馬達加斯加島的樟樹品種，現已正名為桉油樟。

精油

桉油樟精油是透過蒸氣蒸餾法，從葉片茂盛的嫩枝萃取而來。它質地稀薄，顏色呈透明至黃色，氣味有如樟腦，大約介在真正薰衣草和茶樹精油之間。

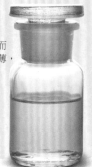

桉油樟精油能激勵免疫力，在寒冷的冬天為身體帶來最佳防護。

護膚 按摩

玫瑰 Rose

大馬士革玫瑰Rosa damascena、
千葉玫瑰R. centifolia

自古以來，玫瑰一直都是一種**藥用**植物，人們熱愛它平撫安神和**改善心情**的美妙香氣。玫瑰精油有調理、**消炎和活化回春**的作用，也有溫和的排毒、抗菌效果，可以幫助止痛、止吐。

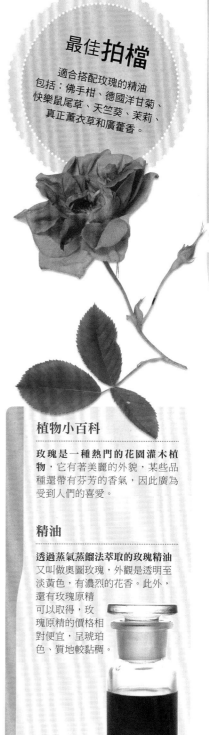

精油**功效**

活化肌膚：玫瑰精油可以支持細胞和組織再生，維持肌膚彈性、淡化細紋。當肌膚出現微血管破裂的情形時，玫瑰是能最大限度淡化外觀的極佳選擇。

修復肌膚：玫瑰精油可以修復皮膚的曬傷與燒燙傷，也能淡化妊娠紋與肥胖紋。它有安撫肌膚和消炎效果，可以舒緩乾燥、紅腫、搔癢的肌膚。

消滅細菌：實驗證實，玫瑰精油能有效對抗微生物。一項研究指出，大馬士革玫瑰對於15種細菌菌種都能發揮抗菌效果。

令人幸福愉悅：玫瑰精油能帶來一種放鬆的幸福感，可以讓人感受到生機與活力。這種平靜安撫的特質，使它很適合用來緩解和壓力有關的症狀。

婦科保健：玫瑰精油能調理子宮，幫助緩解經期時感覺沉重、經血結塊或經痛等問題。也可以控制和紓解經前情緒緊繃的狀態。

緩解消化不適：玫瑰精油有溫和的排毒、抗菌作用，加上舒緩神經的特質，可以緩解腸胃不適、噁心與便祕等問題，還可以強化肝膽功能，支持消化系統有效運作、幫助身體吸收養分。

最佳**使用**法

製成肌膚調理水：將2大匙（30ml）金縷梅純露、4大匙（60ml）玫瑰純露與4滴玫瑰原精混合在一起，裝進噴霧瓶中按需要使用。每次使用前大力搖勻。

製作按摩油：玫瑰精油可以紓解憂鬱、焦慮與悲傷的感受，將4滴玫瑰精油、4滴天竺葵精油與4滴甜橙精油加入2大匙（30ml）的基底油中，做一個提振身心的全身按摩。

安全小叮嚀：玫瑰精油與玫瑰原精都不會刺激皮膚。玫瑰原精不具有毒性，但使用玫瑰精油前需妥善稀釋（濃度不可高於1%），因為其中含有甲基醚丁香酚（methyl eugenol）這個成分。

最佳**拍檔**

適合搭配玫瑰的精油包括：佛手柑、德國洋甘菊、快樂鼠尾草、天竺葵、茉莉、真正薰衣草和廣藿香。

植物小百科

玫瑰是一種熱門的花園灌木植物，它有著美麗的外貌，某些品種還帶有芬芳的香氣，因此廣為受到人們的喜愛。

精油

透過蒸氣蒸餾法萃取的玫瑰精油又叫做奧圖玫瑰，外觀是透明至淡黃色，有濃烈的花香。此外，還有玫瑰原精可以取得，玫瑰原精的價格相對便宜，呈琥珀色、質地較黏稠。

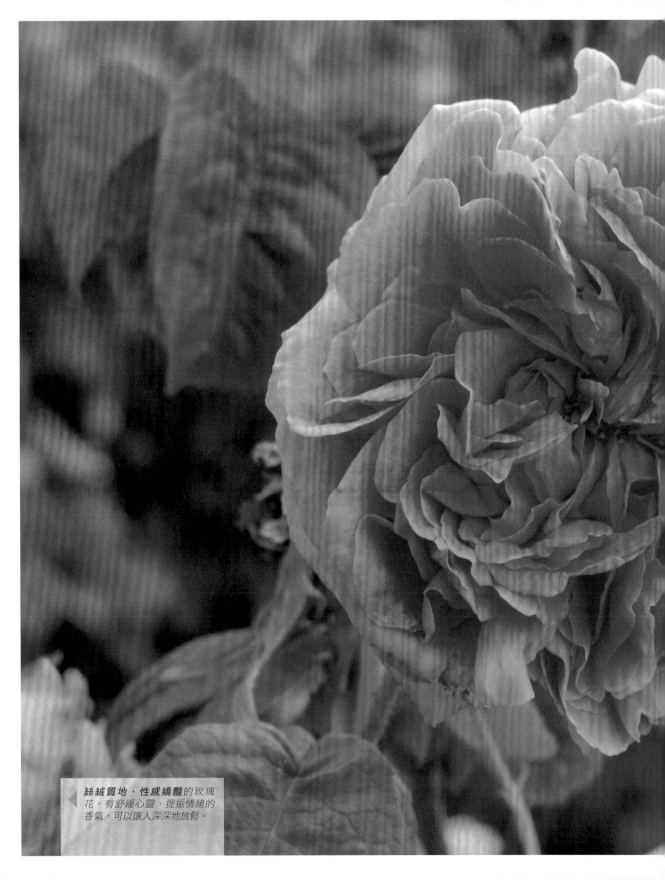

絲絨質地、性感嬌豔的玫瑰花，有舒緩心靈、提振情緒的香氣，可以讓人深深地放鬆。

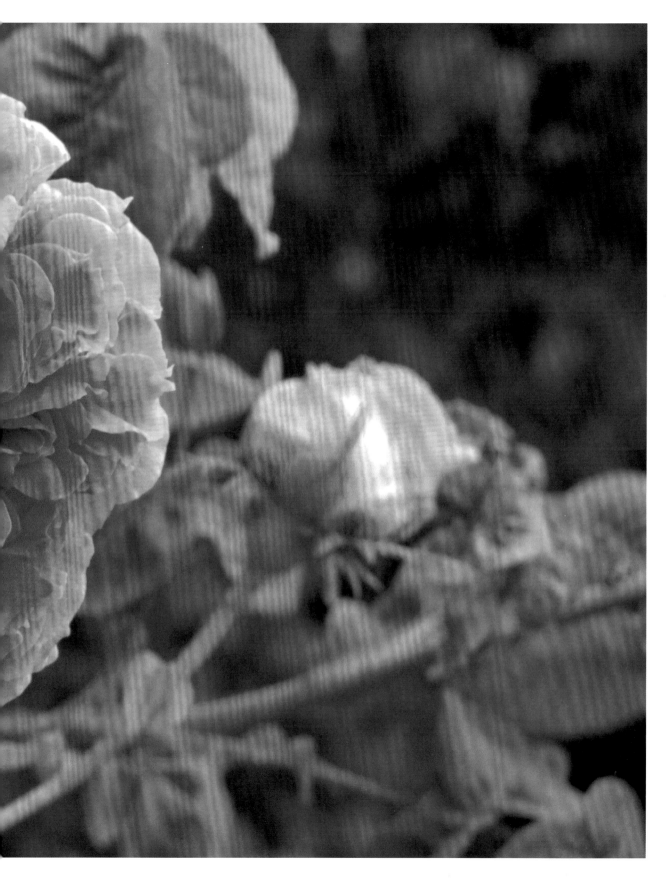

淋浴　　按摩

迷迭香 Rosemary

Rosmarinus officinalis

迷迭香是一種**調理**、**淨化**的精油，可以幫助清理思緒。它有強大的**抗細菌**與抗真菌成分，能幫助身體抵抗感染；此外還有溫暖的**消炎**作用，可以幫助止痛。它對淋巴系統的**激勵**效果能幫助排毒、改善身體循環。

最佳拍檔

適合搭配迷迭香的精油包括：羅勒、真正薰衣草、檸檬香茅、甜橙、檸檬、胡椒薄荷、苦橙葉或歐洲赤松。

精油功效

消滅細菌：迷迭香精油中含有迷迭香酸，因此，除了有消炎的作用之外，迷迭香也有抗病毒和抗細菌的效果。因此，迷迭香很適合用來處理呼吸道感染，以及用在皮膚表面處理皮膚感染的問題。迷迭香精油可以直接不經稀釋點塗在褥瘡、蚊蟲叮咬和皮膚疥瘡等患部，不僅能改善發炎情況，也能幫助皮膚療癒。

滋補頭髮：迷迭香精油可以激勵循環，因此能改善掉髮和頭皮屑的問題。

幫助排毒：迷迭香精油可以同時激勵循環和淋巴系統，因此能幫助身體排出廢物和多餘水分，進而改善橘皮組織。

激勵循環：迷迭香精油對於低血壓和四肢冰冷等情況能給予很好的幫助。它能激勵循環，同時舒緩扭傷與拉傷造成的疼痛，也能平撫運動後的肌肉酸痛。

增進專注力：迷迭香精油能激勵神經系統，增加腦部血流，進而改善記憶力、專注力和精神的警醒程度。迷迭香精油

有活化的功能，能改善疲憊、虛弱或倦怠的狀態，因此也特別適合用來幫助調整時差。

舒緩經痛：迷迭香精油溫暖消炎的特質，可以幫助緩解經痛時子宮痙攣的疼痛感。

最佳使用法

製成沐浴露：試試用這個芬芳的沐浴露，幫助你在運動後恢復身心精神。將55滴迷迭香精油、30滴胡椒薄荷精油和40滴檸檬精油，加入250ml的無香沐浴露中混合均勻，沖一個讓身心煥然一新、活化激勵的澡吧！

製作按摩油：將10滴迷迭香精油加入1大匙（15ml）的基底油中，就是一個簡單、暖身、止痛又排毒的按摩油了。

安全小叮嚀：迷迭香精油在稀釋後不會刺激皮膚，7歲以下孩童使用時需注意避開鼻腔周圍。

植物小百科

迷迭香是家喻戶曉的食用香草，有著銀綠色的葉片和淡紫色花朵。迷迭香原生於地中海地區，目前主要栽種於法國、西班牙、克羅埃西亞、突尼西亞和摩洛哥等地。這個常見的香草，上千年來廣泛被運用在料理、醫療和宗教儀式當中。

精油

迷迭香精油幾乎完全無色，是透過蒸氣蒸餾法，從新鮮的開花植物頂端萃取而來。迷迭香精油帶有辛辣而清新宜人的草本香氣。

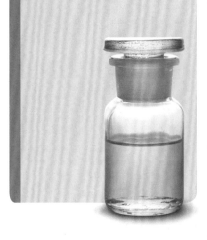

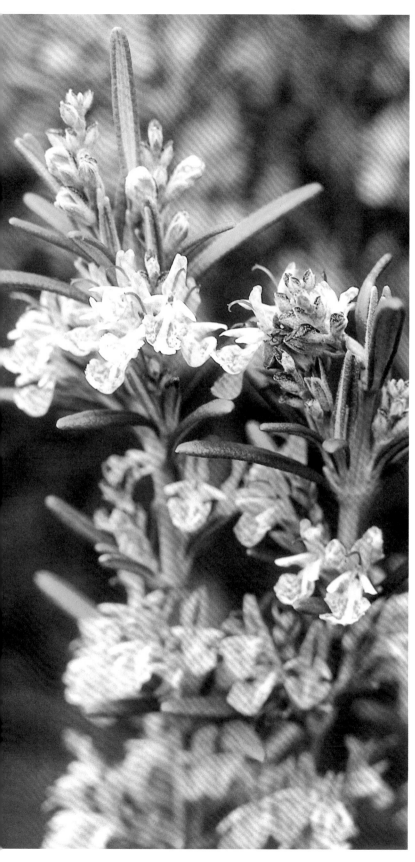

清新、淨化的迷迭香精油，是保養頭髮的熱門之選，能為秀髮添加光澤。

迷迭香的針狀葉片香氣非常濃郁，嬌嫩的花朵呈薰衣草藍至紫色。

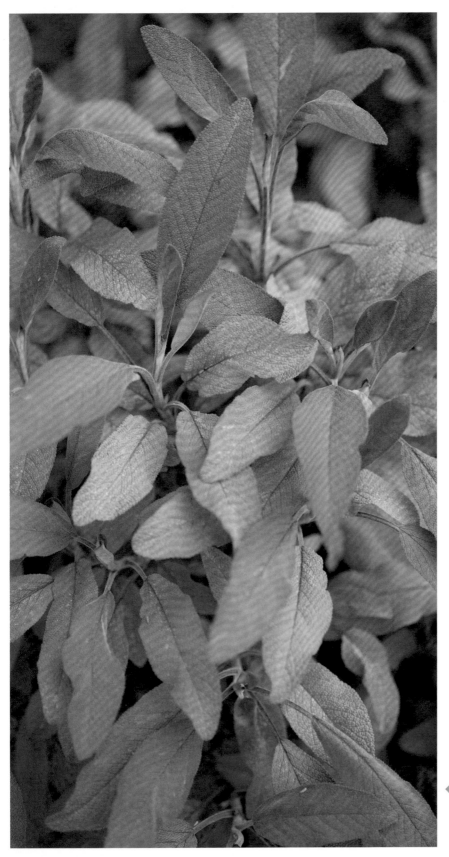

温暖抗菌的鼠尾草精油效用非常強大，必須妥善稀釋才能使用。

鼠尾草是四季常青的叢生植物，獨一無二的葉片上有細緻的葉脈分布，散發出濃郁的氣味。

漱口

足浴

鼠尾草（常見鼠尾草）
Sage (Dalmatian)

Salvia officinalis

鼠尾草是一種極強效的振奮激勵型精油，主要用來溫暖身心，可以幫助緩解肌肉疼痛。鼠尾草精油也有**收斂**的作用，很適合用來調理肌膚。感覺身心疲憊或壓力龐大時，鼠尾草精油可以幫助你**緩解**壓力，增進**專注力**。

最佳拍檔

適合搭配鼠尾草的精油包括：佛手柑、真正薰衣草、檸檬和迷迭香。

精油功效

抗菌消毒：鼠尾草精油對於牙齦特別具有親和性，它的抗細菌作用，能消滅口腔中造成口臭與牙齦疾病的細菌。

明亮膚色：鼠尾草精油能激勵循環，改善膚質、縮小毛孔。它具有抗氧化的作用，可以減少自由基帶來的傷害。自由基會使肌膚暗沉無光，因此，鼠尾草精油可以使疲憊的膚色看起來更加明亮。

滋養頭髮與頭皮：鼠尾草精油能有效抗真菌，因此對於頭皮屑問題很有幫助。

安撫神經：壓力龐大或身心俱疲時，鼠尾草精油可以滋補神經系統，帶來活化與激勵的作用，令人重新充滿活力。

作為體香劑：鼠尾草精油有天然的除臭作用，可以改善體臭和腳臭。它也很適合用來抑制身體出汗過多的情況，尤其適用於更年期。

最佳使用法

製成漱口水：用鼠尾草精油製作抗菌消毒的漱口水，可以處理牙齦發炎、改善口臭。將1滴鼠尾草精油調入1小匙（5ml）甘油或金盞菊酊劑中，再用一小杯水稀釋就完成了。將漱口水含在嘴裡，漱過牙齦和整個口腔後吐出。

足浴：如果想改善腳臭的問題，可以將4到5滴鼠尾草精油加入一淺盆的熱水中。將雙腳浸入水裡，停留10到15分鐘，然後仔細擦乾。

安全小叮嚀：使用鼠尾草精油請務必妥善稀釋（濃度不可高於0.5%）。懷孕和哺乳期間避免使用，15歲以下孩童不宜使用。內服具有毒性。

植物小百科

鼠尾草又是另一個家喻戶曉的食用香草。自古以來，它也是一種藥用的藥草。「Sage」這個字來自拉丁文中的「salvare」，意思是「療癒」或「拯救」。鼠尾草有銀灰色的葉片，開藍紫色的花，原生於地中海地區，現在在世界各地均有栽種。

薰衣鼠尾草（*Salvia lavandulifolia*，又叫西班牙鼠尾草）比常見鼠尾草溫和許多，因此經常用來取代鼠尾草使用。不過懷孕和哺乳期間仍然需要避免使用。

精油

鼠尾草精油是透過蒸氣蒸餾法，從乾燥的鼠尾草葉片萃取而來。精油質地稀薄、清澈無色，氣味鮮明，有微微的香料氣息，以及清新的草本香氣。

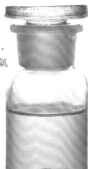

泡浴　　按摩

快樂鼠尾草 Clary Sage

Salvia sclarea

快樂鼠尾草以**改善**心理情緒的作用聞名，對於諸多身體系統也有**滋補**的效果，包括消化和循環系統。它還可以讓疲憊的肌肉恢復**活力**、疏解經痛和生產時的陣痛，也是一種**催情劑**。

精油**功效**

改善心情：快樂鼠尾草精油能改善憂鬱、安撫神經，使人心靈平靜，某些人使用後甚至會出現幸福愉悅的感覺。快樂鼠尾草精油也可以使康復中的病人恢復活力。

緩解痠痛與疼痛：快樂鼠尾草精油是強而有效的肌肉鬆弛劑，可以紓解肌肉的痠痛與疼痛。

幫助消化：用快樂鼠尾草精油按摩腹部，可以幫助消化、緩解腸胃不適、促進排氣。

刺激循環：快樂鼠尾草精油的滋補作用，某部份可歸功於激勵循環的效果。它可以幫助降低血壓。

婦科保健：快樂鼠尾草精油可以緩解經前症候群的各種症狀、舒緩經痛、消解更年期的焦慮和熱潮紅。

催情：快樂鼠尾草精油可以使人性慾回升、充滿活力。

最佳**使用法**

泡個熱水澡：如要緩解經痛或壓力，將5到6滴快樂鼠尾草精油調入1大匙（15ml）基底油（或全脂牛奶）中，倒入泡澡水並用手攪散。全身浸泡至少10分鐘。

製作按摩油：將1到2滴快樂鼠尾草精油加入1大匙（15ml）的基底油中按摩，這麼做可以幫助消化、激勵循環。

安全小叮嚀：使用快樂鼠尾草精油請務必妥善稀釋，以免刺激皮膚（濃度不可高於0.5%）。脆弱敏感的肌膚須避免使用，7歲以下孩童不宜使用。

植物小百科

快樂鼠尾草是鼠尾草的近親，它的莖桿又高又長，花朵也格外碩大。快樂鼠尾草原生於南歐地區，長久以來都是受到人們重視的藥草，也是製作香水的熱門材料之一。

精油

快樂鼠尾草精油呈透明至淡綠色，帶有香甜的草本氣息，與一絲堅果香氣。精油是透過蒸氣蒸餾法，從開花的頂端與葉片萃取而來。

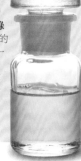

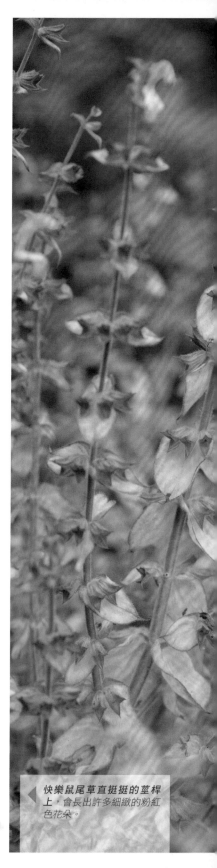

快樂鼠尾草直挺挺的莖桿上，會長出許多細緻的粉紅色花朵。

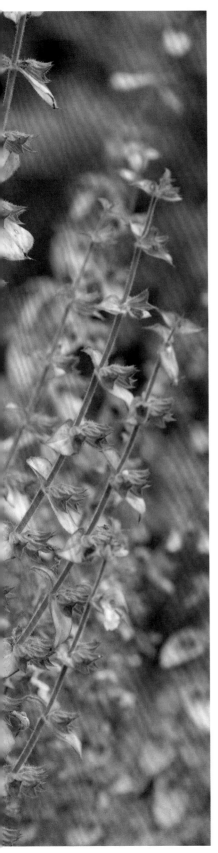

擴香

香氛

檀香 Sandalwood

Santalum album

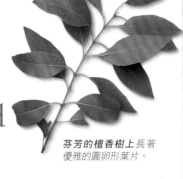

芬芳的檀香樹上長著優雅的圓卵形葉片。

檀香是一種歷史悠久的藥用植物，在印度阿育吠陀療法和中醫當中均有使用。它有**消炎**抗菌的特質，可以**修復**乾燥受損的肌膚，使皮膚恢復**活力**。它對心靈與情緒也有**滋養回復**的作用，可以安撫呼吸道的各種不適。

精油**功效**

保護並平衡肌膚：檀香精油有收斂消炎的作用，可以平衡肌膚。它對油性肌膚有很好的作用，也可以舒緩乾燥、搔癢或紅腫的肌膚。檀香精油也可以淡化傷疤與肌膚瑕疵，安撫刮鬍或除毛後的肌膚不適。

回復活力：檀香可以驅走焦慮、改善憂鬱，幫助睡眠，令人重新燃起對生活的熱情。檀香精油也是一種催情劑，尤其適合男性使用。

消毒抗菌：檀香精油溫和的抗菌作用，可以用來緩解生殖泌尿道的感染。

疏通呼吸：檀香精油對黏膜組織有清涼降溫和消炎的作用，可以安撫持久不癒的慢性咳嗽。它也是溫和的解充血劑與抗菌劑，可以用來緩解支氣管炎、喉嚨發炎與呼吸道的感染。

最佳**使用**法

空間擴香：將3到4滴檀香精油加進擴香儀器，或加水製成空間噴霧，不僅可以讓室內空氣充滿芬芳，也能使心靈更加平靜。

製成鬍後保養油：用檀香精油製作提振活力、安撫肌膚的保養油。將1滴檀香精油加入1小匙（5ml）的甜杏仁油，用掌心溫熱後使用。可以安撫刮鬍或除毛後的肌膚。

安全小叮嚀：以2%的濃度稀釋後，檀香精油不具有毒性，也不會刺激皮膚。

植物小百科

檀香原生於印度，精油長年來廣受使用者喜愛，因此已遇到嚴重的過度開發問題，目前瀕臨絕種。購買檀香精油時，請務必確認你手中的產品是否以支持生態永續的方式生產。

精油

檀香精油是透過蒸氣蒸餾法，從檀香木的心材萃取而來。精油呈淡黃色至淡金色，帶有細緻、香甜、舒緩人心的木質香氣。

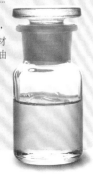

緊急措施　 按摩　 蒸氣吸入

夏季香薄荷 Summer savory

Satureja hortensis

人們一度將夏季香薄荷視為強大的**催情劑**，因此，聖本篤修道院甚至規定修士不能在花園中種植這種植物。如今，人們更看重夏季香薄荷對消化系統的**安撫作用**，它能緩解腸胃不適，幫助排出脹氣。此外，它也能**化解**龐大的壓力，為人帶來力量。

精油**功效**

幫助抵抗感染：夏季香薄荷精油有強大的抗菌作用，可以消滅造成皮膚感染的細菌。因此，夏季香薄荷是非常好用的常備緊急用油。研究證實，夏季香薄荷可以抑制白色念珠菌孳生，這種真菌是造成香港腳與鵝口瘡的主要元兇。

幫助消化：夏季香薄荷是一種溫和又芬芳的祛風精油，能幫助消化，並且處理脹氣、噁心和腹瀉等多種消化問題。

紓解壓力：夏季香薄荷能在你快被壓力擊倒，萌生放棄念頭的時候，為你帶來支持。它也可以在面臨艱困的挑戰，感到疲憊倦怠時，激起你的動力。

緩解喉嚨痛：用夏季香薄荷做空間擴香或蒸氣吸入法，可以緩解咳嗽、感冒與喉嚨痛的問題。

緩和蚊蟲叮咬：用稀釋後的夏季香薄荷點塗在被蚊蟲叮咬的地方，可以讓不舒服的感覺馬上得到舒緩。

促進頭髮生長：夏季香薄荷是古方中用來刺激頭髮生長的藥草，可以用稀釋後的精油按摩頭皮。

最佳**使用法**

緊急措施：將3到4滴夏季香薄荷精油調入1大匙（15ml）的聖約翰草浸泡油或2大匙（30ml）的伏特加酒，可以點塗在蚊蟲叮咬的地方，或香港腳（或其他真菌感染）發作的患部。

製作按摩油：用2到3滴夏季香薄荷精油加入1大匙（15ml）的基底油中，以順時針方向輕輕按摩腹部，可以緩和過度進食後不舒服的感覺。

蒸氣吸入法：將幾滴夏季香薄荷精油加入一碗冒著蒸氣的熱水中，嗅聞精油氣味，可以緩解鼻塞與各種感冒症狀。

安全小叮嚀：使用夏季香薄荷精油請妥善稀釋（濃度不可高於1.5%）。脆弱敏感肌膚避免使用，7歲以下孩童不宜使用。

植物小百科

古代薩克遜人以savory（美味的）這個字，來為香薄荷這種植物命名，因為它帶有香料般的辛辣口感。香薄荷屬於脣形科，其中，夏季香薄荷原生於地中海地區，葉子細小、質地厚如皮革，開迷你的粉紫色小花。是料理中常用的食用香草。

冬季香薄荷（*Satureja montana*）有更強大的抗菌作用，氣味也更加強勁，因此在芳香療法中屬於較冷門少用的精油。不過，冬季香薄荷很適合以小量的方式與其他精油混合使用，可以增強配方的藥用屬性。

精油

夏季香薄荷是透過蒸氣蒸餾法，從葉片與莖桿萃取而來。精油呈淡黃至淡橘色，帶有香料般的草本氣味。

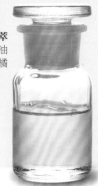

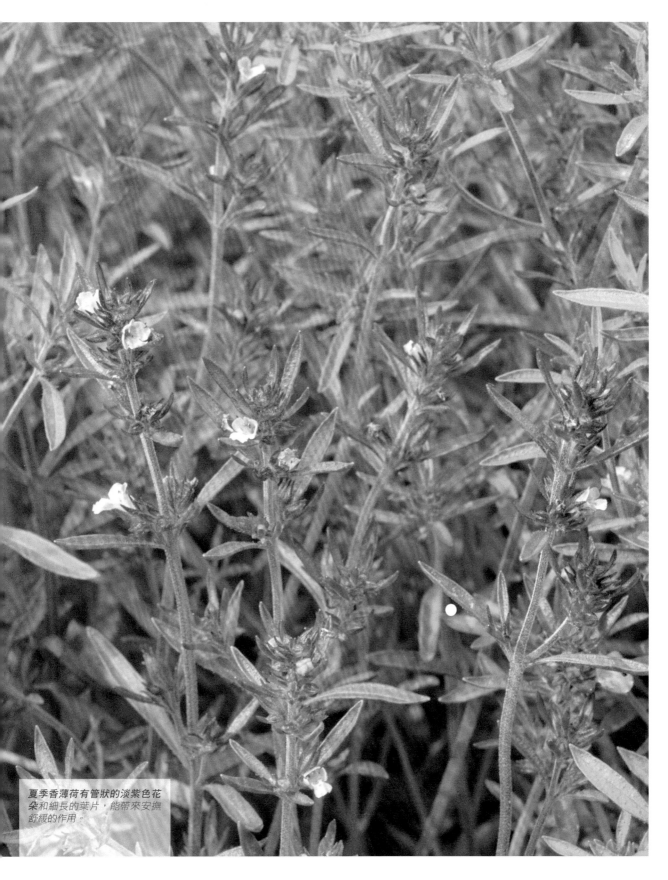

夏季香薄荷有管狀的淡紫色花
朵和細長的葉片，能帶來安撫
舒緩的作用。

護髮

擴香

蒸氣吸入

安息香
Benzoin

Styrax benzoin

134

安息香，又叫做安息香膠（gum benzoin），是傳統上用來**製香**的材料。如今，安息香精油經常被添加在護膚品中，發揮抗菌、**修復**和**安撫**等作用。用於調香時，安息香是熱門的定香劑，能減緩香水揮發的速度，讓香氣更為持久。

精油**功效**

安撫搔癢肌膚：安息香精油對於各種乾癢、刺激的皮膚狀況，都能來非常好的療癒效果。例如日曬風吹造成的肌膚損傷，或是濕疹、牛皮癬等皮膚問題。安息香精油能增進皮膚彈性，因此對熟齡肌膚能帶來很好的保養效果。

修復傷口：安息香精油有很好的抗細菌效果，能修復刀切傷及各種外傷，也可以緩解青春痘和其他皮膚出疹問題。

緩解痠痛與疼痛：安息香精油有局部激勵的作用，可以改善身體循環。將安息香精油加入按摩配方中，可以讓僵硬的肌肉鬆弛下來，緩解關節炎與風濕症的酸痛感。

令人幸福愉悅：安息香有舒緩溫暖的作用，能撫慰心靈，改善憂鬱的心情。

最佳**使用**法

頭皮保養：將5滴安息香精油加入質地溫和的無香洗髮乳中，可以改善頭皮搔癢的問題。

空間擴香：將安息香精油加入擴香儀、水氧機或加熱式擴香台當中，能使空間氣味香甜。

蒸氣吸入法：用安息香精油進行蒸汽吸入法，可以改善鼻塞的問題。

安全小叮嚀：使用安息香精油請妥善稀釋（濃度不可高於2%）。脆弱敏感肌膚避免使用，2歲以下孩童不宜使用。

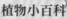

植物小百科

安息香是一種大型的熱帶樹木，原生於泰國及周邊小島。在樹幹上劃開切口，就會有樹膠流出，樹膠凝結成的樹脂會被採集起來使用。流動的新鮮樹膠呈黃色，乾燥後的樹脂則是紅棕色。

精油

安息香精油呈棕金色，帶有像香草一樣的香甜氣味。安息香精油質地非常濃稠黏膩，不經稀釋無法使用，因此可能以油樹脂或酊劑的形式販售，可以當作一般精油使用。

擴香

油膏

丁香 Clove

Syzygium aromaticum, Eugenia caryophyllata

丁香是一種**溫暖身心**的精油，少量使用可以發揮**抗菌**和**止痛**的作用。將丁香製成漱口水，能對口腔感染帶來很好的效果。它的香料氣息令人感到舒服而放鬆。

精油**功效**

牙齒與牙齦保健：無論在西醫治療或輔助療法中，丁香精油都經常被運用在口腔保健中。丁香精油既能消毒又有麻醉效果，可以消滅造成口臭的細菌，舒緩牙齦腫脹與牙齒痛等情形。

安撫並療癒肌膚：用丁香精油來治療青春痘，可以改善發炎紅腫的疼痛感，並消滅造成青春痘的細菌。丁香精油也可以用來治療皮膚疣。

疏通鼻塞：丁香精油有祛痰的效果，很適合用來處理咳嗽、感冒、鼻竇炎和氣喘等呼吸道感染。用丁香精油在室內擴香，可以清潔空氣，帶來消毒效果。

緩解焦慮：丁香精油放鬆安撫的氣味，可以降低焦慮感，讓人們更專注進行手邊的工作。

舒緩肌肉：丁香精油的溫暖作用，能讓痠痛的肌肉放鬆下來，也能舒緩關節的不適。

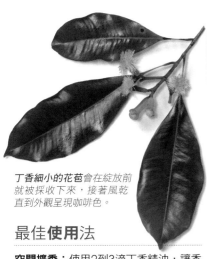

丁香細小的花苞會在綻放前就被採收下來，接著風乾直到外觀呈現咖啡色。

最佳使用法

空間擴香： 使用2到3滴丁香精油，讓香氣擴散到空間中，能清理室內空氣，並帶來消毒抗感染的作用。

肌肉按摩油： 將3滴丁香精油加入1大匙（15ml）基底油中，就是一個能使局部升溫的按摩油。

安全小叮嚀： 使用丁香精油必須稀釋到極低濃度（濃度不可高於0.5%）。脆弱、敏感肌膚和有傷口的肌膚都應避免使用，7歲以下孩童不宜使用。

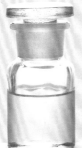

植物小百科

人們總以為丁香是一種香料，事實上它是一種藥草，來自丁香樹上乾燥的花苞。

精油

丁香精油是透過蒸氣蒸餾法萃取而來，材料來源可以是丁香的葉片、莖幹或花苞。萃取出來的丁香精油是透明至淡黃色的液體，帶有濃郁誘人的香料氣息。

擴香　　　油膏

萬壽菊
Tagetes

Tagetes erecta

萬壽菊是傳統上用來治療感染和外傷、**驅除蚊蟲**、疏通鼻塞的藥草。萬壽菊精油有**溫和的鎮定作用**，可以**安撫**焦慮和神經緊張等情形。萬壽菊的香氣令人**感到歡快**，是熱門的香水材料，尤其常用來調製男香。

精油功效

修復傷口： 萬壽菊精油有抗菌的作用，可以改善傷口、刀切傷和膿腫部位的感染情況，也可以處理真菌感染。

紓解痙攣： 萬壽菊精油可以安撫消化系統的不適與發炎，它的抗痙攣作用可以紓解經痛和肌肉抽筋等問題。

疏通鼻塞： 萬壽菊精油能疏通呼吸道，幫助鼻涕和痰液從鼻竇與肺部排出。

安撫神經： 萬壽菊精油有溫和的鎮定作用，可以舒緩焦慮、驚慌和壓力，改善憂鬱症、消除憤怒，帶來放鬆感。

驅蚊驅蟲： 萬壽菊精油有殺蟲作用，可以驅除蒼蠅和蚊子。出門度假的時候帶一罐在身邊吧！

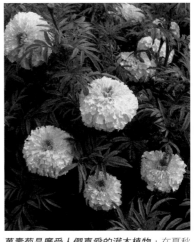

萬壽菊是廣受人們喜愛的灌木植物，在夏秋之際會開出鮮黃色與橘色的花朵。

最佳使用法

空間擴香： 在擴香儀、水氧機或加熱式擴香台中加入3到4滴萬壽菊精油，可以舒緩咳嗽、支氣管炎胸腔感染，也可以驅除蚊蟲。

製成油膏： 在基底油膏中加入10到15滴萬壽菊精油，可以用來處理皮膚真菌感染的問題。可以視需要隨時取用。

安全小叮嚀： 萬壽菊精油需要妥善稀釋後使用（濃度不可高於2%）。然而，即使稀釋到低濃度，萬壽菊精油也一樣有極高的光敏性，因此使用後24小時之內需避免直曬日光。

植物小百科

萬壽菊也叫做南方金盞菊，是菊科的一員，也是常見的圍籬灌木，開鮮豔的橘黃色花朵。

精油

萬壽菊精油是透過蒸氣蒸餾法從花朵萃取而來。精油呈金黃色，帶有芬芳的大地和花香氣息，加上一絲柑橘氣味。

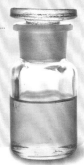

泡浴　　護膚

百里香 Thyme

Thymus vulgaris

百里香精油是泡浴和製成油液的熱門選擇，不僅可以**刺激**身體循環，還能**舒緩**痠痛疲憊的肌肉與關節。百里香精油是有效的抗菌精油，能消滅真菌感染，也可以對抗感冒症狀，幫助化解頑固的痰塊。它**清新振奮**的香氣，可以清理思緒，讓人感覺**煥然一新**。

精油**功效**

止咳：百里香精油有抗菌和抗痙攣的作用，因此很適合用來緩解咳嗽、喉嚨痛等感冒症狀，也可以舒緩慢性支氣管炎的各種症狀。

對抗真菌感染：試著用百里香精油調製成沖洗頭髮的調理水，或是在稀釋後用來按摩頭皮、指甲或雙腳，這麼做能消除頭皮屑、脂漏性皮膚炎、香港腳和灰指甲等問題。

緩解痠痛與疼痛：百里香精油有溫暖的效果，可以幫助緊繃的肌肉放鬆，讓疼痛的膝蓋獲得緩解。

抗痘：研究證實，百里香精油中含有某種成分，能消滅造成青春痘的痤瘡丙酸桿菌，它的效果甚至比抗痘軟膏和洗劑中的常見有效成分過氧化苯（benzoyl peroxide）還要更好。

令人幸福愉悅：百里香精油可以一掃焦慮、壓力或低落的心情。

處理尿道感染：百里香精油有抗細菌和抗真菌的作用，因此很適合用來處理膀胱炎等令人不舒服的尿道感染症狀。

改善循環：百里香精油對循環系統有激勵振奮和整體性的滋補效果，十分適合調理低血壓、虛弱無力與貧血的問題。

最佳**使用**法

泡個熱水澡：將5到6滴百里香精油調入1大匙（15ml）基底油（或一小杯全脂牛奶）中，倒入溫水中用手攪散，可以幫助處理尿道感染的問題。

製成肌膚調理水：將2滴百里香精油和2滴紅橘精油，調入2小匙（10ml）蘆薈汁和90ml的金縷梅純露中大力搖勻。可以用棉球沾取使用，或是裝進噴霧瓶中，作為清爽提神的臉部調理噴霧水。

安全小叮嚀：使用百里香精油請務必妥善稀釋（濃度不可高於2%）。

植物小百科

百里香是一種低矮匍匐的香草植物，是脣形科的一員。它原生於地中海地區，能適應充滿陽光、天氣炎熱的環境，在排水良好的土壤中會旺盛地生長。百里香是普遍常見的料理香草，也是具有療癒力的藥草。

精油

百里香精油是透過蒸氣蒸餾法，從開花的頂端及葉片萃取而來。芳香療法中用到的百里香精油，又分為幾種不同的化學類屬，其中，沉香醇百里香（*Thyme linalol，Thymus vulgaris ct linalol*）是比較溫和的一種，也最適合芳香療法的所有一般性用途。

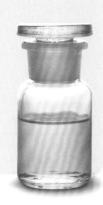

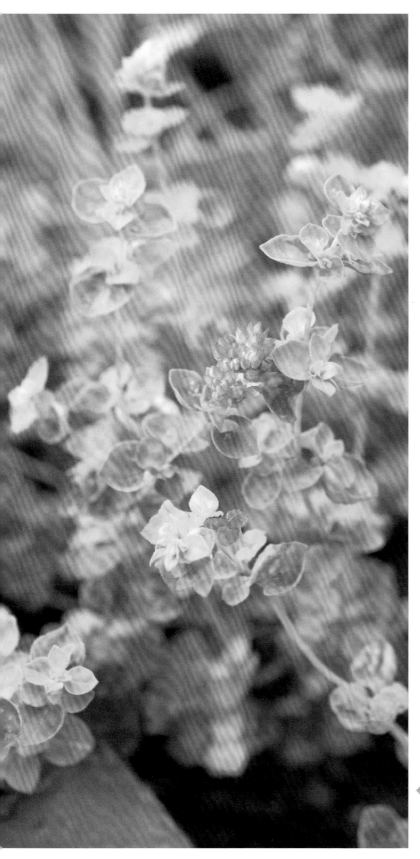

百里香精油有極
佳的抗菌功能，因
此很適合用來對抗
冬天的感冒。

◀ **百里香是一種四季長青的叢
生植物**，葉子呈圓卵狀，初
夏時分會開出白色或粉紅色
的花朵。

護膚　按摩

每一個細緻的莖桿都有三片橢圓形的葉片。

葫蘆芭籽 Fenugreek

Trigonella foenumgraecum

大家都知道，葫蘆芭籽可以**幫助消化**、軟便通瀉，但除此之外，它還能**放鬆**神經，並且在呼吸道受到感染時，發揮**抗菌**祛痰的作用。葫蘆芭籽能**激勵**循環，因此塗擦於肌膚能改善瘀傷和水腫的情況。

精油功效

清潔、舒緩肌膚：葫蘆芭籽精油有抗細菌和抗真菌的作用，可以改善癤腫等皮膚感染問題。它也能幫助消炎，緩解皮膚搔癢和乾燥的情況。

幫助放鬆：葫蘆芭籽精油能放鬆神經，緩解焦慮，改善低血壓的問題。

疏通鼻塞：葫蘆芭籽精油有祛痰的作用，可以讓發炎的呼吸道組織舒緩、放鬆下來。

幫助排毒：葫蘆芭籽精油有滋補和抗氧化的作用，可以促進排汗、激勵新陳代謝。葫蘆芭籽精油也是溫和的輕瀉劑，可以幫助身體排出廢物。

幫助消化：葫蘆芭籽精油可以緩解消化不適，幫助支持消化功能。

婦科保健：葫蘆芭籽精油可以緩解經痛、調理經期，平撫更年期熱潮紅。

最佳**使用**法

作為臉部精華油：將4到6滴葫蘆芭籽精油加入1大匙（15ml）質地清爽的基底油中，可以用來調理紅腫或容易長痘痘的肌膚。

製作按摩油：如果想做一次放鬆身心、舒緩肌膚的按摩，可以將7滴葫蘆芭籽精油加入1大匙（15ml）的基底油中使用。這個按摩油也可以單獨用來按摩腹部，沿順時針方向輕輕按摩，可以改善消化不良的情況。

安全小叮嚀：葫蘆芭籽精油在稀釋後不會刺激皮膚。

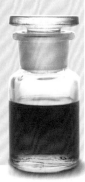

植物小百科

歐葫蘆芭原生於中東與近東地區，葫蘆芭籽是一種香料，在英文中又被稱為methi。葫蘆芭樹會結出一種特別的三角形種子，這些葫蘆芭籽當中含有豐富的油質。而圓圓的葫蘆芭葉則可以在風乾後作為香草使用。

精油

葫蘆芭籽精油事實上是透過溶劑萃取法，從葫蘆芭籽萃取而來的原精。原精呈棕黃色，是一種細滑如蠟的液體，帶有一股鮮明而香甜的香料、泥土氣味。

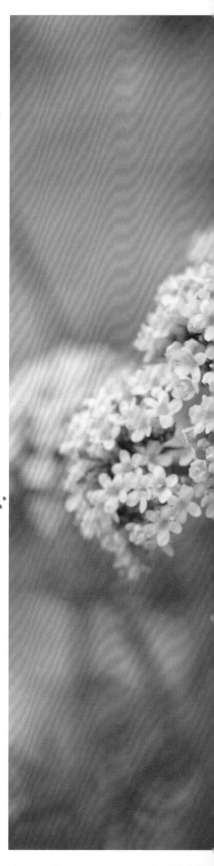

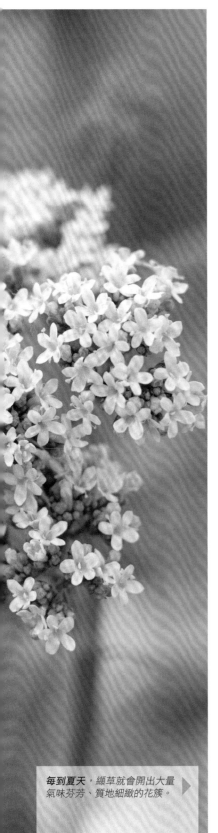

每到夏天，纈草就會開出大量氣味芬芳、質地細緻的花簇。

泡浴

按摩

纈草 Valerian

Valeriana officinalis

纈草是公認的**失眠**及緊張解藥，它是一種非常常見的**鎮定類**藥草，可以**改善憂鬱**和焦慮等情況，也能調節血壓、放慢心跳、安撫消化不適。

精油功效

幫助一夜好眠：纈草精油是一種強大的鎮定劑，可以改善失眠狀況、增進睡眠品質。

平衡情緒：纈草精油可以舒緩神經，安撫焦慮、憂鬱與煩躁不安的感受。很適合在壓力龐大或心情緊張時使用。

降低血壓：纈草精油可以調節血壓，安撫心跳過快的情形。

幫助排毒：纈草精油有溫和的通瀉作用，可以促進腸道正常蠕動，它也有利尿作用，能促進排尿。纈草還能安撫胃部不適，尤其當胃部問題是由壓力引起的時候；它也可以幫助身體有效地對養分進行新陳代謝。

婦科保健：纈草精油不只可以改善胃部痙攣，也可以緩解經期前的緊繃感。

最佳使用法

泡個熱水澡：將2滴玫瑰精油、2滴纈草精油和2滴檀香精油調入1大匙（15ml）基底油（或全脂牛奶）中，倒入泡澡水並用手攪散。

製作按摩油：將纈草精油調入按摩油，可以帶來非常深度的放鬆效果。試試用4滴纈草精油、4滴真正薰衣草精油，再加上4滴大西洋雪松精油，調入2大匙（30ml）的基底油中。

安全小叮嚀：稀釋後的纈草精油不具有毒性，也不會刺激皮膚。

植物小百科

纈草原生於歐洲及亞洲的某些區域，葉如皮革，開簇狀的粉紅或白色花朵。英文裡纈草（valerian）這個字是從拉丁文的「valere」衍生而來，意思是「康復」或「感覺舒服」。

精油

纈草精油是透過蒸氣蒸餾法，從纈草根萃取而來。外觀呈黃色或黃綠色，帶有大地、麝香與木質氣味，味道有可能非常濃郁。為達到最佳使用效果，建議和其他氣味香甜柔軟的精油調合使用。

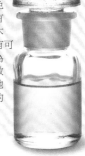

護髮　擴香

個別精油介紹

香草 Vanilla

Vanilla planifolia

香草的使用在芳香療法當中並不算久，人們更常用它來製作點心、烘焙糕點。香草精油有**舒緩**和軟化的特質，可以**修復**粗糙、**受損**的肌膚。它也是溫和的**止痛劑**，並且具有抗菌作用。

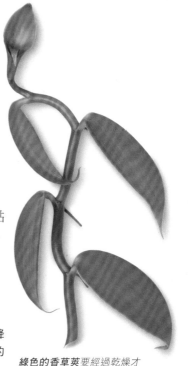

綠色的香草莢要經過乾燥才能使用。

140

精油**功效**

舒緩乾燥肌膚：香草精油能軟化肌膚和頭髮，並且具有安撫的效果。它也富含抗氧化物，可以保護肌膚不受環境汙染和毒素的損傷。

止痛：香草芬芳的香氣主要來自其中的香草醛（vanillin），這個成分和辣椒中的辣椒素（capsaicin）有類似的止痛作用。因此，將稀釋過的香草精油塗抹在皮膚上，可以緩解一般性的痠痛、疼痛和牙齒痛，帶來暫時的局部止痛效果。

消除壓力：香草可以驅走負面想法，消除焦慮感。這種提振活力的效果，也為香草贏得催情的美名。

幫助抗痘：香草精油有溫和的抗細菌作用，因此能消滅皮膚上的致痘細菌，降低小粉刺、黑頭粉刺與各種疙瘩出現的機會。

最佳**使用**法

製作護髮油：將10滴香草精油調入1大匙（15ml）的椰子油中，可以作為髮膜，為秀髮增加亮澤。為頭髮均勻抹上護髮油，用毛巾包覆10到15分鐘，然後再以洗髮精洗淨。

空間擴香：將1到2滴香草原精加入擴香儀、水氧機或加熱式擴香台中，能消除壓力，使焦慮感一掃而空。

安全小叮嚀：香草精油不具有毒性，也不會刺激皮膚。

植物小百科

香草其實是一種蘭科植物，香草豆是豆莢中的種籽。綠色的香草莢會在慢慢風乾後，變成黑色。一旦香草莢開始捲曲，就表示可以使用了。香草莢的使用方式包括作為料理中的香料，或用來萃取精油或原精。

精油

香草原精質地濃稠，呈深棕色，是透過溶劑萃取法，從處理過的香草莢萃取而來。香草的氣味固然令人熟悉，卻也可能非常濃郁，在配方中宜少量使用。

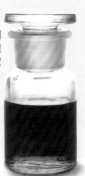

香草的氣味非常濃郁，每次使用只需要一點點就夠了。

泡浴　擴香

岩蘭草 Vetiver

Vetiveria zizanioides

岩蘭草能使人深深地**穩定紮根**，因此大部分用來改善情緒，特別適合在痛苦沮喪、驚慌失措的時候使用。岩蘭草精油可以改善循環，並且有極佳的**抗菌及收斂**效果，很適合油性肌膚和混合性肌膚使用。

最佳拍檔

適合搭配岩蘭草的精油包括：快樂鼠尾草、大西洋雪松、茉莉、真正薰衣草、廣藿香、玫瑰、薑、依蘭和柑橘類精油。

精油功效

緩和肌肉痠痛：岩蘭草精油是一種溫暖又止痛的精油，可以改善肌肉痠痛、疼痛、扭傷、一般性僵硬情況，以及風濕和關節炎的不適。

幫助傷口癒合：岩蘭草精油有抗菌和輕微的收斂特質，很適合用來處理刀切傷、擦傷、各種外傷與褥瘡。

淡化疤痕：岩蘭草精油可以促進肌膚修復、激勵組織新生，因此很適合用來淡化妊娠紋與肥胖紋、各種傷疤和燒燙傷的痕跡。

清涼降溫：用岩蘭草精油製作冷敷包，可以清涼地幫助退燒、中暑等情況，也可以舒緩頭痛。

促進情緒平衡：岩蘭草精油能在經歷巨大情緒起伏、隨時想哭、承受極大壓力和慌亂不安時，帶來穩定紮根和平撫安慰的感覺。它能同時平撫大人和小孩的沮喪、憤怒及歇斯底里等情緒。

催情：人們認為岩蘭草精油有提高性慾的作用，經常用它來喚起男性和女性的慾望，尤其適合用在因工作過度或倦怠感而影響到性慾的時候。

幫助一夜好眠：岩蘭草精油是天然鎮定劑，能幫助人們放鬆，帶來一夜好眠。

最佳使用法

泡個熱水澡：將4到6滴岩蘭草精油調入1大匙（15ml）基底油（或全脂牛奶）中，倒入泡澡水並用手攪散，安靜地泡著至少15分鐘，能讓身心完全放鬆。

空間擴香：用3到4滴岩蘭草精油，在家裡或辦公室的擴香儀、水氧機或加熱式擴香台中擴香，可以創造出平靜安穩的氛圍。

安全小叮嚀：稀釋後的岩蘭草精油不具有毒性，也不會刺激皮膚。

植物小百科

岩蘭草是一種高大的多年生草葉植物，它原生於印度，和香茅、檸檬香茅與玫瑰草等芳香植物一樣屬於禾本科。生長超過24個月的岩蘭草，根部精油含量最高，不過也需要花更多時間才能蒸餾出精油，因此岩蘭草精油的價格並不便宜。

精油

岩蘭草精油是以蒸氣蒸餾法，從切碎的細根萃取出來的。蒸餾精油之前，岩蘭草根必須先浸泡在水裡，才能進入蒸餾程序。岩蘭草精油是一種質地稠厚的深琥珀色液體，混合了香料與土壤的氣味，並且有一絲檸檬氣息。

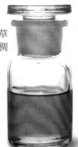

蒸氣吸入

護膚

紫羅蘭 Violet

Viola odorata

紫羅蘭最出名的功效就是**放鬆**、安撫與激勵靈感。傳統上，人們用紫羅蘭來平撫受到刺激的呼吸道、幫助熟齡肌膚或受天氣損傷的肌膚**活化再生**，並且安撫敏感肌膚的過敏反應。紫羅蘭精油優雅的花香，還可以**平撫人們的心靈和情緒**。

精油**功效**

舒緩乾燥肌膚：紫羅蘭精油相當溫和，並且可以幫助肌膚再生，最著名的護膚功效就是能幫助保濕，並為乾性肌膚或因風吹日曬而受損的肌膚帶來舒緩。紫羅蘭精油可以淡化蜘蛛網狀血管增生，還可以縮小毛孔。

止痛：紫羅蘭精油含有一種消炎成分，能舒緩肌肉與關節的發炎和疼痛；局部塗抹可以增進患部的血液循環。此外，也可以舒緩頭痛和偏頭痛。

幫助消除焦慮：當你感覺緊張、焦慮或精疲力盡的時候，紫羅蘭精油能帶來平撫與安慰。這種穩定紮根的效果，也可以緩解焦慮和壓力造成的暈眩感。

疏通鼻塞：紫羅蘭精油有祛痰的作用，可以幫助呼吸道黏液排出，並緩解鼻塞造成的壓力。

最佳**使用法**

蒸氣吸入法：將5到6滴紫羅蘭精油加入一碗冒著蒸氣的熱水中，取一條浴巾蓋住頭，深深吸入精油的氣味。這麼做能幫助緩解上呼吸道感染的問題，也可以消除焦慮感。它也能有效調理、清潔臉部肌膚。

製成臉部精華液：用這個簡單快速的方法，為自己製作極致奢華的臉部精華油：將2滴紫羅蘭原精和1滴胡蘿蔔籽精油，調入1大匙（15ml）的玫瑰果油。

安全小叮嚀：紫羅蘭精油稀釋後不具有毒性，也不會刺激皮膚。

最佳**拍檔**

適合搭配的精油包括：晚香玉、快樂鼠尾草、真正薰衣草、安息香、小茴香、羅勒、檀香、天竺葵和柑橘類精油。

植物小百科

紫羅蘭精油是一種原精，它以濃縮的形式儲藏在心形葉片的絨毛上，而不是在紫色的花朵裡。萃取1公斤的紫羅蘭原精，需要用到約1000公斤的紫羅蘭葉片，這就是為什麼紫羅蘭原精的價格居高不下，通常只會用在高級香水當中的原因。

精油

紫羅蘭原精是透過溶劑萃取法從切碎的葉片萃取。原精呈綠色至棕色，聞起來像是土壤的氣味混合著濃烈優雅的花香，因此它一直是調製香水的珍貴材料。

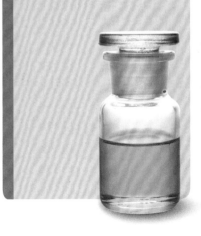

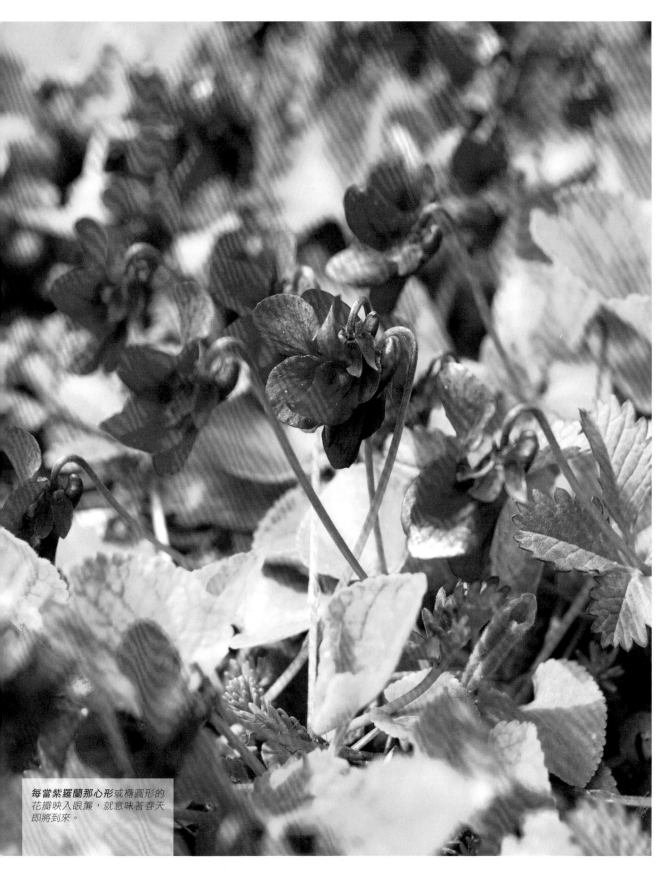

每當**紫羅蘭那心形**或橢圓形的
花瓣映入眼簾，就意味著春天
即將到來。

貼敷　　擴香

泰國蔘薑 Plai

Zingiber cassumunar, Z. montanum

雖然泰國蔘薑和薑有親屬關係，但它是一種**清涼降溫**而不是暖身的精油，也因此，它很適合用來處理發熱與發炎的情況。泰國蔘薑精油對身體有整體性的**滋補**作用，對於關節炎、風濕症，甚至是手術後的疼痛不適，有相當珍貴的**緩解**作用。泰國蔘薑是泰國傳統療法中，用來淡化妊娠紋與肥胖紋的藥草。

精油**功效**

有抗組織胺的效果：泰國蔘薑精油有清涼降溫和消炎的作用，是一種天然的抗組織胺，能有助於控制花粉熱發作的情況。它的舒緩作用對某些人來說，能幫助減輕氣喘發作的嚴重程度，可以作為藥物控制之餘的輔助療法。

止痛：泰國蔘薑精油有出名的止痛作用，可以緩解多種疼痛，包括各種身體損傷、肌肉扭傷、關節炎與風濕症等。有資料指出，泰國蔘薑精油也可以緩解手術後的疼痛，並幫助防止發炎。

淡化傷疤、妊娠紋與肥胖紋：泰國蔘薑在泰國是一種傳統藥草，可以用來淡化傷疤、妊娠紋與肥胖紋。

緩解腹部的痙攣疼痛：泰國蔘薑精油有抗痙攣和止痛的作用，可以紓解經痛和腸躁症造成的腸胃疼痛。

最佳**使用**法

製作敷包：如果想舒緩扭傷或拉傷，可以將4到5滴泰國蔘薑精油加入一小碗冷水中，放入一條乾淨的小毛巾，擰乾多餘水分，然後貼敷在患部。

空間擴香：如果想拯救悲慘的花粉熱發作期，或是控制氣喘的嚴重程度，試試在擴香儀、水氧機或加熱式擴香台中加入3到4滴的泰國蔘薑精油，讓香氣飄散到空間中。

安全小叮嚀：稀釋後的泰國蔘薑精油不具有毒性，也不會刺激皮膚。

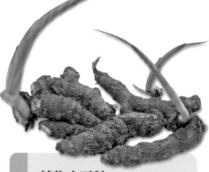

植物小百科

泰國蔘薑的療癒功效都集中在那形狀獨特的根部。它有著特殊的劍形葉片，以及顏色鮮明、形似松果的「偽莖」（pseudostem），因此也是庭園裡的一種裝飾性植物。

精油

泰國蔘薑精油是透過蒸氣蒸餾法，從新鮮的根部萃取而來。精油呈無色至淡黃色，帶有活力歡快的草本、香料氣味，和一絲尤加利的氣息。

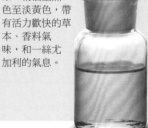

漱口

按摩

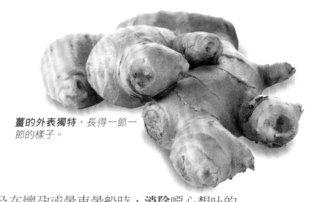
薑的外表獨特，長得一節一節的樣子。

薑 Ginger

Zingiber officinale

大部分的人都知道，薑能幫助身體恢復活力，以及在懷孕或暈車暈船時，**消除噁心想吐的感覺**。除此之外，薑也是感冒時期相當好用的**殺菌**幫手，它的**止痛**功能還可以幫助緩解緊張性頭痛與肌肉疼痛。

個別精油介紹

145

精油**功效**

緩解消化：薑對於消化系統有出色的安撫效果，可以緩解壓力或過度進食造成的消化不適。它也可以消除懷孕時害喜想吐的感覺，以及旅行時暈車暈船，或服用藥物造成想吐的副作用。

活化疲憊的身心：薑精油既有安撫效果，又能溫暖身心，可以激勵一般性的疲憊感，對於神經性的倦怠或心理上的茫然，也能帶來活化振奮的作用。

幫助對抗感冒：薑精油可以消毒抗菌，也能緩解疼痛，因此可以幫助身體對抗感冒病毒。要是真的感冒了，薑精油也可以安撫喉嚨痛與鼻塞造成的疼痛和不舒服。

消除肌肉疼痛：局部塗抹時，薑精油可以促進循環、發熱，因此能緩解肌肉的痠痛疲憊，重新注入活力。

消除頭痛：薑精油有消炎止痛的作用，因此是頭痛和偏頭痛發作時，極佳的天然止痛選擇。

最佳**使用法**

製成漱口水：將2滴薑精油加入1小匙（5ml）的伏特加酒，然後用一小杯熱水稀釋。待冷卻後用來漱口，可以改善喉嚨痛的問題。

製作按摩油：要想迅速消除頭痛、偏頭痛和噁心嘔吐等問題，將2滴薑精油加入1小匙（5ml）的基底油中，視情況輕輕按摩太陽穴和其他脈搏點。

安全小叮嚀：稀釋後的薑精油沒有毒性，也不會刺激皮膚。

植物小百科

薑有一種獨特的、多節狀的根，不僅可以用來入菜，也是具有千年歷史的藥材，尤其在中醫系統裡運用地相當普遍。家家戶戶都在使用的薑，持久不退的人氣，就是它療癒作用和鮮明料理特色的最佳證明。

精油

薑精油是透過蒸氣蒸餾法，從新鮮的根部萃取而來的。薑精油的顏色從淡黃到深琥珀色，有許多種可能性。薑精油氣味溫暖，帶有一種香料和木質的氣味，加上一絲檸檬與胡椒的香氣。

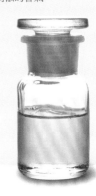

薑是天然的消化舒緩劑，每當遇到腸胃不適，第一時間就會想起它。

基底油

Base Oils

基底油，或稱基礎油，

是一種能將濃縮的精油稀釋、分散的介質；

若不這麼做，精油可能會刺激皮膚。

基底油來自植物、堅果或種籽，

也可以使用浸泡過藥草的植物油。

每一種基底油都有各自擅長的功效。

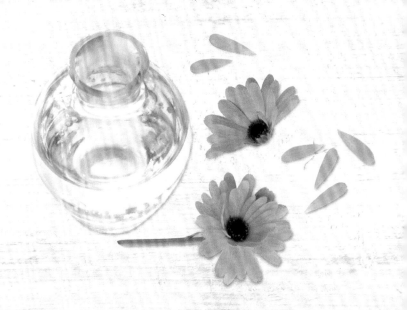

摩洛哥堅果油 Argan

Argania spinosa

摩洛哥堅果油來自一種只生長在摩洛哥的樹木。它含有大量的抗氧化物**維生素E**和必須脂肪酸，具有舒緩的效果，適合各種膚質使用，也可以用來保養頭髮與指甲。摩洛哥堅果油能**滋潤肌膚**、帶來防護效果，幫助肌膚抵抗惡劣天氣或污染源等環境造成的傷害。

摩洛哥堅果油
萃取自果實的
核仁，是一種
成分豐富、滋
養肌膚的金黃
色液體油。

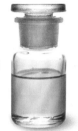

**摩洛哥堅果
油有獨特的
堅果香氣。**

功效

全方位的潤膚油：摩洛哥堅果油是一種不油膩、容易吸收的清爽植物油，白天可以在上妝前作為打底保養，晚上則可以用來修復肌膚。摩洛哥堅果油能讓疤痕、妊娠紋和肥胖紋幾乎不見蹤影，幫助軟化曬傷或因吹風而受損的肌膚。睡前取少量塗在嘴唇上，能在整個晚上修復受損的唇部肌膚。

保養手部：用掌心溫熱幾滴摩洛哥堅果油，然後好好按摩雙手，最後花點時間按摩指甲和指甲周圍的皮膚。

保養頭髮：摩洛哥堅果油可以滋潤乾燥受損的頭髮，讓髮絲恢復光澤。在洗頭前，用摩洛哥堅果油來做深度護髮；如要保養捲髮，也可以在洗完頭之後，取幾滴油抹在頭髮上增加亮澤度。

調理肌膚：以一般保養方式使用，可以平衡油性肌膚、緩解青春痘發炎。

琉璃苣油 Borage

Borago officinalis

琉璃苣油是從琉璃苣的種籽壓榨而來，琉璃苣又被稱為星星花（starflower）。將琉璃苣油調入其他基底油，對熟齡肌、受損肌、**敏感肌**和容易受荷爾蒙起伏影響的膚質**格外有益**。

琉璃苣是一種原生於地中海區域的草本植物。

琉璃苣籽主要作為商業用途，也就是用來榨取琉璃苣油。

淡黃色的琉璃苣油幾乎沒有任何氣味，具有強大的消炎特質。

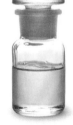

功效

促進皮膚再生：琉璃苣油是熟齡肌或受損肌膚的極佳選擇。其中含有 γ－次亞麻油酸（gamma linolenic acid，GLA），能有助於調理膚況、幫助肌膚回春。琉璃苣油有保濕的作用，並且能促進皮膚再生、增進細胞強度、改善肌膚彈性。

幫助消炎：琉璃苣油有很好的消炎作用，因此特別適合濕疹、牛皮癬、脂漏性皮膚炎，或容易受荷爾蒙起伏影響的膚質使用。

維護指甲健康：規律地用琉璃苣油保養指甲，能維持指甲強度，並讓周圍肌膚保持在健康的狀態。

滋養肌膚：只需要在基底油中調入少量的琉璃苣油，就能讓整體配方變得更加滋養。在一般配方和精華液中，添加琉璃苣油的適當比例是2％至10％。

油菜籽油 Canola

Brassica napus

油菜籽油也叫做芥花油（rapeseed oil），它最大的優點在於**容易取得**、價格相對**便宜**，並且對乾燥、敏感和熟齡肌膚有很好的調理效果。不過油菜籽的來源經常經過基因改造，並且在榨油過程中經過較多加工程序，因此建議選擇來自有機品牌的產品。

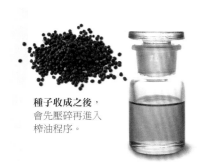

種子收成之後，會先壓碎再進入榨油程序。

金黃色的油菜籽油事實上沒有特別的氣味，因此很適合加入芳療配方中使用。

功效

滋潤肌膚：油菜籽油質地清爽，很容易被肌膚吸收，它能幫助乾性肌膚維持水分平衡。

這是一種很常見的基底油：你不需要去到特別的商店才能找到它。在一般超市裡，就能找到品質良好的食用級油菜籽油。油菜籽油很穩定，可以長時間保存也不容易變質。

一款中性的基底油：油菜籽油幾乎沒有任何氣味，所以用在任何配方都很合適。在油菜籽油中加入酪梨油、琉璃苣油或玫瑰果油，可以增加整體配方的滋潤度；或者，也可以加入金盞菊或聖約翰草等具有療效的浸泡油，來加強舒緩肌膚的效果。

油菜來自十字花科，開出細緻柔美的黃色花朵。

安全小叮嚀：比較理想的做法是選擇有機的油菜籽油。這樣可以避免使用到基因改造過的產品，基因改造產品中可能有殺蟲劑殘留。

基底油

149

乳油木果脂（雪亞脂） Shea nut butter

Butyrospermum parkii

乳油木果脂來自非洲乳油木的堅果。長久以來，人們一直將乳油木果脂用在料理中，直到近年才發掘它在美容保養產品的應用方式。乳油木果脂質地稠厚，如**蠟**一般，可以作為**乳化劑**，帶來**滋潤皮膚**的作用。

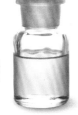

乳油木果脂的顏色從未精製的黃色到純白色不等。

乳油木果脂帶有香甜的堅果氣味，氣味越淡表示精製的程度越高。

功效

修復受損肌膚：乳油木果脂富含脂肪酸，以及抗氧化的類胡蘿蔔素與維生素E，能改善乾燥肌膚與熟齡肌膚的問題；此外，也能舒緩濕疹、牛皮癬、皮膚過敏和損傷的情況。乳油木果脂也很適合乾燥發癢的頭皮使用。

滋潤肌膚：乳油木果脂當中含有的脂肪酸和人類皮膚中的脂肪酸很接近。它可以在皮膚表面形成一層保護的薄膜，幫助防止水分散失，也可以修復乾裂的嘴唇。此外，還可以軟化腳跟、手肘和膝蓋乾裂的皮膚。

作為刮鬍霜：在刮鬍霜的配方中加入乳油木果脂，能讓刮鬍的過程更滑順。

金盞菊浸泡油 Calendula macerated oil

Calendula officinalis

將金盞花浸泡在例如葵花油這樣的植物油裡，就是所謂的金盞菊浸泡油。浸泡出來的油是**濃郁**的藥草油，具有公認的**療癒**功效。金盞菊浸泡油尤其適合敏感和乾燥的肌膚使用，因為它能使受到刺激的皮膚獲得**舒緩**，並且快速地**修復**皮膚組織。

基底油

150

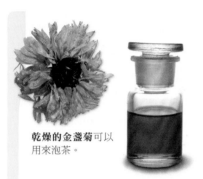

乾燥的金盞菊可以用來泡茶。

金盞菊浸泡油是以新鮮的花朵浸泡而來，呈現濃郁飽和的金黃色。

功效

修復肌膚：金盞菊有溫和的抗菌作用，用在潰瘍、皮膚出疹、刀切傷和皮膚炎等情況，能幫助皮膚更快速修復。

曬後護理：金盞菊浸泡油可以調理、恢復皮膚健康，降低日曬後的發炎反應。

修復按摩：金盞菊浸泡油很適合用在有大範圍的皮膚需要被照顧的時候，因為它比乳霜更容易推開，可以輕鬆覆蓋較大的面積。

緊急措施：自然療法急救箱中常備的急救乳霜（Hypercal Cream），就是用聖約翰草和金盞菊製成的。如果你想製作皮膚使用的油膏或軟膏，加入金盞菊浸泡油，可以加速皮膚修復。

椰子油 Coconut

Cocos nucifera

椰子油是一種質地輕盈、**補水滋潤**的半固態油脂，在體溫下很快就會融化。它適合所有膚質和髮質使用，不過對乾燥的肌膚與頭髮特別有幫助。未加工、未精製、未漂白的有機椰子油是最佳首選，還能為配方添加一股**宜人的香氣**。

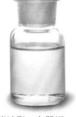

白色的椰子油是很適合用來調製精油配方的基底油。

椰子油是一種半固態油脂，在體溫下很快會融化成液體，可以用來調製芳療配方。

功效

調理頭髮：椰子油可以幫助改善頭皮屑，並使乾燥的頭髮恢復亮澤與光彩。可以在洗頭前抹上椰子油當作護髮油，或者，如果想要更深度的護髮，就放置過夜，直到早上再清洗乾淨。

卸妝：在掌心融化一點椰子油，然後輕輕地按摩全臉，之後用紙巾或濕布把殘妝擦去。

修復粗糙、紅腫的肌膚：椰子油有消炎的作用，可以幫助修復傷口、水泡和紅疹，也可以舒緩刮鬍或除毛後的皮膚不適。可以取代一般護唇膏、凡士林等礦物油，來修復嘴唇乾裂、濕疹與皮膚炎等問題。

牙齒與牙齦保健：透過「油漱法」來進行——用1大匙（15ml）椰子油漱口20分鐘，能幫助消滅細菌、控制牙菌斑、防止蛀牙和感染。完成後直接吐出，不可吞服；也不需要另外再漱口。

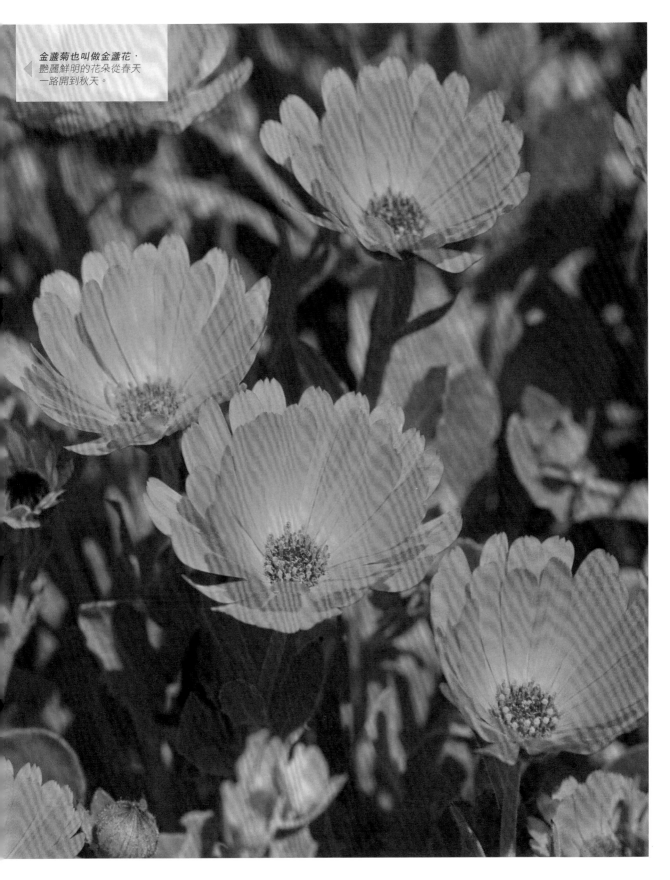

金盞菊也叫做金盞花，
艷麗鮮明的花朵從春天
一路開到秋天。

榛果油 Hazelnut

Corylus avellana

榛果油是一種質地清爽的油，它的觸感細緻，帶著溫和的堅果香氣。榛果油含有**多種營養成分**，包括維生素E與亞麻油酸。亞麻油酸是一種必需脂肪酸，能在皮膚表面形成一層保護膜。榛果油能**滋養肌膚**，很適合用來調理暗沉、受損或乾燥的肌膚，讓肌膚重現**活力光彩**。它也有**收斂**的作用，可以改善膚質。

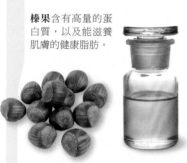

榛果含有高量的蛋白質，以及能滋養肌膚的健康脂肪。

榛果油呈淡黃色，富含多種維生素與礦物質。

功效

平衡肌膚：榛果油是臉部按摩的極佳選擇，尤其適合油性與容易長痘痘的肌膚使用。它的收斂特質可以調理並平衡膚質，滋潤的功效則能為肌膚帶來水潤和保護。榛果油也可以用來平衡、調理油性髮質。

保護肌膚：榛果油質地輕盈，很適合用來修復因風吹日曬而受損的肌膚。將榛果油加入護膚乳霜中，可以帶來輕微的抗紫外線作用，用於曬後也能修復、調理肌膚狀況。

適合調入配方：榛果油可以單獨使用，也能加入其他基底油中，為配方增添營養和滋潤。舉例來說，如果皮膚非常乾燥，但又需要調理，可以試著用榛果油加上玫瑰籽油或酪梨油等深度保水的基底油，為肌膚調配最理想的組合。

葵花油 Sunflower

Helianthus annuus

葵花油是普遍常見，價格親民的多用途植物油。它能輕易地與其他基底油和精油混合調配，並且有非常高含量的**維生素E**，可以修復並保護肌膚，很容易就能被肌膚吸收。

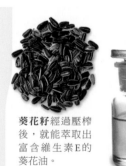

葵花籽經過壓榨後，就能萃取出富含維生素E的葵花油。

葵花油呈淡綠色，有一股細緻的堅果香氣，是天然的乳化劑。

功效

使肌膚水潤：實驗證明，葵花油能改善皮膚的屏障功能，幫助肌膚保持水潤、抵抗感染。這樣的效果是來自葵花油當中清爽的蠟質，它能在肌膚表面形成一層滋潤而保護的屏障。

修復肌膚：葵花油能保護肌膚，幫助修復日曬後的損傷。其中含有具修復功能的維生素E和類胡蘿蔔素，能減少傷疤形成，淡化細紋。除此之外，葵花油含

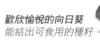

歡欣愉悅的向日葵能結出可食用的種籽。

有Omega-6亞麻油酸，能減輕青春痘、濕疹與日曬後的皮膚發炎現象，並幫助肌膚細胞新生。

調理痘痘：葵花油所含的類胡蘿蔔素，是為痘痘肌清潔、保濕的極佳選擇。

聖約翰草浸泡油 St. John's wort macerated oil

Hypericum perforatum

聖約翰草出了名的**鎮定**效果，也同樣展現在浸泡油中。聖約翰草浸泡油是用基底油浸泡新鮮或乾燥的聖約翰草製成的。它有**止痛**的作用，此外還有**消炎**效果，能安撫發紅、疼痛或紅腫的肌膚問題。

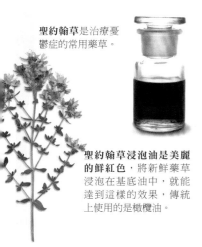

聖約翰草是治療憂鬱症的常用藥草。

聖約翰草浸泡油是美麗的鮮紅色，將新鮮藥草浸泡在基底油中，就能達到這樣的效果，傳統上使用的是橄欖油。

功效

安撫炎症：試試用聖約翰草浸泡油，來處理乾燥疼痛的皮膚發炎現象，例如濕疹、牛皮癬和某些種類的狼瘡。它也可以用在唇疱疹和病毒性的皮膚疾病剛萌發的時候，一旦感覺有一點刺痛就可以開始使用。

止痛：聖約翰草浸泡油可以安撫神經痛，舒緩發炎的關節與肌腱，同時降低日曬、燙傷、刀切傷與擦傷造成的皮膚炎症。它還可以舒緩肌肉與神經疼痛。

適合作為按摩油： 聖約翰草能在按摩時帶來一股紮根穩定的大地氣息。它可以單獨用來按摩，也可以添加在按摩油配方中，增加按摩的放鬆效果。用在舒緩神經緊張、憂鬱、經前綜合症與更年期的按摩配方中，效果也非常好。

安全小叮嚀：日曬前不宜塗抹，聖約翰草浸泡油有可能增加皮膚的光敏性。

亞麻籽油 Flaxseed oil, Linseed oil

Linum usitatissimum

亞麻籽油是壓榨細小的亞麻籽得到的油液，**它富含Omega-3脂肪酸**以及維生素E，因此很適合用來**活化疲憊、乾燥或熟齡的肌膚**。亞麻籽油也叫亞麻仁油，具有**抗氧化**和**消炎**的作用，對痘痘肌的調理很有幫助。

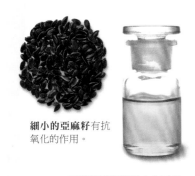

細小的亞麻籽有抗氧化的作用。

要想找到品質優良的亞麻籽油，請注意選擇冷榨、未精製過濾的產品。

功效

消除疤痕、妊娠紋與肥胖紋：亞麻籽油含有豐富的維生素E，可以淡化疤痕、妊娠紋與肥胖紋。

為肌膚補水：亞麻籽油能使肌膚水潤，因此是能讓乾燥肌膚恢復活力的調理用油。它的消炎作用，可以安撫濕疹與牛皮癬等問題。

抗老化：亞麻籽油中的Omega-3可以為肌膚提供保護、活化皮膚細胞，使暗沉肌膚恢復光彩，並消除細紋。

調理痘痘：亞麻籽油可以清潔調理油性肌膚、痘痘肌和酒糟鼻。亞麻籽油含有Omega-3脂肪酸，也就是α-次亞麻油酸（ALA），具有強大的消炎作用，可以減輕痘痘周圍的紅腫與疼痛。

為基底油配方增添滋養效果：一般來說，亞麻籽油很少單獨使用，通常會加在其他基底油、乳霜或乳液中，為肌膚帶來強化健康的效果。

夏威夷果油（昆士蘭堅果油） Macadamia

Macadamia ternifolia

夏威夷果油是一種能為肌膚帶來**防護**、質地**絲滑**的植物油，來自原產於澳洲的夏威夷果。夏威夷果油有香甜的堅果香氣，含有豐富的天然**棕櫚油酸**，在人體皮脂中也有相同的成分。棕櫚油酸可以防止皮膚老化，並保護皮膚不受惡劣天氣損傷。

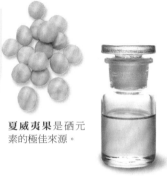

夏威夷果是硒元素的極佳來源。

淡黃色的夏威夷果油帶有堅果香氣，質地和人類皮脂相當接近。

功效

肌膚防護：夏威夷果油含有豐富滋養的脂肪酸與固醇（也就是植物荷爾蒙），可以滋潤並修復肌膚。它很適合用來修復因日曬、風吹或凍傷而受損的肌膚。也很適合用來滋養頭髮。

抗老化：夏威夷果油富含Omega-7棕櫚油酸，經證明能防止肌膚老化。用在熟齡肌，能帶來格外優秀的再生、滋潤和補水效果，也可以用在眼周，不會造成任何刺激感——試試用極少量的夏威夷果油輕拍眼周，這將改善眼袋與肌膚鬆弛的情況。

保存時間長：夏威夷果油的保存期限比大部分的堅果油和種籽油還要長，能放到12個月之久。不過需要存放在陰涼避光處，以維持在最佳品質。

印度苦楝油 Neem

Melia azadirachta

印度苦楝油來自苦楝樹的果實和種子，它有非常強大的**抗菌**效果——只需要一點點，就能發揮極大的效用。它有強烈、辛辣的氣味，因此最好和其他的油搭配使用，增添**滋養**功效。印度苦楝油尤其適合用來幫助**修復**感染與乾燥肌膚，此外也是非常有效的**驅蟲劑**。

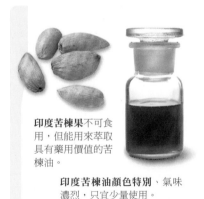

印度苦楝果不可食用，但能用來萃取具有藥用價值的苦楝油。

印度苦楝油顏色特別、氣味濃烈，只宜少量使用。

功效

改善頭皮屑：印度苦楝油是治療頭皮屑的好手。在洗髮前，用印度苦楝油加上椰子油作為保養髮膜，等待10分鐘再洗去。

加入配方使用：就算只用極少的量，印度苦楝油也能發揮很好的效果。和其他配方搭配使用，能遮蓋它強烈的氣味。如果想知道什麼樣的濃度最適合你，可以先在葵花油或甜杏仁油等中性的基底油中，加入幾滴印度苦楝油，而後視情況調整印度苦楝油的比例，最多不要超過5%。

驅蚊驅蟲：印度苦楝油有強大的殺蟲效果，是許多天然頭蝨療方及驅蚊配方中的主要成分。如果要治療頭蝨，可以直接以印度苦楝油從髮根塗抹至髮梢，然後用頭蝨專用梳仔細梳理，最後沖洗乾淨即可。。

修復肌膚：印度苦楝油可以直接點塗在唇疱疹發作的患部，其中含有消炎成分，可以緩解濕疹與牛皮癬。它有軟化肌膚的作用，可以改善皮膚乾燥、起鱗屑等情況。

辣木油 Moringa oil, Ben oil

Moringa oleifera

辣木油是從辣木種子壓榨而來，其中含有高量的脂肪**油酸**，是一種能深度滲透進肌膚的植物油，能幫助皮膚軟化。它也含有豐富的**抗氧化物**，可以防止肌膚因自由基而老化。

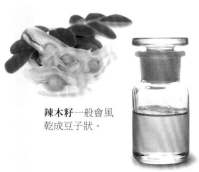

辣木籽一般會風乾成豆子狀。

淡黃色的辣木油沒有特殊氣味，含有豐富的脂肪酸，能軟化並滋潤肌膚。

功效

極佳的按摩基底油：辣木油是一種非常滋潤的植物油，成分和橄欖油很類似，但質地更加清爽且無特殊氣味，因此是芳香療法理想的基底油選擇。由於它的質地清爽，因此作為臉部按摩油或臉部精華油，也能發揮相當理想的效果。

調理肌膚：辣木油可以縮小毛孔，淡化細紋、皺紋、妊娠紋、肥胖紋與疤痕。

使肌膚水潤：辣木油含有豐富的脂肪酸，能滋養肌膚，防止水分散失。辣木油對於乾燥、受損或熟齡肌膚，有瞬間補水的效果。用辣木油搭配椰子油，可以保養頭皮與頭髮，不僅恢復頭髮光澤，還能消除頭皮屑。

調理痘痘：辣木油有抗細菌和消炎的作用，很適合用來調理痘痘肌。研究顯示，辣木油能有效消滅引起皮膚感染的細菌。

月見草油 Evening primrose

Oenothera biennis

月見草油是以冷榨方式，從油脂豐富的月見草籽中萃取而來。**營養豐富**的月見草油含有**親膚**的多種脂肪酸，例如能強化肌膚黏膜的Omega-6亞麻油酸，以及幫助**抗老**的 γ - 次亞麻油酸（GLA）。

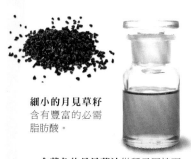

細小的月見草籽含有豐富的必需脂肪酸。

金黃色的月見草油從種子壓榨而來，須注意保存期限較短。

氣味芬芳的*月見草花*可以食用。

功效

抗老化：月見草油質地清爽，能輕易被皮膚吸收，具有消炎與促進皮膚再生的作用，可以改善熟齡肌的膚質與彈性。

調理肌膚：月見草油可以幫助肌膚保水，增進皮膚細胞吸收氧氣、抵抗感染的能力。月見草油可以滲透到皮膚深處，幫助改善濕疹與痘痘等皮膚狀況。它也能軟化脆弱易斷的指甲，每天塗抹1到2滴在指甲上就能達到保養效果。

調入美容保養品：如果你想在自製的美容保養品中添加月見草油，濃度比例大約可占5%至10%。月見草油的保存期限相對較短，因此開封後最好置於冰箱冷藏，並在6到9個月內使用完畢。如果你只想以少量添加在按摩油或乳霜中，建議從月見草油膠囊取用需要的量，不需要打開一瓶。

橄欖油 Olive

Olea europea

橄欖油含有豐富的**脂肪酸**、**抗氧化物**與**維生素E**，對肌膚有很好的滋養效果。一直以來，橄欖油都以價格親民但效果優異的**潤膚**、修復特質聞名於世。可以單獨使用，也可以搭配其他身體髮膚的保養配方一起使用。

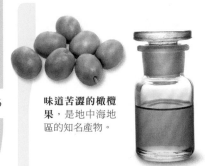

味道苦澀的橄欖果，是地中海地區的知名產物。

氣味濃重、質地稠厚的綠色橄欖油，既能入菜料理，也適合用來保養。

功效

琉調理肌膚：橄欖油能深度穿透肌膚，幫助肌膚軟化且處在良好狀態。橄欖油中含有天然的角鯊烯（squalene），能在肌膚表面形成屏障，減少水分散失。將幾滴橄欖油塗抹在指甲和周圍的硬皮，可以達到保護和保養的效果。

抗老化：橄欖油抗氧化的作用，可以讓皮膚細胞維持完整，抵禦使肌膚老化的自由基侵害。

滋養頭髮：針對乾燥受損的頭髮，或是受到刺激的敏感頭皮，可以用橄欖油在洗髮前進行保養，或者作為留置過夜的髮膜。

卸妝：橄欖油是好用又簡單的卸妝油，能把臉上所有的汙垢灰塵都帶走，流下水潤滋養的肌膚。

酪梨油 Avocado

Persea gratissima

酪梨油是最適合用來**舒緩**乾燥肌膚的植物油之一，它還可以軟化手肘和腳跟等粗糙的部位。酪梨油富含天然維生素、礦物質和**抗氧化物**，這豐富滋潤的油液是透過冷壓方式從果肉萃取而來，通常取少量與其他質地輕盈的基底油搭配使用，能使配方更加**滋潤**。

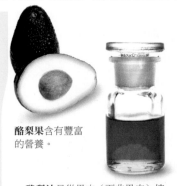

酪梨果含有豐富的營養。

酪梨油是從果肉（而非果皮）榨出的油，呈現獨特的深綠色。

功效

促進皮膚再生：保養、舒緩肌膚 酪梨油可以為乾渴的肌膚補充水分，並幫助皮膚細胞再生。酪梨油含有高量的脂肪酸，表示它很適合用來調理雙腳、膝蓋和手肘等粗糙的肌膚部位，也很適合用來護理因造型或日曬而損傷的頭髮。

修復、保護肌膚：規律地使用酪梨油，可以幫助預防或淡化妊娠紋與肥胖紋的痕跡。

抗老化：酪梨油可以為疲憊黯淡的膚色帶來明亮光彩。酪梨油當中含有脂肪酸與植物固醇（植物荷爾蒙），可以滋補熟齡肌膚，重新注入活力。

天然的防曬油：雖然酪梨油並不能當作防曬油來使用，但它確實含有天然的SPF係數（不過並不高），可以保護肌膚和秀髮不受陽光侵害。酪梨油也可以舒緩日曬造成的疼痛。

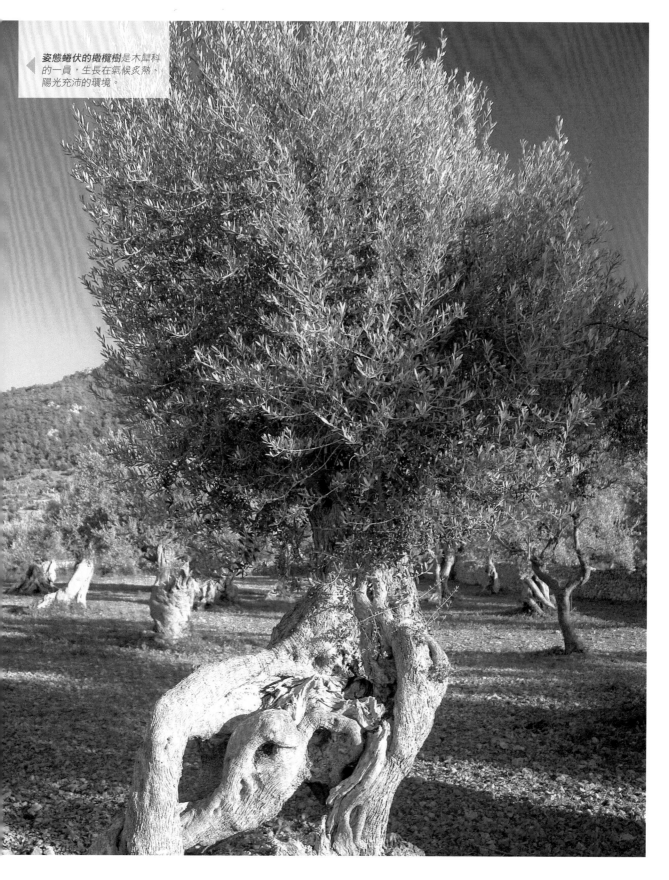

姿態蜷伏的橄欖樹是木犀科的一員，生長在氣候炎熱、陽光充沛的環境。

甜杏仁油 Almond

Prunus amygdalus dulcis

甜杏仁油是一種質地清爽、用途廣泛的植物油，從甜杏仁樹的種子冷壓萃取而來。甜杏仁油富含維生素E，適合**所有膚質**使用，**敏感性肌膚**尤佳。除此之外，甜杏仁油質地相當溫和，也適合孩童使用。它能**舒緩**乾燥、受到刺激的肌膚，也能防止水分散失。

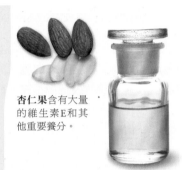

杏仁果含有大量的維生素E和其他重要養分。

甜杏仁油是從杏仁樹的種子壓榨而來，質地清爽，帶有細緻的香氣。

功效

天然的潤膚油：甜杏仁油能為肌膚帶來持久的保護層，可以防止水分散失、安撫並幫助乾燥與受到刺激的肌膚回復正常，並舒緩溼疹等肌膚紅腫的現象。

適合嬰兒與孩童使用：甜杏仁油非常溫和，可以用在嬰兒與孩童身上，例如用來舒緩尿布疹或嬰兒乳痂。除了甜杏仁油之外，橄欖油和葵花油也是適合寶寶使用的溫和植物油。

幫助提高按摩油的潤滑度：肌膚吸收甜杏仁油的速度較慢，因此很適合用甜杏仁油來調製按摩配方。它的香氣細緻幽微，不會影響到配方中的精油氣味。

作為卸妝油使用：甜杏仁油可以有效卸除髒污與妝容，讓肌膚保持柔潤軟嫩。

杏桃核仁油 Apricot kernel

Prunus armeniaca

杏桃核仁油是**質地輕盈的冷壓油**，含有豐富的 γ－次亞麻油酸（GLA），能幫助肌膚維持水分平衡。杏桃核仁油的觸感非常清爽，在肌膚上不會留下油膩感，特別適合用來調配臉部精華，或製成清爽的**保濕乳液**。

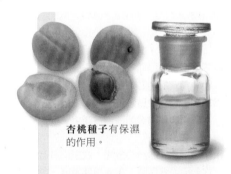

杏桃種子有保濕的作用。

杏桃核仁油是有潤膚作用的植物油，能幫助軟化肌膚。顏色從淡黃色到深黃色不等，帶有堅果香氣。

功效

幫助肌膚保濕：如果肌膚感覺乾燥、搔癢，或在清洗後容易感到緊繃，就是杏桃核仁油的最佳使用時機。沐浴後，塗上一層薄薄的甜杏仁油來滋潤肌膚，然後再用浴巾按乾。杏桃核仁油也可以軟化熟齡肌膚、增進皮膚彈性，有助於撫順細紋。

適合敏感肌膚使用：杏桃核仁油可以舒緩敏感肌膚，在表面形成薄薄的保護層，防止過敏原侵襲。它也很適合用來取代礦物油（石油）提煉的嬰兒油。

作為按摩基底：杏桃核仁油質地輕淡、容易吸收，因此是按摩油的極佳基底，也很適合作為夜間的護膚產品。只需要一點點就可以用很久，所以請購買在你預算之內品質最好的杏桃核仁油產品。

滋潤秀髮：杏桃核仁油是適合飄逸長髮使用的護髮產品，也能減少頭髮分岔。為濕潤的頭髮抹上幾滴杏桃核仁油自然放乾，就能一整天鎖住秀髮水分。

玫瑰果油 Rosehip seed

Rosa cannina

這種從野玫瑰的種籽萃取的油脂，含有豐富的脂肪酸，能為肌膚帶來**滋養**。玫瑰果油以**舒緩**消炎的作用聞名，很適合用在乾燥、熟齡肌膚，以及受到惡劣天氣損傷的肌膚。

玫瑰樹叢會結出一串串亮紅色的玫瑰果。

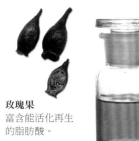

玫瑰果
富含能活化再生的脂肪酸。

金黃色的玫瑰果油可以直接塗在皮膚局部，或加在配方中，為配方增添額外的滋潤。

功效

抗老化：玫瑰果油含有omega-3和omega-6等必需脂肪酸，能支持細胞與組織再生，幫助肌膚維持柔嫩、淡化眼周細紋。玫瑰果油也很適合用來處理蜘蛛網狀血管增生。

防止傷疤形成：將玫瑰果油調入身體乳液和乳霜中，可以淡化妊娠紋與肥胖紋生成。也可以淡化外傷、燒燙傷和手術後的傷口疤痕。

調理青春痘：玫瑰果油含有維生素A酸（trans-retinoic acid），這是一種維生素A的衍生物，一般認為很適合用來調理痘痘肌。玫瑰果可以平衡肌膚油脂分泌，此外也有調理作用，可以縮小毛孔。它也很適合用來安撫粉刺和紅腫突起的癤腫。

止癢：玫瑰果油能舒緩肌膚，並且很好吸收。當肌膚感覺乾癢，玫瑰果油能發揮清涼消炎的作用，很快緩解不適。

芝麻油 Sesame

Sesamum Indicum

芝麻油是從人們普遍熟知的芝麻籽榨取而來，其中**含有大量的養分**，包括維生素E和鉀，兩者都能幫助肌膚**回春**、形成**保護**。芝麻油也有**消炎**的作用，因此很適合用來修復乾燥的肌膚損傷。

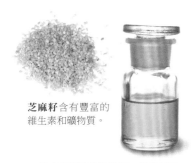

芝麻籽含有豐富的維生素和礦物質。

芝麻油質地較為稠厚，外觀呈淡黃色。傳統上它是用來修復肌膚的藥用油，此外也是家中常見的烹飪油。

功效

調理肌膚：芝麻油是一種能深度穿透肌膚的植物油，可以幫助修復受損細胞、改善循環，進而讓疲憊或因惡劣天氣而受損的肌膚，重現健康光采。

適合頭部與臉部按摩：實踐印度阿育吠陀療法的人們相信，就算沒有調入精油，光是使用芝麻油，也能帶來安撫溫暖的效果。芝麻油能激勵循環、幫助排毒，同時紓解壓力、增進睡眠品質。

肌膚保濕：芝麻油可以幫助肌膚補水，尤其適合乾性肌膚和正常肌膚使用。此外，芝麻油也可以舒緩皮膚搔癢、熱燙或紅腫等情況。

促進防曬作用：雖然芝麻油本身不能作為防曬油來抵抗紫外線的傷害，但如果在臉部和身體產品中加入一些芝麻油，將能提高產品的SPF防曬係數，同時保護肌膚不受因日曬生成的自由基影響。

荷荷芭油 Jojoba

Simmondsia chinensis

荷荷芭油事實上是一種**液態蠟**而不是油，不過，由於荷荷芭油與人類皮脂相當接近，因此被人們視為是調理乾燥和熟齡肌膚的主要用油。荷荷芭油如蠟一般的特質能在肌膚上增添一層**保護膜**，幫助肌膚維持濕潤。荷荷芭油相當好吸收，所有膚質都適合使用。

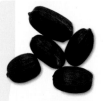
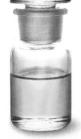

荷荷芭油來自它的種子荷荷芭果，用於護膚保養已有長久的歷史。

荷荷芭油事實上是一種液態蠟，它很耐存放，有著金黃色的外觀。

功效

滋潤肌膚和秀髮：荷荷芭油能軟化僵硬、乾燥或粗糙的肌膚，緩解濕疹和牛皮癬等皮膚問題。只需要在頭髮抹上一點點荷荷芭油，就能立刻為秀髮增添亮澤。荷荷芭油也被用來處理乾性頭皮與頭皮屑的問題。

抗老化：荷荷芭油很適合用在乾性肌膚、出現裂痕、受惡劣天氣損傷和熟齡肌膚使用。它能幫助減少水分散失，增進柔嫩觸感與肌膚彈力，還能減少細紋、皺紋與傷疤。

卸妝：荷荷芭油適合所有膚質使用，可以幫助肌膚拉提、溶解阻塞毛孔的髒污和油垢，並且讓肌膚立刻恢復水潤。它稠厚的質地，很適合代替刮鬍泡來刮鬍或除毛。將少許荷荷芭油塗在腿部或臉上，就能達到滋潤肌膚的效果，可以讓刮鬍刀或除毛刀更貼近肌膚，並且減輕刮鬍或除毛後的紅腫不適。

可可脂 Cocoa butter

Theobroma cacao

可可脂是一種天然且有效的**潤膚劑**，帶有特殊的巧克力與香草氣味。可可脂能加入身體和臉部的乳霜、油膏當中，為肌膚帶來**屏障**，防止水分散失和環境侵害。可可脂很適合用在乾性肌膚和受損肌膚，也可以幫助淡化妊娠紋與肥胖紋。

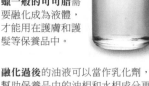

蠟一般的可可脂需要融化成為液體，才能用在護膚和護髮等保養品中。

融化過後的油液可以當作乳化劑，幫助保養品中的油相和水相成分更加融合在一起。

功效

防止水分散失：可可脂能在肌膚表面形成屏障，防止水分散失，幫助肌膚保水。它也能支持膠原蛋白生成，進而維持肌膚彈性、調理膚質，幫助預防細紋、淡化妊娠紋與肥胖紋。此外，還可以軟化髮質、使頭髮保持滋潤。

作為乳化劑讓乳霜變稠：可可脂在室溫下是一種淡黃色的固體，小心融化後可以加入臉部和身體的保養配方中，它能使成品質地變稠，並增添額外的益處。可可脂是一種天然的乳化劑，可以幫助保養品中的油相和水相成分更加融合。

最好用在清透的肌膚與乾性膚質：可可脂是一種閉塞性的油脂，有可能阻塞毛孔。因此，它不適合容易長痘痘的膚質使用。

小麥胚芽油 Wheatgerm

Triticum vulgare

小麥胚芽油**營養豐富**且能**保護肌膚**，是所有植物油中維生素E含量最高的一種，同時也富含 β－胡蘿蔔素。小麥胚芽油質地稠厚，不適合單獨使用，通常可與其他基底油配方調合，或加入乳液與乳霜中，帶來多重的**肌膚調理**效果。

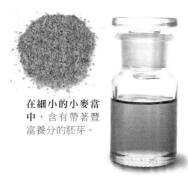

在細小的小麥當中，含有帶著豐富養分的胚芽。

小麥胚芽油呈金色，質地濃厚，並且有一股特殊的氣味。

功效

修復肌膚：小麥胚芽油能滋潤並修復乾燥、裂傷的肌膚，也可以淡化疤痕、妊娠紋與肥胖紋。小麥胚芽油的維生素E含量特別高，可以保護肌膚不受惡劣天氣影響，也能滋潤或修復乾燥、裂傷的肌膚，維持膚質均勻。

抗老化：維生素E可以幫助肌膚抵抗自由基所帶來的損傷，並且支持細胞再生與膠原蛋白生成。富含維生素E的小麥胚芽油有活化肌膚的功效，適合熟齡肌，以及因惡劣天氣而受損的肌膚使用，幫助活化肌膚、預防眼周和唇邊細紋的增生。

適合與其他基底油調合使用：小麥胚芽油質地稠厚，帶有一股特殊的草葉與堅果氣味，因此最適合與其他清爽的基底油調合使用。最佳添加比例是占整體基底油配方中的5%到10%左右。

葡萄籽油 Grapeseed

Vitis vinifera

葡萄籽油質地輕淡、無特殊氣味，並且價格實惠、功能多元，從按摩到加入保養品，各式各樣的使用途徑都很適合。葡萄籽油富含**抗氧化物**，質地溫和卻非常滋養。它有很好的**滋潤**效果，以及溫和的**調理**作用，既可以為熟齡肌帶來滋養，也適合痘痘肌使用。

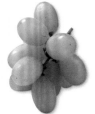

壓碎的葡萄籽在美妝產業和食品工業都有用武之地。

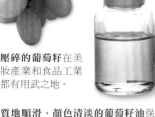

質地順滑、顏色清淡的葡萄籽油保存期限較短，大約只能存放6個月，並且最好放在陰暗涼爽處保存。

功效

抗老化：葡萄籽油富含滋潤的亞麻油酸（Omega-6），使用後肌膚會留下絲滑的觸感。葡萄籽油很容易被肌膚吸收，有溫和的收斂作用，可以調理、滋潤疲憊暗沉的肌膚。

適合易過敏和易受刺激的敏感肌使用：葡萄籽油不會引起過敏，因此很適合那些因對堅果過敏而不能使用某些植物油的人們使用。葡萄籽油也非常溫和，可以用在嬰兒與敏感肌膚身上。

抗痘：葡萄籽油的收斂作用可以幫助平衡油性肌與痘痘肌，明亮膚色並撫平肌膚發紅與受刺激的情況。

極佳的按摩基底油：以按摩油來說，葡萄籽油是一種不油膩的清爽基底油。它的另一項特點是很容易分散在水中，因此很適合用來調配泡浴油。

美容保養配方

Essential Oil

Recipes

在家裡為自己量身訂做專屬的居家美容療程。

在這裡，我們透過簡單的配方，

讓你能運用純天然的材料，

創造出多種豐富美妙的保養產品：

有芬芳的複方精油、香氛蠟燭，

以及呵護寵愛的洗浴和美容用品等等。

讓它們為你帶來活化身心的效果，

讓你充飽電。

調配複方精油

想要駕馭**調香的藝術**，成功調配出氣味**宜人**、心神愉悅的複方精油，多多練習就對了。本書第166至167頁介紹了各大香調家族，你將從中了解到，哪些香氣適合彼此搭配調合。而在這個段落，我們會介紹幾個實用的**調香方針**，幫助你有個好的開始。建議你盡情**實驗**各種香氣組合，看看什麼樣的氣味最吸引你。隨著經驗累積，你將會更有信心，並發展出香氣搭配的**直覺**。

精油如何**組合**在一起？

每一種精油都是由許多成分組成的，所有的成分共同造就了精油獨一無二的屬性與特質。精油的美妙之處，就在於精油的香氣不是單一平板的氣味，而是多種香調合共融之後呈現出來的豐富香氣（參見右邊表格）。你可以運用不同香調，調配出自己最喜歡的組合，例如用檸檬、葡萄柚和萊姆搭配出柑橘香調，或者用荳蔻與黑胡椒，為配方添上一絲香料氣息。

創造美妙的香氣方法無他，就是多加練習。不過，有些小訣竅能幫你更快上手。除此之外，為了不浪費精油，每次只用少量，以便多次嘗試。這將幫助你更加了解精油如何調合運作，增添對於調香的自信。因此不需要害怕犯錯。

調香方針：一開始，先用簡單的組合來調香。一旦你開始使用精油，對它們越來越熟悉，你會發現，某些精油的氣味格外強烈，也比其他精油更容易飄散瀰漫。這樣的精油，容易掩蓋其他相對細緻的氣味。所以在你還不太有把握，仍在練習階段時，務必謹記在心，一滴一滴慢慢加。

● **永遠記得**，用在肌膚之前，必須先將**精油稀釋**（關於稀釋應該以多少精油兌上多少基底油，請參考本書第37頁的表格說明）。

一般來說，專業芳療師會根據以下原則來調配濃度：用於敏感肌膚、臉部產品、孩童、老人或免疫系統較弱的人們——濃度使用1%；調配健康成人使用的身體產品——濃度使用2.5%；調配敷包等只接觸局部肌膚表面的產品——濃度使用5%。

● **目標：每個配方使用4到7種精油就好**，最好避免使用7種以上的精油。在剛開始練習調香時，建議只用2到3種精油來練習就好。這樣的配方雖然簡單，效果卻不可小覷。當你越來越有自信，並開始探索自己喜歡的香氣組合，就可以再多加幾種精油試試看。

● **萬一失手**，例如在調香時加了一種精油，聞起來卻不如想像中好，這樣的情況下，想要挽救是很困難的。此時最好的做法是直接放棄，重新再來過。

● **用小燒杯或小杯子來調配精油**。如果你需要保存起來供日後使用，可以將調配好的產品倒入消毒過的深色玻璃瓶，並且貼好標籤，註明調配日期與成分。

前調、中調與後調

香水是由不同「香調」建立起來的，也就是說，個別的香氣，或說香調，在調配過後，會形成一種新的、統合的香氣。每一種香水都是由前調、中調與後調組合而成，這三種香調構成了配方的架構，並且創造出宜人、平衡且持久的香水氣味。

前調是輕盈、清新的香氣，也是香水給人的第一印象。

中調是香水的核心，大部分的草本香氣都屬於中調，例如天竺葵。

後調是馥郁深厚的氣味，例如檀香與依蘭。後調是香氣的主體，也是最持久的氣味。

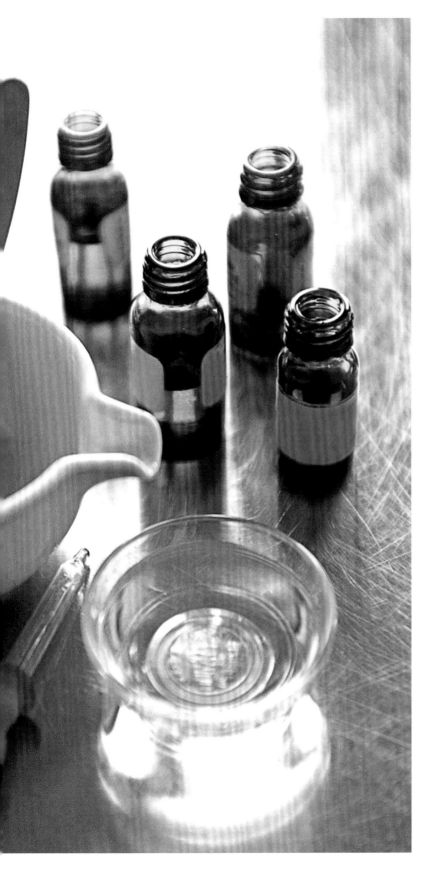

配方變化

在介紹配方的同時，
也會提供建議的變化方式。
我們鼓勵你多加實驗，
找到自己最喜歡的
組合。

開始只調配少量，
一邊摸索學習
調香的藝術。

完美調香指南

我們可以依照香氣種類，將精油區分成不同的香氣「家族」。在調香時，可以根據香氣家族，做出不同的選擇與嘗試。一般來說，每一個人最喜歡的香氣，大概只會落在其中的一種或兩種家族。在這裡，我們用一個圓來呈現這些不同的香氣家族。雖然香氣的組合沒有既定規則，但是通常香氣和自己家族內的成員，以及鄰近的家族成員，會有較好的融合。

草本調

草本調，例如羅勒、歐芹與洋甘菊，天生就有一種優雅的「綠香」（green），在香水的組成中，通常也是構成「中調」的中堅分子（關於香水的前中後調，可參見本書第164頁）。草本調清澈的香氣，可以修飾相對較甜的花香，也可以讓氣味鮮明的柑橘香氣更加柔潤。

草本類精油
- 羅勒 ● 快樂鼠尾草 ● 野馬鬱蘭 ● 歐芹
- 龍艾 ● 百里香 ● 西洋蓍草 ● 蒔蘿
- 艾草 ● 藏茴香 ● 胡蘿蔔籽
- 洋甘菊 ● 甜茴香 ● 甜馬鬱蘭
- 香桃木 ● 夏季香薄荷 ● 松紅梅

草本調：洋甘菊

香味輪

1983 年，知名香水顧問麥可‧愛德華茲（Michael Edwards）提出了香味「輪」的概念。他將香氣分為花香調、東方調、木質調與清新調等四種類別，大部分的香氣，都不外乎是這些分類的不同組合。

精油如何**組花香調**

花香本身就是一種豐富飽滿的氣味（例如玫瑰的香氣），它通常是整個香氣的核心。花香類精油可以單獨當作香水使用，也可以和其他香氣調合，創造出更豐富的氣味。加入柑橘類精油，能為濃重的花香帶來輕盈明亮的色彩；加入辛香類精油，可以創造溫暖的感受；或者結合草本類精油，讓香氣更有清涼感。

花香類精油
- 花梨木 ● 紫羅蘭葉 ● 天竺葵 ● 橙花
- 玫瑰 ● 依蘭 ● 茉莉 ● 真正薰衣草
- 萬壽菊 ● 永久花 ● 玫瑰草 ● 銀合歡

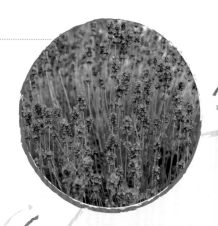

花香調：真正薰衣草

來自各種香調家族的精油可以相互搭配組合，創造出更豐富多元的香氣。

柑橘調

柑橘家族有熱情鮮活的香氣，成員包括所有來自柑橘屬植物的精油，以及如芳枸葉等氣味近似柑橘的精油。這些精油能為花香和草本香調，增加更鮮明、凸顯的氣味，和藥香類精油搭配時，也能創造出新鮮清爽的感覺。

柑橘類精油
- 佛手柑 ● 檸檬 ● 葡萄柚
- 紅橘 ● 甜橙 ● 檸檬馬鞭草
- 檸檬香茅 ● 香蜂草 ● 萊姆 ● 布枯
- 芳枸葉 ● 苦橙葉 ● 香茅 ● 山雞椒

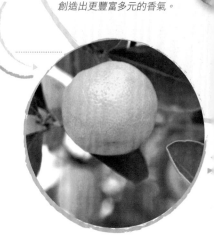

柑橘調：甜橙

辛香調

這充滿異國情調的香氣家族,是由一群氣味溫暖、喚醒感官、像香料又像絲絨般溫潤柔軟的香氣所組成。像肉桂這樣的氣味,能在整體香氣中撐起中調;而像香草這樣醇和濃郁的氣味,則是能讓整體香氣更加持久的「後調」(關於香水的前中後調,可參見本書第164頁)。試試用偏東方香氣的辛香調精油,搭配檀香等木質調精油,創造出有大地氣味的深邃香氣。東方調精油也能和花香類精油自然地融合在一起,例如依蘭、茉莉和真正薰衣草都是很好的選擇,花香類精油能修飾東方調的辛香氣味,讓它不會過於強勁。

辛香類精油

● 香草 ● 肉桂 ● 肉豆蔻 ● 荳蔻 ● 丁香 ● 杜松漿果 ● 芫荽
● 黑胡椒 ● 小茴香 ● 大高良薑 ● 葫蘆芭籽 ● 薑
● 八角茴香 ● 晚香玉 ● 多香果 ● 岩玫瑰

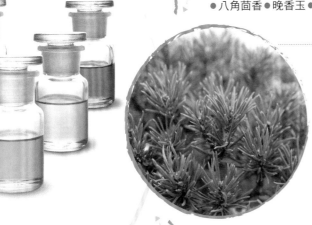

辛香調:肉桂

木質調

木質調香氣濃密而強烈,包含了大地、苔癬、麝香等多種個性鮮明的香氣類型。木質調通常能令人深深地穩定紮根,並且能喚起感官的感應,例如檀香;此外也包括像大西洋雪松與沒藥等具代表性的東方氣味。木質調加上熱烈的柑橘香,能創造出鮮活、清新的香氣;而將木質調合尤加利等藥香調混合,則能創造出清涼、樹脂、薄荷般的氣味,為深沉的木質香氣帶來另一番風情。

木質類精油

● 乳香 ● 絲柏 ● 歐洲赤松 ● 沒藥 ● 廣藿香 ● 檀香
● 大西洋雪松 ● 歐白芷 ● 欖香脂 ● 安息香
● 纈草 ● 岩蘭草

木質調:歐洲赤松

藥香調

藥香調有一種清爽、乾淨的氣味,通常香氣較淡,能為整體香氣創造出一種清新的「前調」(關於香水的前中後調,可參見本書第164頁),平衡深沉濃重的木質氣味。試著和木質調或草本調精油調合,為香氣創造更多層次。

藥香類精油

● 樟樹 ● 鼠尾草 ● 冬青 ● 樺樹 ● 茶樹 ● 白千層 ● 綠花白千層
● 桉油樟 ● 迷迭香 ● 月桂 ● 胡椒薄荷 ● 尤加利 ● 泰國蔘薑

藥香調:鼠尾草

DIY材料介紹

精油可以和許多其他材料搭配，做出各式各樣的洗浴、身體用品，以及療程所需的產品。如要調製簡單的基礎按摩油，可以參考本書第148～161頁的基底油選擇，它們都是非常適合用來稀釋精油的基底產品。在接下來要介紹的產品製作配方當中，會用到幾種額外的材料，例如用蠟、純露、礦物鹽和檸檬酸等，製作乳霜、乳液、油膏、香氛和花草浸泡液。

蓖麻油
有極佳的潤膚效果，因為它能在皮膚表面形成屏障。除此之外，它也有很好的清潔效果。

蘆薈汁可以作為製作精油產品的水相成分。蘆薈汁有清涼舒緩的療癒功效，可以修復受損肌膚，因此是護膚產品中相當好用的成分。

蜂蠟在護膚產品中的作用，是能在肌膚上形成一層薄薄的保護膜，幫助減少水分散失。蜂蠟也是一種滋潤的保濕劑，很適合作為乳霜或油膏的基底。市售蜂蠟有可能是條狀或顆粒狀，顆粒狀的蜂蠟比較容易融化。

乳化蠟能幫助精油和水相成分結合在一起，製成質量穩定、可耐一定時間保存的乳霜和乳液。

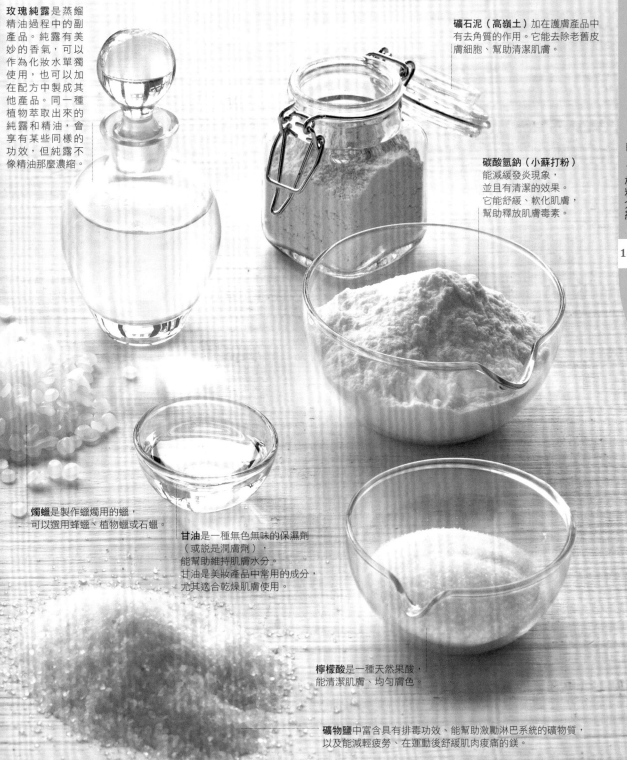

玫瑰純露是蒸餾精油過程中的副產品。純露有美妙的香氣，可以作為化妝水單獨使用，也可以加在配方中製成其他產品。同一種植物萃取出來的純露和精油，會享有某些同樣的功效，但純露不像精油那麼濃縮。

礦石泥（高嶺土）加在護膚產品中有去角質的作用。它能去除老舊皮膚細胞、幫助清潔肌膚。

碳酸氫鈉（小蘇打粉）能減緩發炎現象，並且有清潔的效果。它能舒緩、軟化肌膚，幫助釋放肌膚毒素。

燭蠟是製作蠟燭用的蠟，可以選用蜂蠟、植物蠟或石蠟。

甘油是一種無色無味的保濕劑（或說是潤膚劑），能幫助維持肌膚水分。甘油是美妝產品中常用的成分，尤其適合乾燥肌膚使用。

檸檬酸是一種天然果酸，能清潔肌膚、均勻膚色。

礦物鹽中富含具有排毒功效、能幫助激勵淋巴系統的礦物質，以及能減輕疲勞、在運動後舒緩肌肉痠痛的鎂。

芳香精油配方

按照自己的生活型態，來決定芳香精油配方的使用方式，
將是你為自己增進身體健康、提升幸福感受的極佳方法。
精油有許多美妙的作用，包括安撫、平衡、降低焦慮感、提振活力、
清潔淨化和激勵身心。這些作用都能幫助你完全放鬆、釋放壓力，
同時讓身體的整體狀態獲得提升。

按摩

泡浴

擴香

身心放鬆配方

時不時給自己一段放鬆的時間，是獲致幸福的不二法門。真正薰衣草精油**幫助放鬆**的效果不遑多讓，
和**寧靜安神**的玫瑰精油是很好的搭檔。岩蘭草精油有木質、土壤的氣味和一絲苦味，具有放鬆和**鎮定
的效果**，因此很適合在睡前使用。

使用材料

總量 30ml
甜杏仁油 2 大匙（30ml）
真正薰衣草精油 5 滴
玫瑰精油 3 滴
岩蘭草精油 2 滴

製作方法

將以上所有材料放進碗中混合均勻，再
倒入消毒過的深色玻璃瓶中，旋緊瓶
蓋，就可以隨時取用（使用一般玻璃瓶
或滴管瓶都可以）。將成品存放在陰涼
避光處，可以保存3個月的時間。

使用方法

作為按摩油：按摩身體肌膚（請避開臉
部）。等到皮膚完全吸收之後，再穿上
衣服。

作為泡浴油：如果想在睡前透過熱水澡
好好放鬆一下，同樣使用配方中的精
油，但只需要用1大匙（15ml）的甜杏
仁油或全脂牛奶加以稀釋，調製完成
後，加入溫暖的泡澡水中。

空間擴香：將配方中的精油直接加入擴
香儀、水氧機或加熱式擴香台中，不需
要用油稀釋。讓精油輕柔的氣味飄散在
你選擇的空間中，使身在其中的你舒服
地放鬆下來。

安全小叮嚀：進出浴缸時請注意防滑。

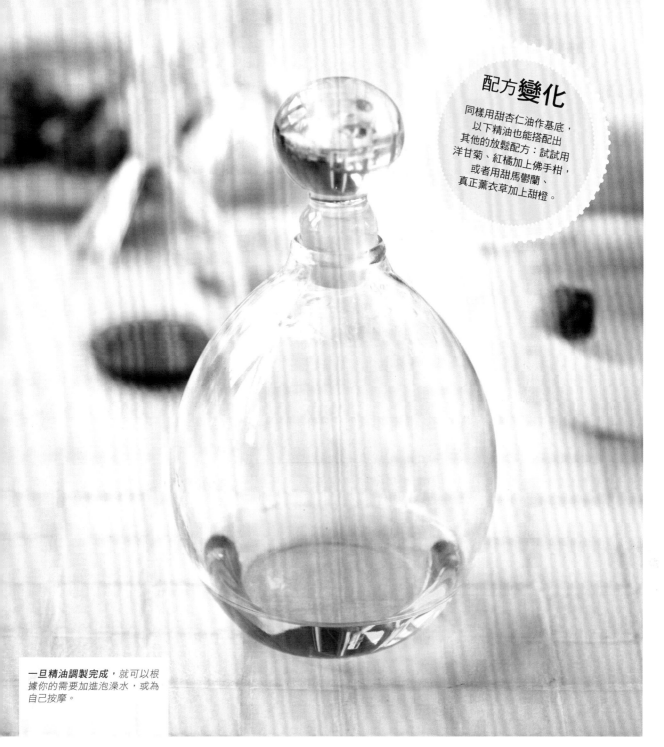

讓安撫身心的芳香精油，
幫助你好好放鬆。

配方變化

同樣用甜杏仁油作基底，
以下精油也能搭配出
其他的放鬆配方：試試用
洋甘菊、紅橘加上佛手柑，
或者用甜馬鬱蘭、
真正薰衣草加上甜橙。

一旦精油調製完成，就可以根
據你的需要加進泡澡水，或為
自己按摩。

淋浴

活力四射沐浴配方

這個能為你**增添活力**的精油三重奏,可以提振精神、激勵頹喪的能量。充滿熱情、**活力**的葡萄柚可以激勵身心;天竺葵既**安撫**又**提振**,因此能平衡你的情緒;茉莉的加入完美和諧了整個配方,它令人迷醉的香氣讓幸福指數更上一層樓。

使用材料

總量 30ml
無香沐浴露 2 大匙(30ml)
葡萄柚精油 4 滴
茉莉原精或茉莉精油 4 滴
天竺葵精油 1 滴

製作方法

將精油加進無香沐浴露中,混合均勻。

使用方法

沐浴:每天一大早用這款沐浴露來沖澡,將使你充滿活力,積極正面地開啟新的一天。

按摩　　擴香

舒緩身心配方

安撫身心的芳香療法既簡單又天然,能幫助你紓解壓力、緩和焦慮。選用能帶來**好心情**的花香類精油,例如橙花,再加上其他振奮心情的精油,例如乳香,就能透過按摩或擴香的方式,讓身心獲得美妙的**舒緩**。

使用材料

總量 30ml
甜杏仁油 2 大匙(30ml)
乳香精油 3 滴
橙花精油 3 滴
甜橙精油 2 滴

製作方法

製作按摩油時,將以上所有材料放進碗中混合均勻,再倒入消毒過的深色玻璃瓶中。旋緊瓶蓋,就可以隨時取用(使用一般玻璃瓶或滴管瓶都可以)。將成品存放在陰涼避光處,可以保存3個月的時間。

使用方法

作為按摩油:按摩身體肌膚(請避開臉部)。等到皮膚吸收之後再穿上衣服。

空間擴香:將配方中的精油直接加入擴香儀、水氧機或加熱式擴香台中,不需要用油稀釋。讓精油的香氣為你創造出平靜安心的氛圍。

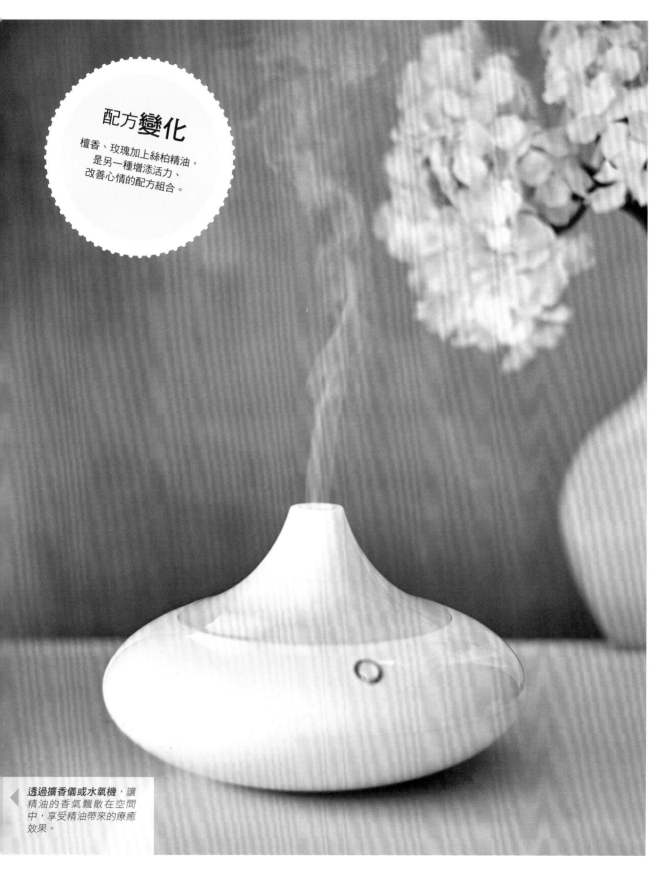

配方**變化**

檀香、玫瑰加上絲柏精油，
是另一種增添活力、
改善心情的配方組合。

透過擴香儀或水氧機，讓
精油的香氣飄散在空間
中，享受精油帶來的療癒
效果。

按摩

擴香

泡浴

平靜安撫配方

某些精油的芳香療癒效果能同時作用於心靈和身體，在**安撫**、**平衡**情緒的同時，也能柔潤肌膚。玫瑰精油有鎮定肌膚的作用，能改善皮膚泛紅、發炎的現象，天竺葵精油在平衡油性肌膚的同時，也能安撫躁動不安的**情緒**。甜杏仁油質地清爽、用途廣泛，對肌膚相當溫和，很適合作為這個配方的基底油。

使用材料

總量 30ml
甜杏仁油 2 大匙（30ml）
玫瑰原精或玫瑰精油 7 滴
天竺葵精油 7 滴

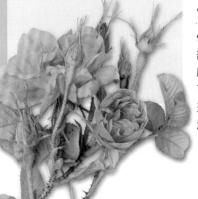

*玫瑰精油*有舒緩身心的香氣。

製作方法

製作按摩油時，將以上所有材料放進碗中混合均勻，再倒入消毒過的深色玻璃瓶中。旋緊瓶蓋，就可以隨時取用（使用一般玻璃瓶或滴管瓶都可以）。將成品存放在陰涼避光處，可以保存3個月的時間。

使用方法

作為按摩油：按摩身體肌膚（請避開臉部）。等到皮膚吸收之後，再穿上衣服。如想調製能安撫身心的臉部用油，可以在2大匙（30ml）甜杏仁油（或金盞菊浸泡油）中加入1滴玫瑰精油與1滴真正薰衣草精油。

空間擴香：將配方中的精油直接加入擴香儀、水氧機或加熱式擴香台中，不需要用油稀釋。讓這個舒緩的精油配方香氣，輕柔地飄散在你選擇的空間中。

作為泡浴油：將配方中的精油，加入1大匙（15ml）的甜杏仁油加以稀釋；或者將精油混入1大匙（15ml）的全脂牛奶或泡浴用的基底油當中。調製完成後，加進溫暖的泡澡水裡。

安全小叮嚀：如果用這個配方來泡澡，進出浴缸時請注意防滑。

配方**變化**

將紅橘、德國洋甘菊和真正薰衣草精油調入甜杏仁油中，也是一種能安撫神經緊張的身心舒緩配方。

香氛

專注集中配方

精油一直是協助靜心冥想的好幫手，它能幫助呼吸更深、更沉，同時令人**身心平衡，能量更集中**。迷迭香精油能作用於中樞神經系統，因此對注意力難以集中的情況特別有幫助；丁香和胡椒薄荷精油可以振奮精神、驅趕睡意。這三種精油很適合調合在一起，幫助你更專注集中。

使用材料

總量 30ml
葵花油 2 大匙（30ml）
迷迭香精油 6 滴
丁香精油 2 滴
胡椒薄荷精油 2 滴

製作方法

將以上所有材料放進碗中混合均勻，再倒入消毒過的深色玻璃瓶中。旋緊瓶蓋，就可以隨時取用（使用一般玻璃瓶或滴管瓶都可以）。將成品存放在陰涼避光處，可以保存3個月的時間。

使用方法

塗擦於肌膚：沾取一些調合好的芳香油，塗擦在手腕和太陽穴的脈搏點上。裝進滾珠瓶，會更方便使用。

這些精油都能幫助你歸於中心，
使你更加專注。

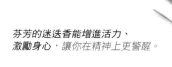

芬芳的迷迭香能增進活力、
激勵身心，讓你在精神上更警醒。

按摩　　　蒸氣吸入　　擴香

淨化清理配方

具有**淨化**功能的精油，不僅可以透過身體按摩達到全身**排毒**的效果，也可以讓居家環境被好好地**清潔**一番。你也可以將這些精油加在無香味的洗面乳或基底油中，為臉部進行一次深層清潔；或者把配方精油加在熱水中，讓蒸氣清理粗大的毛孔。杜松漿果有激勵和收斂的特質，乳香能調理肌膚、幫助縮小毛孔，而檸檬的柑橘果香可以振奮身心、消除不雅的氣味。

使用材料

總量 30ml
荷荷芭油 2 大匙（30ml）
杜松漿果精油 8 滴
乳香精油 4 滴
檸檬精油 2 滴

製作方法

製作按摩油時，將以上所有材料放進碗中混合均勻，再倒入消毒過的深色玻璃瓶中。旋緊瓶蓋，就可以隨時取用（使用一般玻璃瓶或滴管瓶都可以）。將成品存放在陰涼避光處，可以保存3個月的時間。

使用方法

作為按摩油：按摩身體肌膚（請避開臉部）。等到皮膚吸收之後再穿上衣服。

蒸氣吸入法：把配方中的精油加入一碗熱水中，不需要用油稀釋。取一條大浴巾蓋住頭，像一個小帳棚一樣蓋住頭臉和眼前的熱水，讓蒸氣在臉上薰蒸5分鐘，結束後用冷水清洗肌膚，以乾毛巾擦乾多餘水分。

空間擴香：將配方中的精油直接加入擴香儀、水氧機或加熱式擴香台中，不需要用油稀釋。讓精油的氣味飄散在病人起居的房間，或你選擇的空間當中，帶來淨化清理、清新空氣的效果。

這個精油配方有
溫和的收斂、調理效果，
並且能發揮強大的清潔作用。

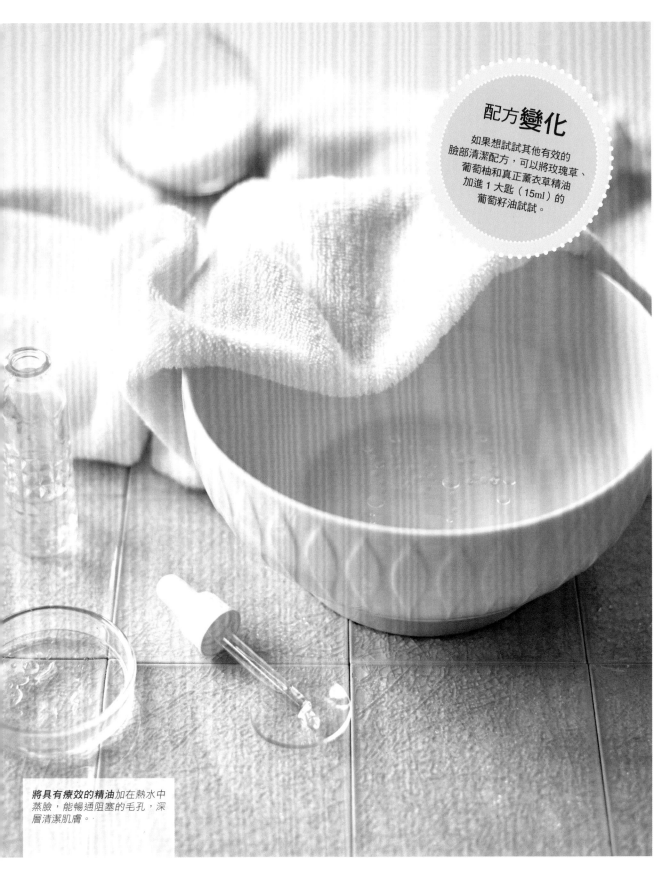

配方變化

如果想試試其他有效的
臉部清潔配方，可以將玫瑰草、
葡萄柚和真正薰衣草精油
加進 1 大匙（15ml）的
葡萄籽油試試。

將具有療效的精油加在熱水中
蒸臉，能暢通阻塞的毛孔，深
層清潔肌膚。

按摩

為「他」準備的歡愉按摩配方

依蘭精油有熱帶花朵的芬芳，香氣濃郁，既能**令人振奮**，又有平靜安撫的特質。依蘭很適合與令人**放鬆**，在情緒上又更**穩定紮根**的檀香一起使用。用滋潤肌膚的基底油來調合精油，點上一兩盞蠟燭，為你的愛人好好按摩一下吧！

美容保養配方

178

使用材料

總量 30ml
荷荷芭油 2 大匙（30ml）
依蘭精油 6 滴
檀香精油 6 滴
肉豆蔻精油 2 滴

製作方法

將以上所有材料放進碗中混合均勻，再倒入消毒過的深色玻璃瓶中。旋緊瓶蓋，就可以隨時取用（使用一般玻璃瓶或滴管瓶都可以）。將成品存放在陰涼避光處，可以保存3個月的時間。

使用方法

作為按摩油：按摩身體肌膚（請避開臉部）。等到皮膚吸收之後再穿上衣服。

按摩

為「她」準備的歡愉按摩配方

如果想調出更受女性青睞的香氣，可以把玫瑰原精或精油和廣藿香精油調合在一起。氣味美妙的玫瑰花香能使人敞開心扉、**安撫**緊張的神經和焦慮感，廣藿香則有一種香甜的土壤氣味，有助於**穩定紮根**、心情**平靜**。

使用材料

總量 30ml
荷荷芭油 2 大匙（30ml）
玫瑰原精或玫瑰精油 8 滴
廣藿香精油 4 滴
岩蘭草精油 2 滴
天竺葵精油 2 滴

製作方法

將以上所有材料放進碗中混合均勻，再倒入消毒過的深色玻璃瓶中。旋緊瓶蓋，就可以隨時取用（使用一般玻璃瓶或滴管瓶都可以）。將成品存放在陰涼避光處，可以保存3個月的時間。

使用方法

作為按摩油：按摩身體肌膚（請避開臉部）。等到皮膚吸收之後再穿上衣服。

在精油香甜的香氣中，
享受令人歡愉的身體按摩吧！

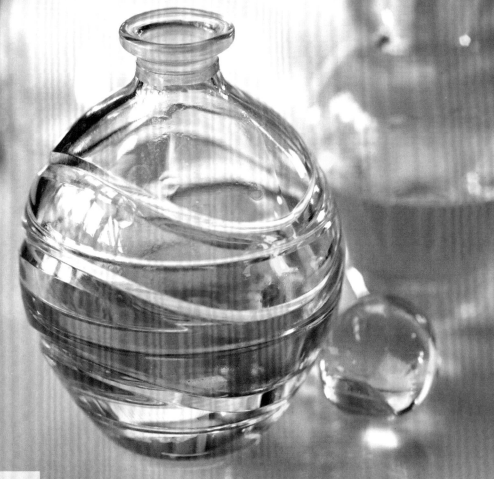

把喜歡的精油配方預先準備好，興之所至時就能隨時派上用場。

按摩

配方**變化**

將檸檬、百里香和茶樹精油調合在一起，也能達到強化免疫系統的效果。把精油加入擴香儀器中擴香，則可以清新室內空氣、防治感染。

激勵免疫配方

免疫力是身體**抵禦**疾病的最後防線，營養不良、缺乏運動、承受壓力，和其他的不良生活習慣，都有可能讓身體機能無法完善運作，於是使毒素累積，進而形成疾病。綠花白千層、真正薰衣草和迷迭香精油，能**支持**缺乏抵抗力的免疫系統，同時有強大的**抗微生物作用**，能幫助身體抵擋感染。

使用材料

總量 30ml
葡萄籽油 2 大匙（30ml）
真正薰衣草精油 2 滴
綠花白千層精油 2 滴
迷迭香精油 2 滴

製作方法

將所有材料放進碗中混合均勻，再倒入消毒過的深色玻璃瓶中。旋緊瓶蓋，就可以隨時取用（使用一般玻璃瓶或滴管瓶都可以）。將成品存放在陰涼避光處，可以保存3個月的時間。

使用方法

作為按摩油：按摩身體肌膚（請避開臉部）。等到皮膚吸收之後再穿上衣服。

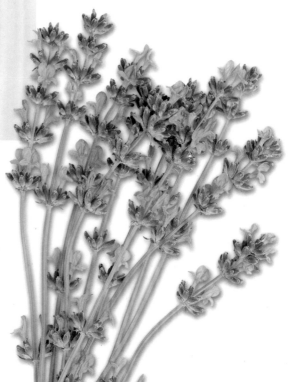

好好善用真正薰衣草的抗菌功效。

按摩

泡浴

皮膚再生配方

精油可以用來刺激**皮膚細胞再生**，當發生刀切傷、燙傷、疤痕、妊娠紋與肥胖紋等情況時，這樣的作用就能派上用場。沒藥精油是傷口復原緩慢，或溼答答的濕疹發作時的理想選擇；具有**消炎作用**的義大利永久花，能幫助加快**傷口癒合**過程；乳香則可以刺激新細胞生成──以上都能幫助皮膚修復再生。

使用材料

總量 30ml
玫瑰果油 1 大匙（15ml）
金盞菊浸泡油 1 大匙（15ml）
乳香精油 6 滴
義大利永久花精油 4 滴
沒藥精油 2 滴

製作方法

製作按摩油時，將所有材料放進碗中混合均勻，再倒入消毒過的深色玻璃瓶中。旋緊瓶蓋，就可以隨時取用（使用一般玻璃瓶或滴管瓶都可以）。將成品存放在陰涼避光處，可以保存3個月的時間。

使用方法

作為按摩油：按摩身體肌膚（請避開臉部）。等到皮膚吸收之後再穿上衣服。

作為泡浴油：將配方中的精油混入1大匙（15ml）的玫瑰果油加金盞菊浸泡油，或是1大匙（15ml）的全脂牛奶。調製完成後，加入溫暖的泡澡水中均勻攪散。

安全小叮嚀：這個配方不宜用在開放性傷口上，進出浴缸時請注意防滑。

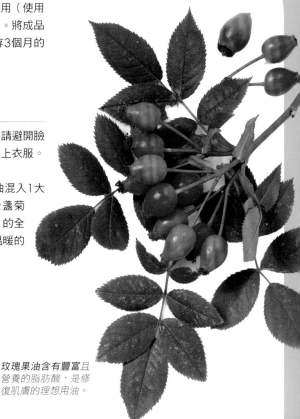

玫瑰果油含有豐富且營養的脂肪酸，是修復肌膚的理想用油。

這個幫助肌膚修復的精油配方，
能為肌膚帶來整體的回春效果。

按摩

泡浴

振奮激勵配方

精油可以用來**激勵**食慾、消化系統、身體循環與肺部功能。這個功能多元的配方，可以在任何你感覺狀態不佳的時候使用：薑能**安撫**消化系統、幫助恢復食慾；黑胡椒能激勵循環，而茶樹則可以**增強免疫力**。

使用材料

總量 30ml
甜杏仁油 2 大匙（30ml）
薑精油 6 滴
黑胡椒精油 4 滴
茶樹精油 4 滴

製作方法

製作按摩油時，將所有材料放進碗中混合均勻，再倒入消毒過的深色玻璃瓶中。旋緊瓶蓋，就可以隨時取用（使用一般玻璃瓶或滴管瓶都可以）。將成品存放在陰涼避光處，可以保存3個月的時間。

使用方法

作為按摩油：按摩身體肌膚（請避開臉部），等到皮膚吸收後再穿上衣服。

作為泡浴油：同樣使用配方中的精油，但只需要用1大匙（15ml）的甜杏仁油加以稀釋，或者用1大匙（15ml）的全脂牛奶取代也可以。調製完成後，加入溫暖的泡澡水中。你也可以在淋浴時享受這個令人神清氣爽的配方，只需要把精油加入無香型的沐浴露裡就可以了。

安全小叮嚀：進出浴缸時請注意防滑。

擴香

煥然一新配方

如果你感覺自己情緒低迷，或有神經衰弱疲憊的情況，這個**充滿活力**的配方就是你隨手可用的好選擇。歐洲赤松有**清新提振**的效果，能激勵神經系統；藍膠尤加利能**增強專注力**；而胡椒薄荷則令人**恢復元氣**、振奮精神。

使用材料

總量 1 次擴香使用的量
歐洲赤松精油 2 滴
胡椒薄荷精油 2 滴
藍膠尤加利精油 1 滴

製作方法

按照設備商的指示，將精油加入擴香儀、水氧機或加熱式擴香台中使用。

使用方法

空間擴香：讓精油的氣味飄散在你選擇的空間中，使屋內充滿輕柔的芬芳。

安全小叮嚀：胡椒薄荷精油可能刺激皮膚。使用時濃度不可超過2%，且不可在嬰幼兒附近使用。

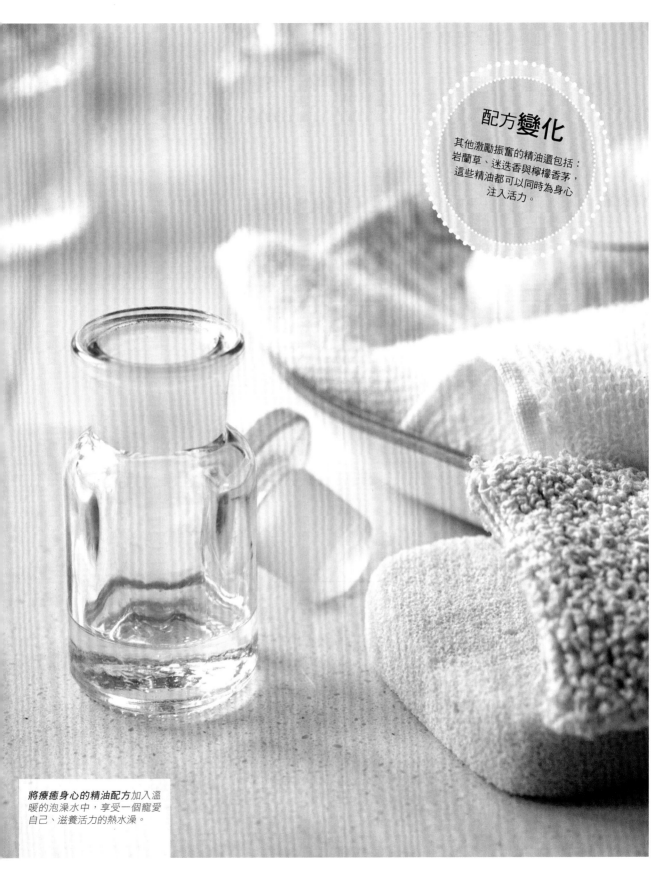

將療癒身心的精油配方加入溫暖的泡澡水中，享受一個寵愛自己、滋養活力的熱水澡。

居家及個人香氛

讓家中飄散精油的芬芳，或者用精油調出你最愛的香氣，
都能幫助你改善居家空間的氣氛，並且一整天享受精油的療癒力量。
無論是用精油調製個人香水、用簡單的噴霧瓶在空間中噴灑甜美的香氣，
或是製作香氛蠟燭，以下配方都將幫助你為自己和居家空間
帶來天然、美好的芬芳氣味。

香氛

花香身體噴霧

比起濃郁的香水，身體噴霧是更清新淡雅的選擇。這個配方用**保濕**的蘆薈汁和玫瑰純露作為水相，調入具有**異國風情**的**甜美花香**依蘭、深邃幽微的岩蘭草，以及快樂鼠尾草清新的草葉香氣。

使用材料

總量 120ml
玫瑰純露 75ml
蘆薈汁或蘆薈膠 2 大匙（30ml）
甘油 1 大匙（15ml）
依蘭精油 10 滴
佛手柑精油 5 滴
岩蘭草精油 5 滴
快樂鼠尾草精油 5 滴

製作方法

1 將玫瑰純露、蘆薈汁或蘆薈膠，和甘油一起倒在碗裡，再加入精油調合均勻。

2 將碗裡的液體倒入消毒後的噴霧瓶中。存放在陰暗涼爽處，能保存6個月。

使用方法

作為香氛： 均勻搖晃後，噴灑在需要的地方。由於身體噴霧的氣味比香水清淡許多，因此可以在需要時經常補噴。避免將噴霧噴在衣服、紡織品或床單上，因為精油有可能留下污漬。

多多嘗試不同配方，
找到最適合你的專屬香氣。

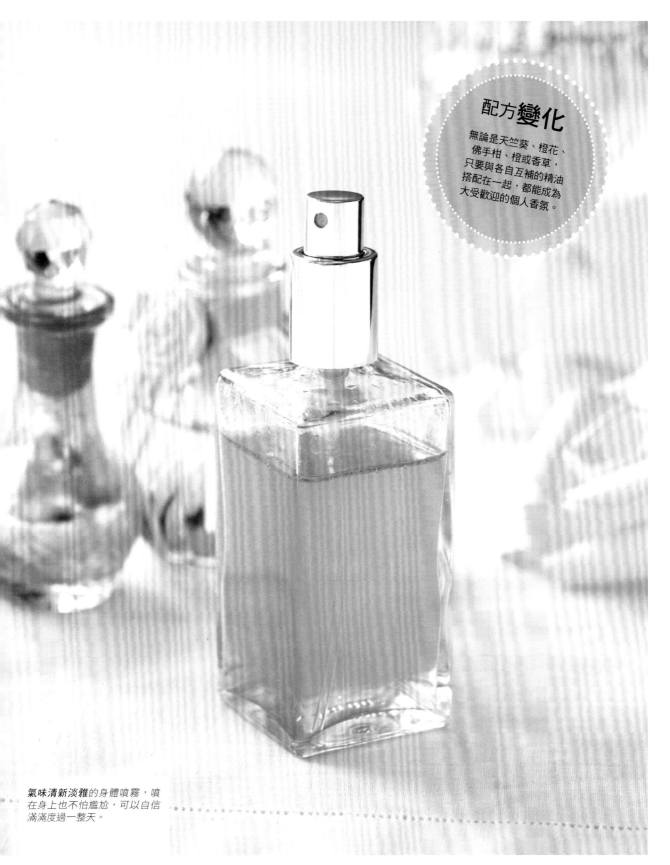

氣味清新淡雅的身體噴霧，噴
在身上也不怕尷尬，可以自信
滿滿度過一整天。

香氛

擴香

檸檬與萊姆居家香氛

用柑橘類精油調製一款**熱情洋溢、振奮精神**的香氣，讓居家空間清新舒爽、異味全消。稀釋進噴霧瓶中做成空間噴霧，或是滴在擴香器具中擴香，都能清新室內空氣、增添**芬芳**氣味。配方中的柑橘精油帶來清新、**鮮明**的果香，能提振情緒、消除異味，是居家與辦公空間每日不可或缺的好幫手。

使用材料

總量 60ml
伏特加酒 2 大匙（30ml）
萊姆精油 10 滴
檸檬精油 7 滴
佛手柑精油 6 滴
紅橘精油 5 滴
礦泉水 2 大匙（30ml）

製作方法

1 製作空間噴霧。將伏特加酒與精油倒入碗內調合後，再加入礦泉水混合均勻。

2 將碗裡的液體倒入消毒後的噴霧瓶中。存放在陰暗涼爽處，能保存6個月。

使用方法

作為空間噴霧：搖晃均勻，噴灑在空間中。

空間擴香：將精油加入擴香儀、水氧機或加熱式擴香台中。

這個熱情洋溢的柑橘果香配方，能讓空間的氣氛馬上煥然一新。

萊姆清新的氣味，
能幫助清理思緒。

香氛　　擴香

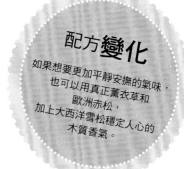

配方**變化**

如果想要更加平靜安撫的氣味，
也可以用真正薰衣草和
歐洲赤松，
加上大西洋雪松穩定人心的
木質香氣。

臥室放鬆配方

漫長的一天過後，我們經常需要透過協助才能真正放鬆下來。這個配方中的精油，能立刻讓你彷彿處於一片**寧靜**之鄉。配方使用濃烈性感的**茉莉花香**，加上使呼吸深沉、掃除焦慮的乳香。將這個精油配方製成空間噴霧，或簡單地利用擴香儀器，在空間中創造一個安靜平和的氛圍。為自己點上一兩盞蠟燭，在忙了一整天之後，好好享受這寧靜的片刻。

使用材料

總量 60ml

伏特加酒 2 大匙（30ml）
茉莉原精 8 滴
乳香精油 7 滴
荳蔻精油 6 滴
礦泉水 2 大匙（30ml）

製作方法

1 將玫瑰純露、蘆薈汁或蘆薈膠，以及甘油倒在碗裡。加入精油調合均勻。

2 將碗裡的液體倒入消毒後的噴霧瓶中。存放在陰暗涼爽處，能保存6個月。

使用方法

作為空間噴霧：搖晃均勻，噴灑在居家空間中。

空間擴香：將精油加入擴香儀、水氧機或加熱式擴香台中。

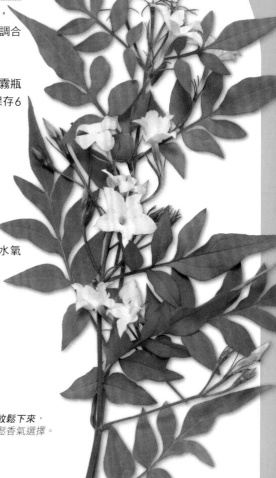

茉莉能讓人深深放鬆下來，
是完美的臥室放鬆香氣選擇。

好心情香氛蠟燭

製作蠟燭的蠟有許多種，例如石蠟、大豆蠟，或是最傳統的選擇——蜂蠟。並不是所有的精油都適合用來做蠟燭，建議使用價格便宜的精油**多嘗試看看**。有些精油的顏色比蠟還深，有可能會改變蠟燭的顏色。

製作方法

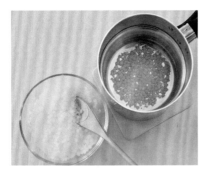

1 用隔水燉鍋（bain marie saucepan）融化燭蠟。或者，將燭蠟放在耐高溫的玻璃容器中，再放進加了半滿滾水的鍋子裡隔水加熱。耐心等待燭蠟融化。

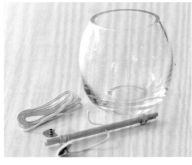

2 處理燭芯：把預先浸過蠟的燭芯夾在用橡皮筋捆住的兩根小木棒之間。準備一個乾淨、乾燥的玻璃杯，或是製作許願蠟燭的模具，用燭芯座或是一滴蠟，把燭芯固定在容器底部的中心。把精油加入融化的蠟中，均勻攪拌，然後把一半的蠟液放進容易倒出的壺子或容器裡。

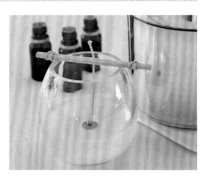

3 分三階段將蠟液注入容器。首先，慢慢倒入融化的蠟液直到一半的高度，小心不要移動到燭芯的位置。靜置放涼。重新加熱並輕輕攪拌剩餘的蠟液，再注入一部分到容器中。再一次靜置放涼。最後將所有蠟液注滿。在蠟液完全凝固之前，分次注入容器中，應該就能作出表面平滑的蠟燭。

使用材料

總量 1 個 90 公克的蠟燭
燭蠟 90 公克
檸檬香茅精油 60 滴
羅勒精油 40 滴
萊姆精油 40 滴

使用方法

空間香氛：為蠟燭找一個安全的放置位置，遠離易燃物品、確保通風良好，然後就可以讓這個帶來好心情的蠟燭香氣，瀰漫在你選擇的空間裡。

製作自己專屬的香氛蠟燭，讓
家裡洋溢芬芳。這麼做不僅經
濟實惠，而且樂趣無窮。

寵愛自己—芳香保養之道

透過活力回春的精油產品和自我保養的方法,把頂級SPA體驗帶進你的家。
在這個段落,我們將提供簡單的手作配方,
幫助你做出滋潤肌膚、清爽精神的洗浴產品、
滋養水潤的身體及臉部護膚油與去角質霜;
此外,呵護手腳的特別療程,將幫助你好好地放鬆下來,
在自己家裡享受精油美妙的療癒功效。

泡浴

肌肉放鬆泡澡配方

當這個配方的精油搭配在一起使用時,可以**改善身體循環**,修復肌肉纖維、**解除疼痛**。礦物鹽能消除疲勞、**舒緩**痠痛與疼痛,康復力和山金車藥草則可以幫助被過度使用的肌肉回復過來。

使用材料

總量 530ml
康復力草 1 大匙(15ml)
山金車草 1 大匙(15ml)
清水(浸泡草藥用)500ml
真正薰衣草精油 2 滴
迷迭香精油 2 滴
黑胡椒精油 1 滴
礦物鹽 1 大匙

製作方法

1 在茶壺裡燒開500ml的水,放入康復力(聚合草)和山金車草浸煮10分鐘,然後濾出茶液。

2 把精油滴入礦物鹽中攪拌均勻。

3 把精油鹽加入藥草茶中均勻攪拌,直到完全融化。

充滿礦物質的海鹽能舒緩肌膚,消除肌肉疼痛。

使用方法

泡澡:溶液準備好後馬上加入泡澡水中,然後按照平時的方式泡澡。

安全小叮嚀:受傷、受損或剛做完除毛的肌膚不宜使用。

泡浴

滋補活力礦鹽澡

你是否失去了開啟一天的動力？讓這個混合了藥草、礦物鹽與精油的熱水澡，幫助你恢復活力。茶樹和黑胡椒精油有**激勵振奮、注入活力**的作用，能讓你在接下來幾個小時都**電量滿滿**，用迷迭香和薄荷葉浸出的藥草茶，再加上礦物鹽，能降低你的疲憊感，額外為你補充精力！

使用材料

總量 530ml
乾燥的薄荷葉 1 大匙
乾燥的迷迭香葉 1 大匙
清水（浸泡草藥用）500ml
胡椒薄荷精油 2 滴
茶樹精油 2 滴
黑胡椒精油 1 滴
礦物鹽 1 大匙

製作方法

1 在茶壺裡燒開500ml的水，放入迷迭香和薄荷葉浸煮10分鐘，然後濾出茶液。

2 將精油滴入礦物鹽中攪拌均勻。

3 把精油鹽加入藥草茶中均勻攪拌，直到完全融化。

使用方法

泡澡：溶液準備好後馬上加入泡澡水中，然後按照平時的方式泡澡。

安全小叮嚀：受傷、受損或剛做完 除毛的肌膚不宜使用。

*胡椒薄荷精油有清涼激勵的效果，*能馬上使人充滿活力。

好好放鬆下來，
享受這個養精蓄銳的熱水澡。

配方變化

大西洋雪松可以扭轉疲憊倦怠的心情。用它加上杜松漿果、茉莉、絲柏或銀合歡精油，再搭配藥草茶液來泡澡，同樣能達到滋養活力的效果。

玫瑰泡澡球

自己製作能對應當下心情，或適合在特定時機使用的泡澡球吧！這個配方裡有**平靜安神**的玫瑰，以及**平衡心情**的天竺葵，非常適合在晚上用來泡一個放鬆身心的熱水澡。你可以多用各種不同的花草和精油來嘗試，例如乾燥的薰衣草也會是不錯的選擇。

使用材料

總量 20 個沐浴球

小蘇打粉 400 克

檸檬酸 200 克

乾燥的玫瑰花瓣 2 到 3 小匙

可可脂或植物油 1 小匙（5ml）

天竺葵精油 10 滴

玫瑰原精 5 滴

水 1 小匙（5ml）

使用方法

泡澡： 將芬芳的泡澡球加入泡澡水中，在你放鬆躺著休息時，它會慢慢融化進水裡。

製作方法

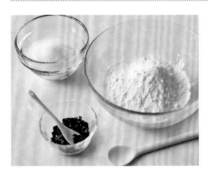

1 為冰塊模具塗上薄薄的一層油（如果能用噴霧會是很理想的做法）。秤好所有乾性材料的量，將它們混合在一起。

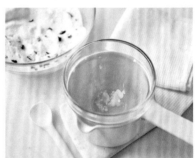

2 在隔水燉鍋中融化可可脂（隔水加熱的做法可以參考本書第188頁），然後加入精油。將油液加入乾性材料中混合均勻。

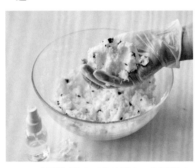

3 用噴霧瓶裝水噴溼材料，直到摸起來像是潮濕的沙子，捏起來能成團不會散開。如果不容易捏成團，就再多噴點水。

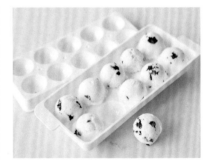

4 將材料緊緊壓進模具中，靜置至少一小時。從模具中取出，需要時隨時取用。製作完成的泡澡球可以存放3個月。

配方**變化**

你可以用
甜橙和葡萄柚等柑橘類精油，
作成活力四射的沐浴球；
或者用洋甘菊精油，
作成適合睡前使用的
放鬆舒緩沐浴球。

一次多做一點沐浴球，就可以
在需要的時候隨時使用。

泡浴

潤膚泡澡錠

這些滋潤肌膚的泡澡錠做起來簡單又快速，裡面有**營養豐富**的乳油木果脂，**保濕鎖水**的可可脂和椰子油，還有**平衡身心**的天竺葵精油。泡澡錠也可以在沖熱水澡的時候使用，當泡澡錠隨著熱氣慢慢融化，你可以一邊為自己輕柔地按摩，讓油脂為乾燥的肌膚帶來深度的滋養。

使用材料

總量 10 個泡澡錠
乳油木果脂 50 克
可可脂 50 克
固態椰子油 2 大匙（30ml）
天竺葵精油 20 滴

製作方法

1 將乳油木果脂和可可脂放在玻璃碗或隔水燉鍋中，以隔水加熱的方式慢慢融化（隔水加熱的做法可以參考本書第188頁）。

2 將固態椰子油加入溫熱的油液中，接著加入精油攪拌均勻。將油液倒入手工皂模或烘焙用的小蛋糕紙托裡。

3 靜置放涼，等待油液在冷卻後定型。你可以趁著油液冷卻時，在表面放上一些乾燥花草作為裝飾。將泡澡錠留在模具中，放在陰涼乾燥處。完成後放進冰箱保存備用，製作完成的泡澡錠可以存放3個月。

使用方法

泡澡：將泡澡錠加進溫熱的泡澡水中。或者，在洗熱水澡時使用，讓油錠在水蒸氣中軟化，接著讓它滑過身體，為肌膚帶來深度的滋養。

安全小叮嚀：進出浴缸時請注意防滑。

讓滋養潤膚的泡澡錠寵愛你的肌膚，
感受泡澡後絲滑的觸感。

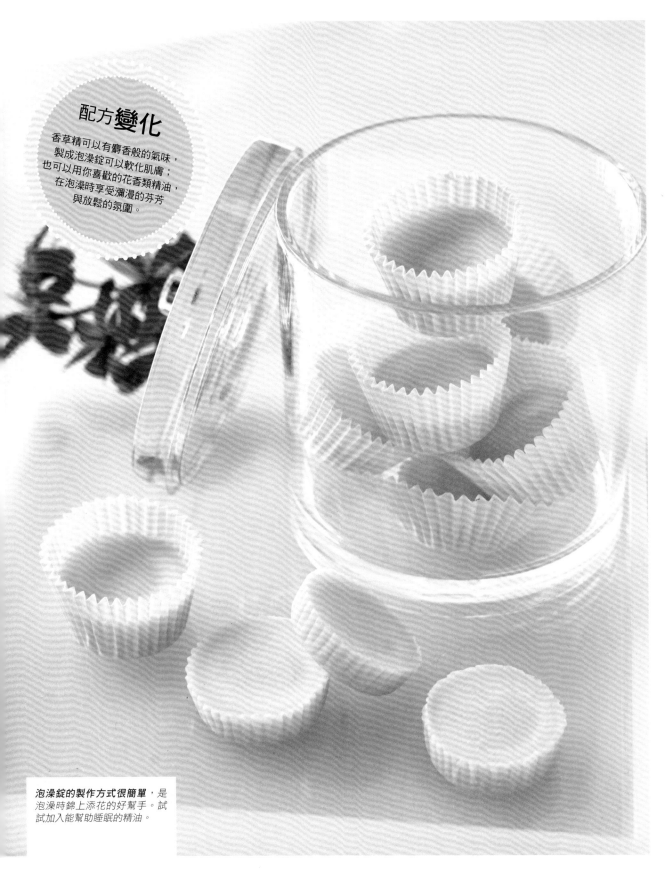

泡澡錠的製作方式很簡單，是
泡澡時錦上添花的好幫手。試
試加入能幫助睡眠的精油。

泡浴　　足浴

香蜂草與薰衣草：花草泡澡茶

試試用這個加了草藥、乾花和芬芳精油的泡澡茶，來**舒緩**你的身體與心靈。真正薰衣草精油香甜的草藥氣味，一直是**放鬆**身心的最佳首選；玫瑰有帶來**好心情**和安撫舒緩的作用；而花園裡常見的香蜂草，則是**平靜心靈**的絕佳好手。

使用材料

總量 530ml
乾燥的香蜂草葉 1 大匙（15ml）
乾燥的玫瑰花瓣 1 大匙（15ml）
沖泡用的水 500ml
真正薰衣草精油 10 滴
礦物鹽 1 大匙

製作方法

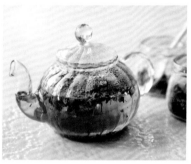

1 在茶壺中用滾水浸煮香蜂草與玫瑰花瓣10分鐘。

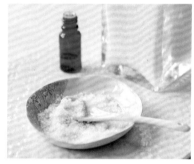

2 在碗中混合真正薰衣草精油和礦物鹽，混拌直到呈膏狀。

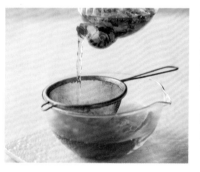

3 在另一個碗裡濾出花草茶，將精油鹽加入其中攪拌，直到完全融化。

使用方法

泡澡：將製作完成的花草泡澡茶直接加入泡澡水，好好泡個澡放鬆休息。

足浴：將泡澡茶加入溫暖的泡腳水中，可以舒緩疲憊疼痛的雙腳。

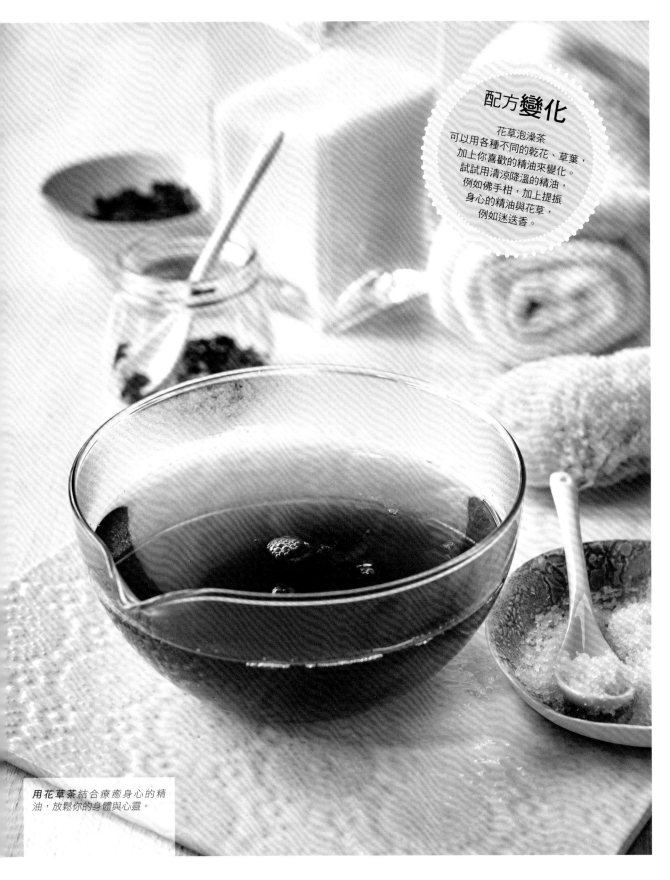

配方變化

花草泡澡茶
可以用各種不同的乾花、草葉，
加上你喜歡的精油來變化。
試試用清涼降溫的精油，
例如佛手柑，加上提振
身心的精油與花草，
例如迷迭香。

用花草茶結合療癒身心的精油，放鬆你的身體與心靈。

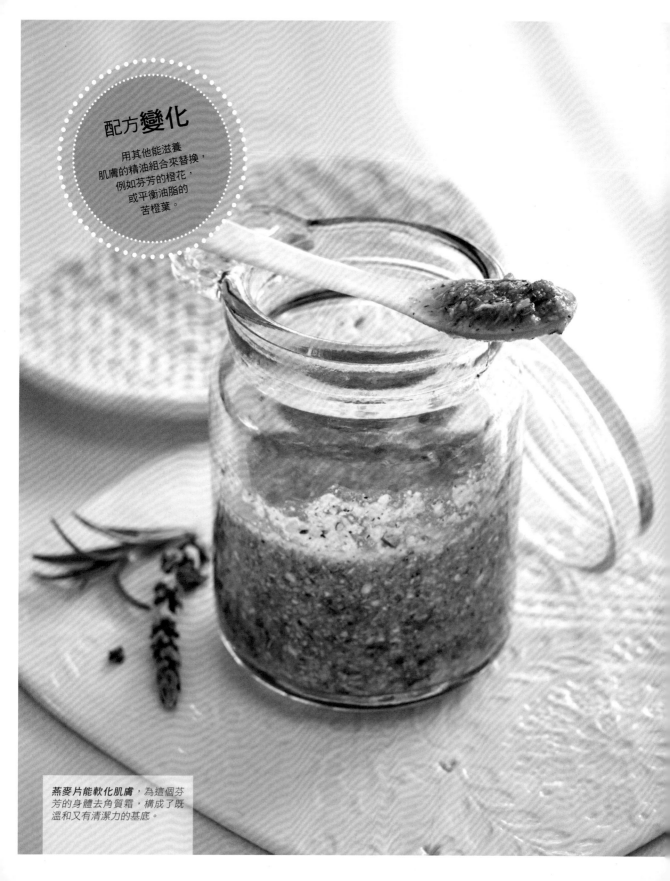

配方**變化**

用其他能滋養
肌膚的精油組合來替換，
例如芬芳的橙花，
或平衡油脂的
苦橙葉。

燕麥片能軟化肌膚，為這個芬
芳的身體去角質霜，構成了既
溫和又有清潔力的基底。

護膚

身體去角質霜

為身體去角質是激勵身體**循環**功能、去除廢死肌膚細胞的極佳方式，使用過後，肌膚會感覺柔嫩、滑順、充滿活力。甜杏仁油有豐富的營養，可以**滋潤**乾燥的肌膚。配方中還使用了能**軟化肌膚**的大燕麥片、平撫舒緩的羅馬洋甘菊與真正薰衣草精油，因此這個身體去角質配方可以軟化肌膚，帶來絲滑的質感。

使用材料

總量 45ml
大燕麥片 1 大匙
乾燥的薰衣草 1 小匙
甜杏仁油 2 大匙（30ml）
真正薰衣草精油 4 滴
羅馬洋甘菊精油 4 滴

製作方法

1 用杵臼把燕麥片和薰衣草搗碎，或者用調理機打碎。

2 把甜杏仁油和精油混合均勻。

3 把燕麥碎和薰衣草碎加入混合好的油中，直到成為膏狀（如果太乾就再加些甜杏仁油，太濕就多加些燕麥）。將完成的去角質霜放進消毒後的玻璃瓶中，瓶蓋必須能夠密封蓋緊。可以保存3個月。

使用方法

身體去角質：輕輕地用去角質霜按摩、清理全身肌膚，然後用溫水洗淨。用乾淨的毛巾拍乾身上水分。

安全小叮嚀：受傷、受損或剛做完除毛的肌膚不宜使用。

這個芬芳的去角質霜，
不僅成分天然，還可以滋養皮膚，
使用後肌膚感覺柔嫩且充滿活力。

按摩

身體肌膚調理油

這是一個**排毒**的精油配方，可以促進身體淋巴系統健康運作，調理肌膚，帶來緊實的效果。迷迭香和胡椒薄荷加在一起，既可**利尿**，也能帶來**激勵身心**與**消除淤堵**的作用；檸檬則有激勵淋巴系統的功能。紅橘精油也有利尿作用，透過按摩進入肌膚，還可以淡化妊娠紋與肥胖紋。

使用材料

總量 45ml
小麥胚芽油 2 大匙（30ml）
玫瑰果油 1 大匙（15ml）
胡椒薄荷精油 8 滴
迷迭香精油 5 滴
檸檬精油 4 滴
紅橘精油 3 滴

製作方法

將所有材料放進碗中混合均勻，再倒入消毒過的深色玻璃瓶中。旋緊瓶蓋，就可以隨時取用（使用一般玻璃瓶或滴管瓶都可以）。將按摩油存放在陰涼避光處，可以保存3個月的時間。

使用方法

作為按摩油：輕輕沿著向上的循環路徑按摩全身，仔細留意身體各處是否有特別乾燥的地方。如想發揮最大的效果，可以在按摩之前，先用柔軟的身體刷乾刷身體，去除所有死去的肌膚細胞後，再用油進行按摩。

這些充滿活力、改善膚質的精油，
可以幫助處理頑固的橘皮組織。

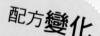
配方**變化**

根據你的個人需要調配適合的按摩油：
如果要滋養肌膚，可以用乳香加上玫瑰；
如果要改善心情、紓解壓力，可以用檀香加上橙花。

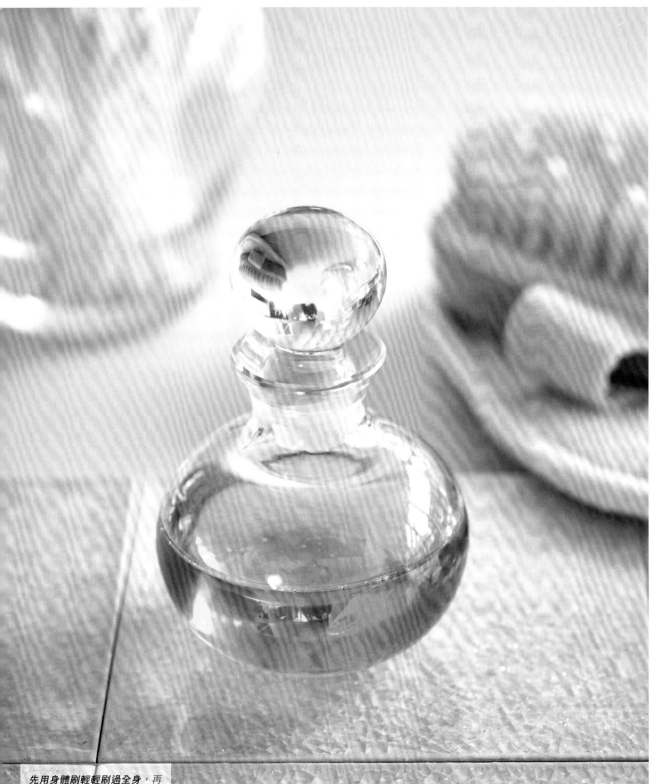

先用身體刷輕輕刷過全身，再用激勵身心的精油配方按摩肌膚，能達到最佳保養效果。

頭髮與頭皮調理液

激勵身心、**清潔淨化**的迷迭香很適合用來調理頭髮與頭皮，包括掉髮和頭皮屑等問題都很適用。蘋果醋可以讓髮幹更加柔順，讓頭髮看起來更光亮、健康。配方中還搭配了藥草茶液，除了能滋補頭髮、**注入活力**，也是氣味芬芳的沖洗液。使用後不僅秀髮感覺柔軟、光亮，也可以舒緩乾燥脫屑的頭皮問題。

使用材料

總量 220ml
乾燥的刺蕁麻葉 1 大匙
製作藥草茶的清水 200ml
蘋果醋 1 小匙（5ml）
鼠尾草精油 1 滴
檸檬精油 1 滴
迷迭香精油 1 滴
大西洋雪松精油 1 滴

製作方法

1 在茶壺裡用200ml的滾水浸煮刺蕁麻葉10分鐘，濾出茶液。

2 在茶液中加入蘋果醋，再加入精油。混合均勻後，放入消毒過的玻璃瓶中保存，可以保存3個月的時間。

雖然刺蕁麻會螫人，但它卻有說不盡的好處，其中就包含了清潔頭髮、強化髮質的效果。

使用方法

調理頭髮：每次使用前請大力搖勻。在洗頭之前，先在洗澡或泡澡時沖濕頭髮，然後取一小杯調理液倒在頭髮上，輕輕按摩或用梳子梳順。接下來再按一般程序，以洗髮精清洗頭髮。最後按平常方式吹乾、整理就可以了。

安全小叮嚀：懷孕和哺乳期間避免使用鼠尾草精油。

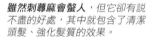

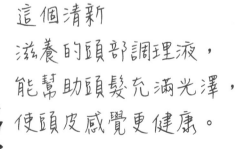

這個清新
滋養的頭部調理液，
能幫助頭髮充滿光澤，
使頭皮感覺更健康。

護髮

配方變化

豐富滋養的椰子油，可以很好地與其他具有護髮效果的精油搭配協作，例如：迷迭香、洋甘菊、真正薰衣草和大西洋雪松。

護髮油

椰子油與乳油木果脂因為有**豐富滋養**的特質，可以讓細軟的秀髮更豐盈、充滿**亮澤**與**光彩**，因此經常被用在護髮產品當中。絲柏精油可以讓乾燥無生氣的頭髮**恢復活力**，真正薰衣草能使秀髮柔順、**修復**受損部位，而檸檬能讓頭皮**潤澤**不乾燥。用這個護髮油來做頭皮紓壓按摩，輕柔地按壓緊繃部位。

使用材料

總量 45ml

固態椰子油 2 大匙（30ml）
乳油木果脂 1 大匙（15ml）
絲柏精油 3 滴
真正薰衣草精油 2 滴
檸檬精油 1 滴

製作方法

1 以隔水加熱的方式，將椰子油與乳油木果脂放在盆中一起融化（隔水加熱的方法可以參考本書第188頁）。完成後調入精油。

2 倒入消毒過的深色玻璃瓶中，靜置放涼。用蓋子妥善密封，可以保存3個月的時間。

使用方法

作為護髮油：每次的用量根據髮長會有所不同，不過大約一次用一個硬幣大小就足夠了。輕輕將護髮油塗抹在頭髮上，仔細按摩頭皮，然後用一條溫熱的毛巾裹住頭髮，靜置30到60分鐘，或者留置過夜。要洗去時，注意先不要沾溼頭髮，直接用洗髮精搓揉，然後再用溫水沖洗乾淨。重複幾次，確保所有的油脂都已洗掉。然後讓頭髮自然風乾。

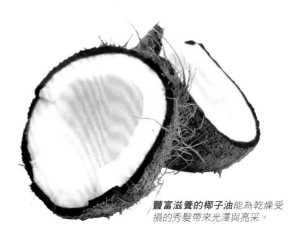

豐富滋養的椰子油能為乾燥受損的秀髮帶來光澤與亮采。

摩洛哥堅果油與酪梨油：臉部去角質霜

數百年來，乳香精油都是**調理**、**緊緻**肌膚的美容聖品；磨碎的米是極佳的天然去角質粉，輕輕搓揉就能去除臉部的多餘角質。這個配方還加入有**活化再生**效果的摩洛哥堅果油，以及富含脂肪酸的酪梨油，因此，這個去角質霜不只能使肌膚光滑，還能**補充養分**。一週使用兩次，可以讓肌膚順滑且充滿光彩。

使用材料

總量 30ml
磨碎的米粒 1 小匙
高嶺土 1 小匙
摩洛哥堅果油 1 大匙（15ml）
酪梨油 1 大匙（15ml）
玫瑰精油 1 滴
乳香精油 1 滴

製作方法

1 把磨碎的米、高嶺土和摩洛哥堅果油與酪梨油拌在一起，直到成膏狀（如果太乾就多加點油，如果太濕就多加點高嶺土）。

2 調入精油，完成後立即使用。

使用方法

作為臉部去角質霜： 清潔後，輕輕將去角質霜按摩在臉部，注意避開眼周細緻的肌膚，然後以溫水洗淨。用乾淨的毛巾將皮膚上的水分按乾。

定期為自己做臉部去角質，
能讓肌膚保持彈嫩柔軟。

配方**變化**

多嘗試各種配方，
以找到你最喜歡的組合：
可以試試玫瑰草、檸檬、
絲柏或其他適合肌膚
使用的精油。

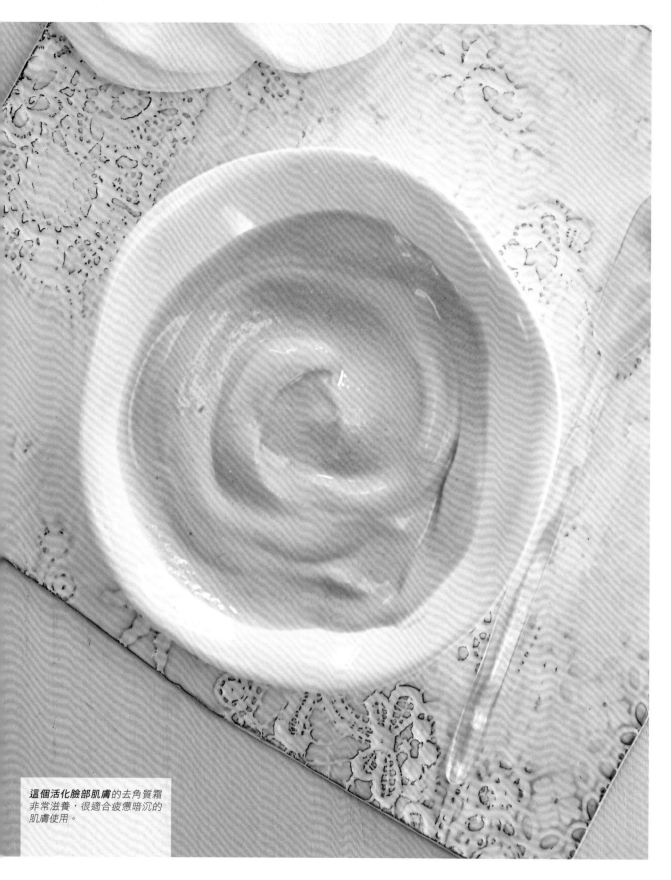

這個**活化臉部肌膚**的去角質霜
非常滋養,很適合疲憊暗沉的
肌膚使用。

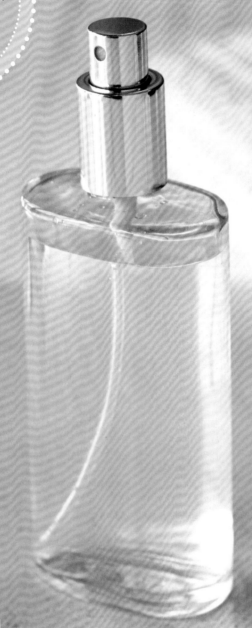

配方**變化**

試試用其他清新保水的精油，
調配成不同的噴霧「口味」，
例如：玫瑰草、佛手柑
和檸檬。

**長途旅行時把這個臉部噴霧帶
在身上**，只要輕輕噴灑，就能
隨時補充活力、潤澤肌膚。

蒸氣嗅吸

深層淨化蒸臉方案

清理毛孔阻塞的最佳方式之一，就是用**溫熱**的蒸氣來蒸臉。蒸臉能讓皮膚出汗，進而使毛孔張開，幫助污垢排出。在這個配方中，我們用**抗菌**的茶樹、**平衡肌膚**的玫瑰草，還有具**修復**功能的真正薰衣草，能為肌膚帶來深層的清潔。

使用材料

總量 1 次蒸臉所需的量
玫瑰草精油 2 滴
茶樹精油 1 滴
真正薰衣草精油 1 滴

製作方法

在碗中注滿半碗熱水，確保碗能穩穩地放在桌上。然後加入精油。

使用方法

蒸氣嗅吸：先用溫和的清潔劑清洗臉部，好好沖洗乾淨。把頭髮整理好，露出全臉。取一條大毛巾覆蓋頭臉，然後將臉湊近桌上裝著熱水和精油的碗，接觸冒出的蒸氣。如果感覺蒸氣太熱了，可以隨時調整臉的位置。持續蒸臉10到15分鐘，或者直到蒸氣消失為止。用微溫的水清洗臉部肌膚，然後輕輕地拍乾。

護膚

臉部噴霧

玫瑰純露本身就是一種既簡單又**香氣宜人**的肌膚調理水。玫瑰純露中含有微量的精油，可以**安撫肌膚**、改善發紅的情況。此外，它也很適合用來幫助肌膚**補水**。這個臉部噴霧配方適合所有膚質使用。平時放在冰箱保存，使用時會特別感覺精神一振。

使用材料

總量 90ml
礦泉水 75ml
玫瑰純露 1 大匙（15ml）
蘆薈汁 1 小匙（5ml）
甘油 1 小匙（5ml）
玫瑰原精或玫瑰精油 5 滴

製作方法

1 將礦泉水和純露調合在一起。

2 加入蘆薈汁與甘油，然後加入精油混合均勻。

3 倒入消毒過的噴霧瓶中，置於冰箱保存。每次取用完都放回冰箱，可以存放3個月的時間。

使用方法

作為肌膚噴霧：洗完臉或洗完澡後，噴在臉上或身體上。或者在你感覺需要提振精神、為肌膚補水的時候隨時噴灑。這款噴霧是旅行時的極佳伴侶。

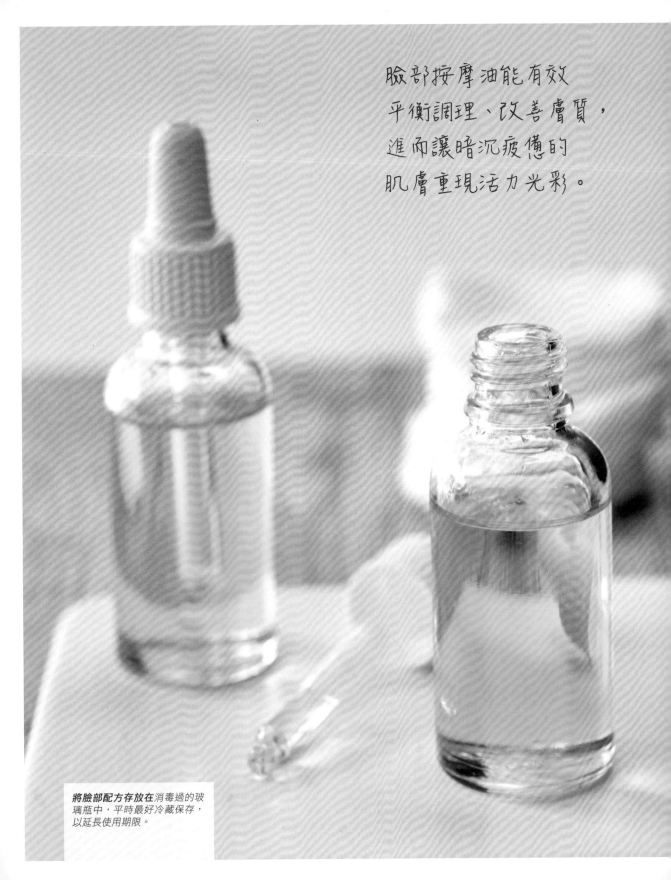

臉部按摩油能有效
平衡調理、改善膚質，
進而讓暗沉疲憊的
肌膚重現活力光彩。

將臉部配方存放在消毒過的玻璃瓶中，平時最好冷藏保存，以延長使用期限。

按摩

杏桃核仁油與玫瑰：臉部精華油

臉部精華油製作起來非常簡單，卻能達到很好的**滋潤**效果。這個配方以**清爽**美妙的杏桃核仁油作為基底，它不僅是臉部精華油的極佳選擇，也適合各種一般膚質使用。除此之外，還加上玫瑰果油，能促進肌膚組織**再生**，特別適合調理臉部的皺紋與傷疤。

使用材料

總量 45ml
杏桃核仁油 2 大匙（30ml）
玫瑰果油 1 大匙（15ml）
玫瑰原精或玫瑰精油 2 滴
絲柏精油 2 滴
快樂鼠尾草精油 2 滴
廣藿香精油 1 滴

製作方法

1 將杏桃核仁油與玫瑰果油放進碗中混合均勻，調入精油。

2 倒入消毒過的深色玻璃瓶中，旋緊瓶蓋，就可以隨時取用（使用一般玻璃瓶或滴管瓶都可以）。存放在陰涼避光處，可以保存3個月的時間。

使用方法

作為臉部按摩油：取幾滴精華油在指尖，然後輕輕按摩臉部與頸部，循著向上的方式輕輕掃過肌膚，避開細緻的眼周部位。建議在夜間使用，或者在肌膚需要額外滋潤的時候，在固定的保濕程序之前使用。

按摩

茶樹和檸檬：臉部精華油

這個配方特別適合混合性肌膚與油性肌膚使用。葡萄籽油與荷荷芭油可以讓肌膚油脂分泌回復正常。檸檬有**收斂**作用，加上具有**平衡**效果的大西洋雪松，能調理並**平衡**問題肌膚；茶樹有強大的**抗菌**作用，可以改善痘痘與黑頭粉刺的問題。

使用材料

總量 45ml
葡萄籽油 2 大匙（30ml）
荷荷芭油 1 大匙（15ml）
茶樹精油 4 滴
檸檬精油 2 滴
大西洋雪松精油 1 滴
迷迭香精油 1 滴

製作方法

1 將葡萄籽油與荷荷芭油放進碗中混合均勻，調入精油。

2 倒入消毒過的深色玻璃瓶中，旋緊瓶蓋，就可以隨時取用（使用一般玻璃瓶或滴管瓶都可以）。存放在陰涼避光處，可以保存3個月的時間。

使用方法

作為臉部按摩油：均取幾滴精華油在指尖，然後輕輕按摩臉部與頸部，循著向上的方式輕輕掃過肌膚，避開細緻的眼周部位。建議每天晚上洗臉後使用。

安全小叮嚀：使用檸檬精油後，12小時之內請避免日光直曬。

配方**變化**

想變換不同的配方或香氣，可以用其他滋養肌膚的精油來取代配方中的檸檬和萊姆，例如：胡蘿蔔籽、橙花、檀香、茉莉或天竺葵。

滋潤護甲霜

每天用這個**煥然**滋養的油膏按摩指甲與手指，特別注意指緣的硬皮部分，這麼做能讓暗淡無光的指甲恢復**亮彩**，防止指甲脫落或斷裂。這個配方使用**營養豐富**的乳油木果脂、可可脂和椰子油，加上具有**保護**作用的蜂蠟，可以增進指緣健康、強化指甲，而檸檬與萊姆精油則能發揮**調理**和**活化**作用。

使用材料

總量 25ml
荷荷芭油 1 小匙（5ml）
乳油木果脂 1 小匙（5ml）
可可脂 1 小匙（5ml）
固態椰子油 1 小匙（5ml）
蜂蠟 ½ 小匙（2.5ml）
檸檬精油 5 滴
萊姆精油 4 滴

製作方法

1 將荷荷芭油、乳油木果脂、可可脂、椰子油和蜂蠟放在耐熱的玻璃碗中，以隔水加熱方式融化（隔水加熱的方法可以參考本書第188頁）。

2 油脂融化後離開熱源，加入精油混合均勻。

3 倒入消毒過的深色玻璃瓶中，靜置放涼，然後密封存放。可以保存3個月的時間。

使用方法

作為護甲霜：輕輕按摩指甲和指緣的硬皮，把這當成是每天的保養程序之一。如果你的指甲在白天其他時候也有乾裂的問題，可以更頻繁地使用。

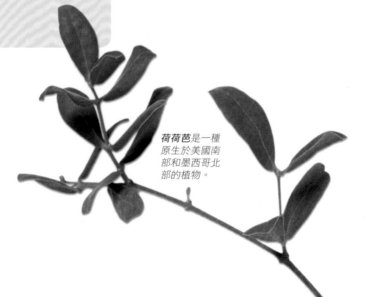

荷荷芭是一種原生於美國南部和墨西哥北部的植物。

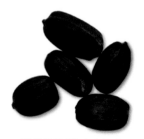

荷荷芭果看起來和咖啡豆很像，不過個頭更大一點，形狀也較不一致。

護手

活化再生護手霜

護手霜能活化雙手肌膚。我們的雙手頻繁地暴露在各種環境之下，在保養時卻經常被我們忽略。這個豐潤且有防護效果的乳霜，可以滋養雙手和指甲。橄欖油能使肌膚柔軟**滑順**，大麻籽油有**活化再生**的功能，可可脂有豐富的營養，蜂蠟能帶來**防護**效果，還可以水潤地修復乾燥的雙手。配方中的精油則能帶來**療癒**滋養的作用，同時能**改善心情**，令人感覺幸福滿滿。

使用材料

總量 120ml

橄欖油 1 大匙（15ml）

大麻籽油 1 大匙（15ml）

可可脂 1 小匙（5ml）

蜂蠟 1 小匙（5ml）

乳化蠟 1 大匙

礦泉水 60ml

甘油 1 小匙（5ml）

苦橙葉精油 8 滴

檸檬精油 4 滴

佛手柑精油 4 滴

沒藥精油 2 滴

製作方法

1 將橄欖油、大麻籽油、可可脂、蜂蠟和乳化蠟放在耐熱的玻璃碗中，以隔水加熱方式融化（隔水加熱的方法可以參考本書第188頁）。

2 將礦泉水加熱到80℃（176℉），然後加入甘油。將溫熱的油倒入溫熱的水，用手持式電動攪拌器攪拌均勻。加入精油，繼續攪拌。

3 成品倒入消毒過的深色玻璃瓶中，靜置放涼，然後密封存放。可以保存3個月的時間。

使用方法

作為護手霜：輕輕用護手霜按摩乾燥的雙手，別忘了塗抹指甲和指緣的硬皮。隨時視需要使用。

用這個豐富滋養、
活化再生且氣味芬芳的護手霜，
來保養你的雙手。

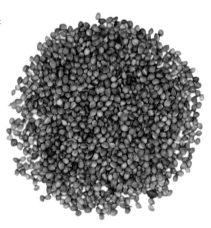

大麻籽富含維生素E與多種脂肪酸，
能為肌膚帶來天然的滋養。

足浴

芳香足浴配方

這個足浴配方能讓痠痛的雙腳好好**休息**、恢復**活力**。其中有**清涼降溫**的薄荷茶與薄荷精油，能發揮止痛與**消炎**的作用；蜂蜜能**軟化**肌膚，蘋果醋則可以放鬆肌肉、消滅腳部細菌。先浸泡雙腳，再用本頁下方的護理油膏進行保養。

使用材料

總量 530ml
乾燥的薄荷葉 1 大匙
製作藥草茶需要的水 500ml
胡椒薄荷精油 2 滴
檸檬精油 2 滴
礦物鹽 1 大匙
蜂蜜 1 大匙（15ml）
蘋果醋 1 大匙（15ml）

製作方法

1 在茶壺裡燒滾500ml的水，放入薄荷葉浸煮10分鐘後濾出茶液。

2 將精油滴入礦物鹽中攪拌均勻。

3 將蜂蜜和蘋果醋加入藥草茶中均勻攪拌，直到完全融化。

4 取1到2杯混合後的藥草茶，加入精油鹽均勻攪拌，直到完全融化。

使用方法

足浴：將混合後的溶液倒入溫熱的水中，然後浸入雙腳。

安全小叮嚀：腳上有傷口或剛完成除毛時不宜使用。

足浴

足部護理油膏

這個護理油膏是以沒藥等**滋養恢復**的精油，以及**豐富滋潤**的植物油，加上具有**防護保濕**作用的蜂蠟所製成，可以軟化乾硬的肌膚，修復乾裂的腳跟。芬芳的檸檬精油還可以**改善腳臭**，因此這是個全方位的足部保養產品。

使用材料

總量 90ml
蜂蠟 2 大匙
蓖麻油 1 大匙（15ml）
大麻籽油 1 大匙（15ml）
葵花油 2 大匙（30ml）
沒藥精油 2 滴
真正薰衣草精油 2 滴
檸檬精油 2 滴

製作方法

1 將蜂蠟和液態植物油放在耐熱的玻璃碗中，以隔水加熱方式融化（隔水加熱的方法可以參考本書第188頁）。

2 加入精油攪拌均勻，然後趁熱倒入消毒過的深色玻璃瓶中，靜置放涼定型。

3 密封存放，可以保存3個月。

使用方法

作為足部保養油膏：先用浮石去除腳上乾硬的角質，接著仔細清洗雙腳並用毛巾拍乾。取一些油膏按摩雙腳直到皮膚吸收，尤其注意腳上乾裂的部分。

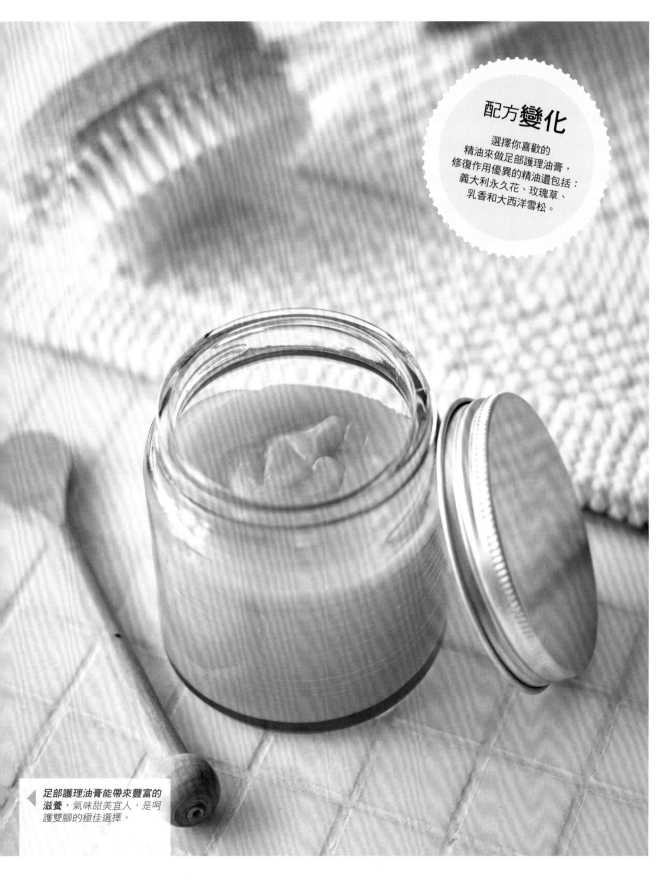

配方變化

選擇你喜歡的
精油來做足部護理油膏，
修復作用優異的精油還包括：
義大利永久花、玫瑰草、
乳香和大西洋雪松。

足部護理油膏能帶來豐富的
滋養，氣味甜美宜人，是呵
護雙腳的極佳選擇。

居家保健
療癒配方

Healing

Remedies

讓精油的療癒力幫助你舒緩各種常見的身體不適。

學會用精油進行療癒身心的按摩和熱水澡、

清理淨化的蒸氣嗅吸、安撫舒緩的冷熱敷包，

以及修復肌膚的油膏和乳霜。

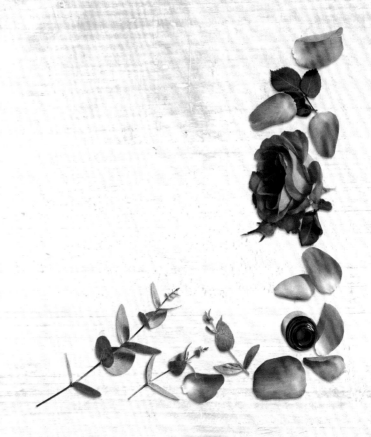

消化問題

生活習慣是影響消化系統是否**健康運作**的主要因素，包括飲食、**壓力**和情緒困擾，都可能妨礙消化功能，或使身體出現消化方面的問題。精油是以**整體全面**的方式處理消化系統的不適，不僅緩解身體症狀，也從根本上處理問題根源（例如焦慮的情緒）。若你的消化問題是嚴重的急性症狀，或在使用精油後持續未見改善，請尋求專業醫師診療。

脹氣和便祕

脹氣時，腹部會感覺緊繃、鼓脹，非常不舒服。 每到節慶假日的時候，我們很容易就會出現這種過食的飽脹感。若要避免，建議你可以減少碳酸飲料的攝取、控制進食的分量、坐下來吃飯，並且定期做點運動。便祕可能是飲食不均衡或壓力造成的，只要改變飲食習慣和生活步調，就能獲得改善。建議你提高纖維攝取量，每天至少攝入18到30公克。新鮮的蔬菜、水果和麥片都含有高量的纖維；除此之外，也可以在飲食中加入能幫助軟便、利便的纖維補充劑，例如麥糠（oat bran）。同時，記得每天要飲用足夠的水、養成運動習慣，平時也要多動一動。以下這些治療方案，能幫助你緩解各種消化方面的不適。

安撫不適：
胡蘿蔔甜橙熱敷包

這個用胡蘿蔔籽、甜橙與甜茴香製成的熱敷包，能為消化系統帶來滋補和安撫的效果。甜橙精油能讓擾動不安的消化情況平靜下來，並幫助食物順利通過消化道，帶來緩解便祕、幫助排氣、舒緩消化不良的作用。胡蘿蔔籽是溫和的利尿劑，能幫助身體排出多餘的水分；而舒緩的甜茴香，則能改善情緒引致的神經性消化問題，或匆促進食造成的消化不良。不過請注意：這個配方不適合懷孕婦女使用。

使用材料

成品：1個敷包
甜杏仁油 1 小匙（5ml）
甜橙精油 3 滴
甜茴香精油 2 滴
胡蘿蔔籽精油 2 滴

製作方法

1 準備一碗熱水。將精油調入基底油，然後倒進熱水裡。

2 取一條小毛巾浸入熱水中，接著取出，擰乾多餘水分。

3 用一條較大的毛巾或保鮮膜包覆在外，以達到隔熱效果。將製作完成的敷包放在腹部，直到毛巾的溫度退到和體溫同熱。重複進行三次。

提振消化：

綠薄荷按摩配方

腹部按摩是既容易進行，又能有效改善便祕的好方法。清涼的綠薄荷精油能有效舒緩消化問題，不僅可以止吐、緩解消化不良，還能在消化功能萎靡不振時，帶來激勵的效果。

使用材料

成品：30ml 的按摩油
葡萄籽油 2 大匙（30ml）
綠薄荷精油 5 滴
歐洲赤松精油 5 滴
迷迭香精油 5 滴

製作方法

1 將以上所有材料放進碗中混合均勻，再倒入消毒過的深色玻璃瓶中。旋緊瓶蓋，就可以隨時取用（使用一般玻璃瓶或滴管瓶都可以）。

2 取一些按摩油，循順時針方向按摩腹部，等按摩油被皮膚吸收之後，再穿上衣服。將剩餘的按摩油存放在陰涼避光處，可以保存3個月的時間。

舒緩安撫：
蒔蘿泡澡配方

這個泡澡配方借重了甜馬鬱蘭抗痙攣的效果，再加上黑胡椒的激勵振奮與蒔蘿的舒緩安撫作用，能安撫腸胃不適、幫助消脹氣，並且讓頹喪的消化功能振作起來。它也能幫助食物在消化道中更順利地移動。

使用材料

成品：15ml 的泡浴油
基底油或全脂牛奶 1 大匙（15ml）
黑胡椒精油 3 滴
蒔蘿精油 3 滴
甜馬鬱蘭精油 3 滴

製作方法

1 在碗裡混合所有材料。

2 直接加入溫暖的泡澡水中，享受一個放鬆舒緩的熱水澡。

消化不良

消化不良的感覺可能是腹部疼痛，或是上腹部怪怪的不舒服，或是胸骨後方有燒灼感。 消化不良的症狀通常會在進食或喝了東西之後很快顯現，原因可能是胃酸接觸到敏感的胃黏膜。胃酸破壞了胃黏膜，因此刺激到胃部，甚至導致發炎。大部分的消化不良都和飲食有關，而且會伴隨著胃灼熱和胃酸逆流（請見下個段落的說明）等情況；不過，消化不良也可能是抽菸、喝酒、懷孕、壓力或服用藥物所造成的。試試用下面這個按摩，來舒緩消化不良的情況。

荳蔻按摩配方

芫荽、紅橘和荳蔻等具有抗痙攣、安撫和暖身效果的精油，可以幫助舒緩消化不良的情況。

使用材料

成品：30ml 的按摩油
甜杏仁油 2 大匙（30ml）
紅橘精油 5 滴
芫荽精油 3 滴
荳蔻精油 2 滴

製作方法

1 將以上所有材料放進碗中混合均勻，再倒入消毒過的深色玻璃瓶中。旋緊瓶蓋，就可以隨時取用（使用一般玻璃瓶或滴管瓶都可以）。

2 取一些按摩油，輕輕按摩胸部和腹部。等按摩油被皮膚吸收之後，再穿上衣服。將剩餘的按摩油存放在陰涼避光處，可以保存3個月的時間。

胃酸逆流

胃酸逆流是胃酸反流、湧入口腔的情況，會帶來一種令人不舒服的酸味。胃酸逆流也可能伴隨著放屁、脹氣、消化不良和胃灼熱等症狀。 造成胃酸逆流的原因有很多，例如吃了大量高脂肪的餐點、吃了太多酸性食物，或是長期承受壓力等等。試試用下面這個安撫舒緩的按摩，來平撫胃酸逆流的不舒服。

薄荷薑按摩配方

在胸部和腹部進行按摩，就能藉精油之力紓解胃酸逆流的情況。除此之外，切一片檸檬或生薑，或者摘一枝新鮮的薄荷泡成熱茶，也可以緩解胃酸逆流的不適。

使用材料

成品：30ml 的按摩油
葵花油 2 大匙（30ml）
胡椒薄荷精油 7 滴
薑精油 5 滴
蒔蘿精油 3 滴

製作方法

1 將以上所有材料放進碗中混合均勻，再倒入消毒過的深色玻璃瓶中。旋緊瓶蓋，就可以隨時取用（使用一般玻璃瓶或滴管瓶都可以）。

2 取一些按摩油，輕輕地按摩腹部、胸部和後背，等按摩油被皮膚吸收之後再穿上衣服。將剩餘的按摩油存放在陰涼避光處，可以保存3個月。

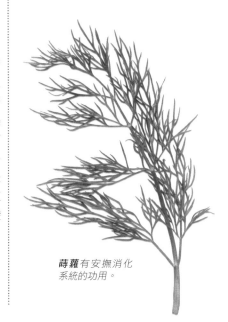

蒔蘿有安撫消化系統的功用。

噁心想吐

噁心是一種不舒服的感覺，有可能導致嘔吐，或持續覺得想吐卻吐不出來。當胃裡的食物無法抑制地從嘴巴裡吐出來，就是嘔吐。造成噁心和嘔吐的原因有許多，例如吃得太飽、喝得太多、懷孕前三個月出現荷爾蒙變化，或是身體受到感染。如果是以上原因，基本上不需要治療，或只需要簡單地處理就可以。然而，如果噁心的感覺持續出現，卻沒有明顯的原因可循，那麼請尋求專業醫師診療，確認是否是其他原因所導致。下面這個配方可以幫助你紓解想吐的感覺。

荳蔻熱敷包

如果腹部摸起來還算柔軟，但是一碰就痛，那麼輕輕地放上一個熱敷包，也能和腹部按摩達到同樣的效果。

使用材料

成品：1 個敷包
甜杏仁油 1 小匙（5ml）
荳蔻精油 2 滴
黑胡椒精油 2 滴

製作方法

1 準備一碗熱水。將精油調入基底油，然後倒進熱水裡。

2 取一條小毛巾浸入熱水中，接著取出，擰乾多餘水分。

3 用一條較大的毛巾或保鮮膜包覆在外，以達到隔熱效果。將製作完成的敷包放在腹部，直到毛巾的溫度退到和體溫同熱。重複進行三次。

薑：室內擴香配方

薑是止吐和安撫腸胃不適的經典解方，無論是進食過量、懷孕的荷爾蒙變化，或是暈車暈船等原因所造成，都可以透過薑來舒緩。這個配方用了薑和羅馬洋甘菊。羅馬洋甘菊是比德國洋甘菊更溫和的一種洋甘菊精油，更適合幼兒和纖弱嬌嫩的身體。

使用材料

成品：1 次空間擴香的量
薑精油 6 滴
羅馬洋甘菊精油 3 滴
胡椒薄荷精油 3 滴

製作方法

1 將配方中的精油加入擴香儀、水氧機或加熱式擴香台中。

2 讓精油的芬芳飄散在你選擇的空間當中。

腹瀉

腹瀉是一種頻繁拉稀的腸胃蠕動。可能造成腹瀉的原因包括吃到刺激腸胃的食物、腸道感染，

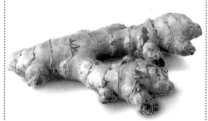

薑能平撫想吐的感覺。

或是神經與壓力等問題。腹瀉時務必注意補充水分，下面的療癒方案可以幫助安撫腸道黏膜。

安撫腸胃的按摩配方

這個療癒腹瀉的配方中，含有能發揮抗痙攣作用的絲柏與薑，以及幫助消除疼痛的真正薰衣草精油。

使用材料

成品：30ml 的按摩油
葵花油 2 大匙（30ml）
絲柏精油 6 滴
薑精油 5 滴
真正薰衣草精油 3 滴

製作方法

1 將以上所有材料放進碗中混合均勻，再倒入消毒過的深色玻璃瓶中。旋緊瓶蓋，就可以隨時取用（使用一般玻璃瓶或滴管瓶都可以）。

2 取一些按摩油，循順時針方向按摩腹部，等按摩油被皮膚吸收之後，再穿上衣服。將剩餘的按摩油存放在陰涼避光處，可以保存3個月的時間。

紅橘與天竺葵熱敷包

紅橘精油可以讓腸胃的不安躁動平靜下來，也能有效改善想吐的感覺。用紅橘精油加上天竺葵與黑胡椒，可以激勵、支持消化系統運作。這個熱敷包能舒緩胃痛，並且讓腸道蠕動回到正常狀態。熱敷包的溫度也可以幫助腹部肌肉放鬆下來。

使用材料

成品：1 個敷包
甜杏仁油 1 小匙（5ml）
紅橘精油 3 滴
天竺葵精油 2 滴
黑胡椒精油 2 滴

製作方法

1 準備一碗熱水。將精油調入基底油，然後倒進熱水裡。

2 取一條小毛巾浸入熱水中，接著取出，擰乾多餘水分。

3 用一條較大的毛巾或保鮮膜包覆在外，以達到隔熱效果。將製作完成的敷包放在腹部，直到毛巾的溫度退到和體溫同熱。重複進行三次。

食慾不振

食慾不振的原因有很多。 食慾不振可能只是暫時，也可能是其他嚴重疾病的徵兆，例如神經性厭食症。厭食症患者會盡可能讓自己的體重越輕越好，像這樣的狀況需要接受特別治療。如果你毫無來由就失去了食慾，請務必尋求專業醫師診療。下面這個泡澡方案可以幫助提振食慾。

薄荷泡澡配方

薑和胡椒薄荷都可以幫助激勵食慾。當精油加入泡澡水中，不僅可以透過浸泡被皮膚吸收，還能以香氣的形式進入體內。薄荷茶或薑茶也可以幫助刺激食慾。

使用材料

成品：15ml 的泡浴油
基底油或全脂牛奶 1 大匙（15ml）
胡椒薄荷精油 5 滴
薑精油 2 滴

製作方法

1 在碗裡混合所有材料。

2 直接加入溫暖的泡澡水中，享受一個放鬆舒緩的熱水澡。

口腔、牙齦與牙齒問題

大部分的口腔疾病都是來自細菌感染。 當細菌在口腔中孳生，會在牙齒表面形成一層黏稠無色的薄膜，也就是牙菌斑，牙菌斑累積久了，就會結成牙垢。牙菌斑和牙垢會刺激牙齦、造成牙齦發炎、損傷牙齦組織。根據研究，牙齦疾病和心血管健康與糖尿病有關，因此專家認為，維持良好的口腔衛生能促進健康。

口臭的原因有許多，不過通常都和口腔衛生不佳脫不了關係。當細菌在口中孳生，會分解殘留在齒縫中的食物，進而造成臭味。下面這些療癒方案可以幫助改善口腔衛生。

舒緩牙齦保健油

沒藥精油可以幫助牙齦消炎，而丁香有麻醉的作用，可以緩解疼痛和痠痛的感覺。

使用材料

成品：15ml 的按摩油
橄欖油 1 大匙（15ml）
丁香精油 1 滴
沒藥精油 1 滴
胡椒薄荷精油 1 滴

製作方法

1 將以上所有材料全放進碗中混合均勻，再倒入消毒過的深色玻璃瓶。

2 輕輕將按摩油塗在牙齦上，再以清水漱口。

野馬鬱蘭漱口水

如果想消除口臭，可以用抗細菌的精油漱口。

使用材料

成品：15ml 的漱口水
葵花油 1 大匙（15ml）
胡椒薄荷精油 1 滴
野馬鬱蘭精油 1 滴

製作方法

1 將混合好的精油與油加入冷水中，製成漱口水。

2 用這個漱口水漱口3到5分鐘，然後吐出。每天漱口三次。

安全小叮嚀：漱口水不可吞服。孕婦不宜使用。

呼吸道不適

或許在生活中杜絕感冒病毒並不容易，但有些方法可以幫助我們提振免疫力。一旦你覺得自己好像感冒了，及早處理能幫助病情不再擴大。至於氣喘等呼吸道慢性疾病，雖然需要謹慎地透過藥物進行管理，但精油仍能幫助控制病情。精油的**解充血、抗病毒**和**鎮定安撫**等特質，都可以幫助舒緩呼吸道的不適。

感冒和鼻竇炎

感冒是發生在鼻腔、喉嚨、鼻竇與上呼吸道的小型病毒感染。這樣的病毒感染相當常見，通常只要一到兩個禮拜，就會自己痊癒。感冒的主要症狀從喉嚨痛開始，接著可能出現鼻塞、流鼻水、打噴嚏與咳嗽等情況。

鼻竇炎是另外一種常見的呼吸道症狀，經常發生在身體受到病毒感染之後（例如感冒），是一種鼻竇黏膜的發炎反應。鼻竇炎的症狀包括出現綠色或黃色的鼻涕、鼻塞，臉頰、眼睛或前額變得敏感疼痛、出現鼻竇型頭痛，和發燒等。鼻竇炎的症狀通常兩到三週就會改善。

雖然我們無法「治癒」感冒病毒，但仍可以透過許多方式，讓精油舒緩感冒與鼻塞的不舒服。

乳香：喉嚨胸腔按摩油

乳香精油可以舒緩黏膜、平撫呼吸，舒緩咳嗽、喉嚨痛與支氣管炎等問題。這個配方以乳香加上其他幾種安撫舒緩的精油，是一個能夠溫暖身心的上半身按摩油，可以幫助克服感冒和呼吸系統充血阻塞的情況。

使用材料

成品：30ml 的按摩油
葵花油 2 大匙（30ml）
乳香精油 7 滴
檀香精油 5 滴
真正薰衣草精油 3 滴

製作方法

1 將以上所有材料放進碗中混合均勻，再倒入消毒過的深色玻璃瓶中。旋緊瓶蓋，就可以隨時取用（使用一般玻璃瓶或滴管瓶都可以）。

2 取一些按摩油，輕柔地按摩胸部、喉嚨與上背部。等按摩油被皮膚吸收之後，再穿上衣服。

尤加利：清理淨化的空間擴香配方

尤加利有優秀的清潔淨化作用，可以疏通鼻塞。透過擴香器具，讓尤加利的氣味飄散在空間中，是舒緩鼻塞相當有效的方法。請患者待在擴香器具附近，這樣能獲得最直接的效果。

使用材料

成品：1 次空間擴香的量

大西洋雪松精油 4 滴
藍膠尤加利精油 4 滴
芳香羅文莎葉精油 4 滴

製作方法

1 將配方中的精油加入擴香儀、水氧機或加熱式擴香台中。

2 讓精油的芬芳飄散在你選擇的空間當中。

白千層與茶樹：蒸氣吸入法

蒸汽吸入法對於喉嚨痛與鼻塞等症狀，有非常好的效果。

使用材料

成品：1 次蒸氣吸入使用的量
白千層精油 6 滴
茶樹精油 4 滴
真正薰衣草精油 4 滴

製作方法

1 將精油加入一碗熱水中。用浴巾蓋住頭，像一個小帳棚一樣蓋住頭臉和眼前的熱水，身體前傾讓臉部靠近熱水冒出的蒸氣，深深嗅聞精油的氣味。

2 持續嗅聞5到10分鐘，讓蒸氣舒緩喉嚨的不適，如有需要可以隨時暫停。

氣喘

氣喘是一種常見的慢性疾病，可能伴隨咳嗽、喘息、無法呼吸、胸腔緊張等症狀。氣喘的嚴重程度因人而異。對多數人來說，大部分的時候都能掌控氣喘的病情，但有些人會遇到比較棘手的情況。

氣喘的病情有可能逐漸惡化，或在一夕之間突然變得相當嚴重。這樣的情況就叫做氣喘發作。雖然這並不常見，但當出現如此嚴重的情況時，需要緊急送醫治療，甚至可能危及生命。

氣喘的成因目前尚未有明確的定論，不過以下幾個因素可能會觸發氣喘發作：吸入或攝入過敏原，例如空氣中有塵蟎，或是吃下某些食物；運動與情緒壓力也可能引發氣喘。學著控制容易觸發氣喘的因素，並避免接觸到過敏原，是預防氣喘發作的不二法門。下面幾種療癒方案，是透過精油來安撫輕微的氣喘症狀，因此可以和氣喘藥物併行使用。在進行這些療癒方案前，請先諮詢你的醫師。萬一出現嚴重的氣喘發作，務必尋求緊急醫療協助。

尤加利與檸檬：蒸氣吸入法

有時候，氣喘也可能因身體被感染而觸發，例如一般感冒或流感病毒的感染。此時，嗅聞具有清理淨化效果的精油，將能大大改善氣喘的情形。

使用材料

成品：1次蒸氣吸入使用的量
檸檬精油 4 滴
藍膠尤加利精油 4 滴
胡椒薄荷精油 4 滴

製作方法

1 將精油直接滴在紙巾或手帕上。

2 隨身帶著，使用時在鼻子下方輕輕揮動紙巾。不要用紙巾掩住口鼻。

乳香：空間擴香配方

當患者情緒低落，或遭逢重大的創傷時，氣喘的症狀就可能加重。在這樣的時刻，以平靜安撫類的精油來擴香（例如乳香、檀香和真正薰衣草精油），將帶來很大的幫助。

使用材料

成品：1次空間擴香的量

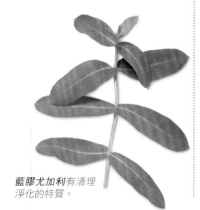

藍膠尤加利有清理淨化的特質。

乳香精油 7 滴
檀香精油 5 滴
真正薰衣草精油 3 滴

製作方法

1 將配方中的精油加入擴香儀、水氧機或加熱式擴香台中。

2 讓精油的芬芳飄散在你選擇的空間當中。

安撫舒緩：洋甘菊按摩配方

如果你經常因為接觸到過敏原，例如塵蟎或某些食物，而觸發氣喘症狀，那麼建議你預先調配好這個按摩油，以備隨時使用。這個配方中有舒緩的洋甘菊精油，還有能抗痙攣的義大利永久花精油。

使用材料

成品：30ml 的按摩油
葵花油 2 大匙（30ml）
義大利永久花精油 4 滴
真正薰衣草精油 4 滴
羅馬洋甘菊精油 4 滴

製作方法

1 將以上所有材料放進碗中混合均勻，再倒入消毒過的深色玻璃瓶中。旋緊瓶蓋，就可以隨時取用（使用一般玻璃瓶或滴管瓶都可以）。

2 取一些按摩油，輕輕按摩胸部、喉嚨與上背部，等按摩油被皮膚吸收之後再穿上衣服。將剩餘的按摩油存放在陰涼避光處，可以保存3個月。

循環問題

身體循環系統會發生問題，可能是因為飲食不均、經常久坐，或壓力使然。從**生活習慣**著手，例如改變飲食、養成規律的**運動習慣**，都能改善循環系統的問題。精油可以**激勵**低落的循環功能，也可以為你帶來改變生活習慣的**動力**。

靜脈曲張和痔瘡

靜脈血管中的瓣膜沒有正常發揮功能，就會出現靜脈曲張的問題。靜脈血管如果處在健康的狀態，血液會順暢地流至心臟；血管中的瓣膜會以開闔的方式進行調節，確保血液順利通過、不會回流。如果瓣膜退化或受損，血液就可能回流並聚集在靜脈中，導致靜脈被撐大、腫脹（就是所謂的靜脈曲張）。懷孕、體重過重或年老，都可能增加靜脈曲張發生的機會。

痔瘡也和靜脈曲張有關，是發生在直腸與肛門部位的血管腫脹。許多時候，痔瘡不會有任何症狀，有些人甚至不知道自己得了痔瘡。下面這個敷包可以幫助緩解疼痛或搔癢的感覺。

安撫舒緩：絲柏冷敷包

絲柏有調理靜脈的作用，是循環系統出問題時，能有效帶來幫助的精油。絲柏能幫助身體調節血流，因此對於靜脈曲張等問題特別有用。這個配方用絲柏加上能幫助排毒的檸檬、天竺葵，以及有收斂作用的杜松漿果。杜松漿果可以幫助靜脈收縮，改善靜脈曲張和痔瘡的問題。

使用材料

成品：1個冷敷包
葵花油 2 小匙（10ml）
絲柏精油 3 滴
檸檬精油 3 滴
杜松漿果精油 3 滴
天竺葵精油 1 滴

製作方法

1 準備一碗冷水。將精油調入葵花油，然後倒進水裡。

2 取一條小毛巾浸入水中，接著取出，擰乾多餘水分。

3 將敷包放在靜脈曲張的部位，如果是痔瘡，可以坐在敷包上，並在敷包下方鋪一塊毛巾。持續敷10分鐘。

高血壓

英文中的hypertension，代表高血壓的意思。血壓以毫米水銀（mmHg）為測量單位，每次測量的血壓值有兩種：收縮壓（即心臟收縮、泵出血液時的血壓）和舒張壓（即心臟在每次跳動之間短暫舒張休息時的血壓，舒張壓能反映出動脈抵抗血流的強度）。

當人們大量投注精力或承受情緒上的壓力時，收縮壓就會升高。這是非常正常的現象，只要身體功能健全，很快就會調整回正常的血壓值。某些生活習慣和飲食上的調整，能幫助降低高血壓的風險，例如增加運動量、降低鹽分攝取、戒菸、減少生活中遭受的壓力和刺激等。放鬆身心的按摩，也能幫助消解生活中累積的壓力和緊張感。

精油可以用來激勵或安撫血液循環。

如果你被診斷出高血壓，在進行任何輔助療法之前，請先諮詢你的醫師，並確保透過藥物協助控制你的身體情況。除非你的醫師有提供其他建議，否則在進行輔助療法時，也請持續服用你的藥物。

薰衣草和甜馬鬱蘭按摩配方

精油有降低血壓和平撫鎮定等作用，可以緩解輕微的高血壓問題。在這個配方裡，我們用真正薰衣草、甜馬鬱蘭和依蘭精油，調製成具有療效的按摩油，來幫助處理輕微的高血壓。

使用材料

成品：30ml 的按摩油
甜杏仁油 2 大匙（30ml）
真正薰衣草精油 6 滴
甜馬鬱蘭精油 6 滴
依蘭精油 3 滴

製作方法

1 以上所有材料放進碗中混合均勻，再倒入消毒過的深色玻璃瓶中。旋緊瓶蓋，就可以隨時取用（使用一般玻璃瓶或滴管瓶都可以）。

2 取一些按摩油，輕柔地按摩全身，等按摩油被皮膚吸收之後，再穿上衣服。將剩餘的按摩油存放在陰涼避光處，可以保存3個月的時間。

循環不良

循環不良可能反映在許多不同的症狀。例如四肢冰冷（手腳、手指和腳趾冰涼）、身體水分滯留、身體痙攣或抽筋等，都表示身體整體的循環功能並不好。除了日常生活中可能得忍受某些不舒服之外，循環不良還可能形成更嚴重的病症。不過，只要在飲食和生活習慣上做些調整，就能改善循環不良的問題。舉例來說，如果你經常久坐，可以時不時起來走走、活動活動；別再老是吃微波食物，如果可以也試著戒菸吧！下面這個按摩，能帶來激勵循環的作用。

激勵振奮：迷迭香按摩配方

有些精油有激勵振奮的作用，可以幫助改善循環不良的現象。這些精油有局部升溫的效果，可以使血管擴張，增進血流量。當血流量增加，淋巴的流動狀況也會改善，進而調整全身液體的流動狀況。如果淋巴流動狀況不佳，就會造成組織內水分堆積。

使用材料

成品：30ml 的按摩油
甜杏仁油 2 大匙（30ml）
迷迭香精油 3 滴
百里香精油 3 滴
黑胡椒精油 3 滴
薑精油 3 滴
丁香精油 1 滴

製作方法

1 將以上所有材料放進碗中混合均勻，再倒入消毒過的深色玻璃瓶中。旋緊瓶蓋，就可以隨時取用（使用一般玻璃瓶或滴管瓶都可以）。

2 取一些按摩油，輕柔按摩全身。等按摩油被皮膚吸收之後，再穿上衣服。將剩餘的按摩油存放在陰涼避光處，可以保存3個月的時間。

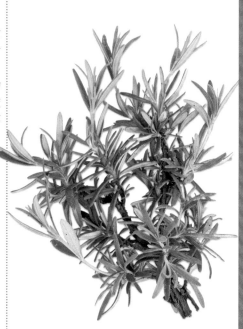

迷迭香可以改善循環不佳的現象。

水分滯留和尿道感染

水腫或身體腫脹，就是體內出現**水分滯留**的徵兆。形成水分滯留的可能原因有許多，尿道感染則可能導致膀胱發炎。某些精油有**利尿**、消炎和**抗菌**的作用，可以幫助緩和以上這些問題。

水腫

一般來說，水腫是身體發炎或體內水分堆積的結果。水腫可能出現在身體內部，也可能直接影響到皮膚和肌肉的外觀。運用具有排毒效果的精油，可以幫助身體排除多餘水分、降低發炎情況。如果你的身體出現莫名的水腫情況，請尋求專業醫師診療。

天竺葵冷敷包

許多精油都有滋補循環功能的作用，可以改善水腫和水分滯留的情況，用來按摩、泡澡或製成敷包都非常有效。下面這個敷包配方就是其中的一例。

使用材料

成品：1 個冷敷包
甜杏仁油 1 大匙（15ml）
天竺葵精油 5 滴
絲柏精油 4 滴
西洋蓍草精油 3 滴
檸檬精油 3 滴

製作方法

1 準備一碗冷水。將精油調入甜杏仁油，然後倒進水裡。

2 取一條小毛巾浸入水中，接著取出，擰乾多餘水分。

3 將製作完成的敷包放在患部，直到毛巾的溫度和體溫同熱。重複進行三次。

排毒按摩配方

淋巴系統負責將身體各個器官和組織生成的廢物排出體外。這個排毒精油配方可以支持淋巴系統的功能。葡萄柚可以激勵淋巴排毒、促進排尿，以按摩的方式能直接被皮膚吸收，效果特別好，尤其可以改善局部的水腫情況。迷迭香能激勵淋巴循環，加快身體排出廢物的速度，進而改善水腫。這個配方用這兩個作用關鍵的精油，搭配上具有溫和利尿作用的黑胡椒。如果想讓排毒按摩發揮最大的效果，可以配合身體刷的使用，更進一步激勵身體循環。

使用材料

成品：30ml 的按摩油
葡萄籽油 2 大匙（30ml）
葡萄柚精油 5 滴
迷迭香精油 5 滴
黑胡椒精油 5 滴

製作方法

1 將以上所有材料放進碗中混合均勻，再倒入消毒過的深色玻璃瓶中。旋緊瓶蓋，就可以隨時取用（使用一般玻璃瓶或滴管瓶都可以）。

2 一些按摩油，輕輕循著向上的循環路徑按摩全身。等按摩油被皮膚吸收之後，再穿上衣服。將剩餘的按摩油存放在陰涼避光處，可以保存3個月的時間。

黑胡椒可以幫助身體排出廢物。

尿道感染

尿道感染是一種非常常見的情況。發作時可能感覺疼痛、很不舒服，但通常幾天後就會痊癒。但也有時候會需要進行抗生素的療程。女性比男性更常出現尿道感染的情況，兒童也有可能出現尿道感染，不過並不常見。

當尿道受到感染，就會出現尿道感染的症狀。這樣的感染通常是由細菌造成的，細菌可能沿著尿道，或通過血流造成感染，但後者的情況很少見。尿道感染通常沒有顯著的原因，不過某些女性會在性行為之後出現尿道感染的情況。由於女性尿道感染的情況比男性多得多，或許需要更多研究才能探知其中的確切原因。

膀胱炎是膀胱發炎的症狀，通常是因感染而造成。多數時候，是寄生在腸道或皮膚的無害細菌，通過尿道進入了膀胱所導致。因此，這是一種常見的尿道感染類型，尤其容易出現在女性身上。一般來說，膀胱炎並不是太嚴重的疾病，只是比較惱人和不適。輕微的膀胱炎只要幾天就能自行痊癒。不過，如果患者經常不時出現膀胱炎的症狀，就有可能需要接受長期規律的治療。膀胱炎也可能導致腎臟感染，這樣的話，情況就比較嚴重了。因此，如果你的膀胱炎沒有在幾天內痊癒，或者伴隨著發燒、嚴重的疼痛、血尿或尿膿，請務必尋求專業醫師診療。下面這些療癒方案，可以幫助你舒緩尿道感染與膀胱炎的症狀。

佛手柑坐浴

由於尿道感染是因感染而形成的，因此能夠抗細菌的精油，最適合用來幫助身體對抗感染、支持身體修復。在這個配方裡，我們用可以抗病毒和抗細菌的佛手柑，加上有收斂作用的洋甘菊，和能帶來舒緩的真正薰衣草精油。將這些精油加入坐浴盆中進行泡浴。坐浴盆是一種能加在馬桶上使用的淺盆，很適合用來治療尿道感染。

使用材料

成品：1 次坐浴的分量
佛手柑精油 4 滴
德國洋甘菊精油 3 滴
真正薰衣草精油 2 滴

製作方法

1 如果使用浴盆，將水注入，能浸過腰部就可以。根據你打算浸泡的時間長短，來調整水溫。如果想浸泡5分鐘，大概要用40到45℃的水溫；如果想浸泡15分鐘左右，水溫可以控制在33到35℃。或者，也可以準備一碗熱水，加入精油，取一條乾淨的小毛巾浸入熱水中，然後取出，擰乾多餘水分。用這條毛巾輕輕擦洗患部。完成後仔細擦乾。

2 如果用淺盆進行坐浴，一開始注水的時候就一邊加入精油，然後按個人需要進行坐浴。

茶樹洗劑

茶樹精油的抗菌作用，特別適合用來處理尿道感染的問題。試試用這個簡單的清洗方式，來舒緩身體的不適。每次進行之前，請確保使用的是乾淨的小毛巾，並且在擦洗之後，立刻將毛巾清洗乾淨。

使用材料

成品：足夠一次擦洗的量
甜杏仁油 1 小匙（5ml）
茶樹精油 3 滴
佛手柑精油 3 滴

製作方法

1 準備一大碗熱水，將精油調入甜杏仁油，然後加入水中。

2 取一條乾淨的小毛巾浸入水中，然後取出，擰乾多餘水分。

3 用這條毛巾輕輕擦洗患部。完成後仔細擦乾。

具有抗菌、安撫效果的精油，可以緩解尿道感染的不適。

肌肉、關節和一般性的痠痛及疼痛

健康的肌肉與關節，可以確保身體有力、行動自如。當年紀漸長，關節與肌肉的作用有可能受到限制，但只要多加**活動**，就能維持一定的**彈性**。肌肉的痠痛或疼痛，有可能是肌肉緊繃或其他原因所造成。試試用**消炎**、排毒與**止痛**的精油來紓解相關症狀。

背痛、頸部疼痛與坐骨神經痛

背痛是一種常見的疼痛，大多數人在一生中都會有受背痛所苦的經驗。背痛可能是姿勢不良、以不自然的姿勢彎腰，或用不正確的方式抬舉重物所造成的。多數的背痛只要幾週或幾個月就能逐漸改善，不過某些人的背痛會有長期反覆發作的問題。

頸部疼痛，或是頸部僵硬，也是非常常見的情況，大多時候都不太需要擔心。睡覺姿勢怪異、長時間使用電腦，或姿勢不良拉扯到肌肉，都有可能造成落枕或頸部的僵硬與疼痛。通常只需要幾天或幾週，就能自然回復過來。焦慮和壓力也可能使頸部肌肉變得緊繃，進而造成疼痛。如果你的頸部疼痛來得又急又猛，或者長時間未見改善，請記得尋求專業醫師診療。頸部僵硬有可能伴隨發燒、頭痛和眼睛畏光等症狀，若是如此，請務必進行進一步的檢查。

坐骨神經痛是坐骨神經受到刺激或壓迫時出現的疼痛。坐骨神經是身體中最長的一條神經，從骨盆經過臀部，一直延伸到整條腿，直到腳部末端。當這條神經被壓迫或受到刺激，就有可能出現疼痛、無知覺或刺麻等感覺，影響的方式是從下背部以放射狀延伸到某一側的腿、腳，直到腳趾頭。雖然坐骨神經痛也可能伴隨一般性的背痛，但一般來說，坐骨神經痛主要影響的還是臀部和腿部。試試用下面這個療癒方案來緩解疼痛。

肌肉放鬆按摩配方

精油按摩對於因肌肉緊繃或疲勞而造成的背痛和頸部疼痛，能帶來難以想像的效果。規律地用精油按摩，或是加在熱水中泡澡，可以降低壓力、放鬆肌肉、增進幸福感，進而消除肌肉中積累的壓力、防止背痛發生。下面這個精油配方也可以加入熱水中泡澡，只要將精油調入 1 大匙（15ml）的山金車浸泡油，或者用 1 大匙（15ml）的全脂牛奶（伏特加酒也可以）先行稀釋即可。

使用材料

成品：30ml 的按摩油
山金車浸泡油 2 大匙（30ml）
迷迭香精油 5 滴
甜馬鬱蘭精油 5 滴
薑精油 5 滴

製作方法

1 將以上所有材料放進碗中混合均勻，再倒入消毒過的深色玻璃瓶中。旋緊瓶蓋，就可以隨時取用（使用一般玻璃瓶或滴管瓶都可以）。

2 取一些按摩油，按摩背部和頸部，等按摩油被皮膚吸收之後，再穿上衣服。將剩餘的按摩油存放在陰涼避光處，可以保存3個月的時間。

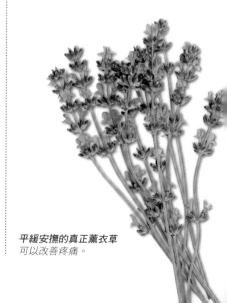

平緩安撫的真正薰衣草
可以改善疼痛。

安撫舒緩：
薰衣草熱敷包

真正薰衣草具有溫和的止痛作用，並且有抗痙攣的效果，可以舒緩坐骨神經痛。

使用材料

成品：1 個熱敷包
甜杏仁油 1 小匙（5ml）
真正薰衣草精油 5 滴
芫荽精油 2 滴
黑胡椒精油 5 滴

製作方法

1 準備一碗熱水。將精油調入甜杏仁油，然後倒進熱水裡。

2 取一條小毛巾浸入熱水中，接著取出，擰乾多餘水分。

3 用一條較大的毛巾或保鮮膜包覆在外，以達到隔熱效果。將製作完成的敷包放在患部，直到毛巾的溫度退到和體溫同熱。重複進行三次。

頭痛與偏頭痛

頭痛是最普遍的疑難雜症之一。很多時候，只要稍微在生活習慣上做點調整，就能輕鬆改善頭痛的問題。例如多休息、多喝水，讓身體保持在水分充足的狀態。緊張性頭痛通常是一種持續不散的頭痛，發生在頭部兩側。這樣的頭痛通常與壓力、姿勢不良、沒有正常吃飯和身體缺水有關。偏頭痛出現的比例比頭痛少一點，通常是頭部前側或側邊會感覺到嚴重的刺痛。偏頭痛可能伴隨噁心、嘔吐、畏光、對聲音敏感等症狀。透過安撫舒緩的敷包，或是頭部按摩，能緩解頭痛的症狀。

平撫頭痛
薄荷薰衣草熱敷包

胡椒薄荷有溫和的激勵與止痛特質，是芳香療法中最經典的緊張性頭痛用油；它在身體中的作用途徑和對乙醯氨基酚（paracetamol）等止痛藥雷同，並且有降溫的作用，能清理思緒，讓人感覺煥然一新。放鬆的真正薰衣草可以舒緩焦慮和壓力帶來的頭痛。

使用材料

成品：1 個熱敷包
甜杏仁油 1 小匙（5ml）
胡椒薄荷精油 3 滴
真正薰衣草精油 2 滴

製作方法

1 準備一碗熱水。將精油調入甜杏仁油，然後倒進熱水裡。

2 取一條小毛巾浸入熱水中，接著取出，擰乾多餘水分。

3 將敷包放在前額，直到毛巾的溫度退到和體溫同熱。重複進行三次。

甜馬鬱蘭熱敷包

甜馬鬱蘭精油既能放鬆鎮定，又有止痛效果，因此除了消除頭痛，還可以緩解造成頭痛與偏頭痛的焦慮和緊張。

使用材料

成品：1 個熱敷包
甜杏仁油 1 小匙（5ml）
真正薰衣草精油 3 滴
甜馬鬱蘭精油 2 滴

製作方法

1 準備一碗熱水。將精油調入甜杏仁油，然後倒進熱水裡。

2 取一條小毛巾浸入熱水中，接著取出，擰乾多餘水分。

3 用一條較大的毛巾或保鮮膜包覆在外，以達到隔熱效果。將敷包放在太陽穴，直到毛巾的溫度退到和體溫同熱。重複進行三次。

迷迭香與尤加利：
太陽穴按摩油

心理因素造成的緊張性頭痛，可以透過迷迭香來緩解。而尤加利精油可以舒緩鼻塞或過敏造成的頭痛。這個配方用這兩種精油，另外加上清爽提振的胡椒薄荷，以及放鬆舒緩的真正薰衣草。

使用材料

成品：30ml 的按摩油
甜杏仁油 2 大匙（30ml）
迷迭香精油 3 滴
胡椒薄荷精油 1 滴
真正薰衣草精油 1 滴
藍膠尤加利精油 1 滴

製作方法

1 將以上所有材料放進碗中混合均勻，再倒入消毒過的深色玻璃瓶中。旋緊瓶蓋，就可以隨時取用（使用一般玻璃瓶或滴管瓶都可以）。

2 取一些按摩油，輕輕在太陽穴上畫圓按摩，等按摩油被皮膚吸收之後，再穿上衣服。將剩餘的按摩油存放在陰涼避光處，可以保存3個月。

關節炎

關節炎是關節部位發炎的相關症狀。最常見的兩種關節炎，是風濕性關節炎以及退化性關節炎。風濕性關節炎是一種慢性的自體免疫疾病，症狀包括腫脹、疼痛和關節僵硬，影響部位包括手部、手腕和腳。退化性關節炎則會造成關節僵硬、疼痛。當關節內部或周圍出現損傷，就會形成退化性關節炎。關節炎可能出現在大部分的關節上，不過一般來說，常發生問題的部位是膝蓋、髖部和手上的小關節。透過按摩和泡澡，可以緩解關節炎造成的關節僵硬。

激勵循環按摩配方

暖身、放鬆又止痛的精油，很適合用來紓解關節炎的疼痛，甜馬鬱蘭就是其中的一種。黑胡椒和薑精油可以激勵循環，讓疲憊、疼痛的關節恢復活力。黑胡椒也有消炎的作用，很適合用來緩解關節炎。薑精油同樣有消炎的作用，用在局部可以透過天然的方式，帶來恢復活力與激勵的效果。試試用這個按摩油做局部按摩，它將能消除患部的疼痛感。

使用材料

成品：30ml 的按摩油
甜杏仁油 2 大匙（30ml）
甜馬鬱蘭精油 6 滴
黑胡椒精油 5 滴
薑精油 4 滴

製作方法

1 將以上所有材料放進碗中混合均勻，再倒入消毒過的深色玻璃瓶中。旋緊瓶蓋，就可以隨時取用（使用一般玻璃瓶或滴管瓶都可以）。

2 取一些按摩油，按摩不舒服的關節，等按摩油被皮膚吸收後再穿上衣服。將剩餘的按摩油存放在陰涼避光處，可以保存3個月的時間。

安撫舒緩：
西洋蓍草泡澡配方

肉豆蔻和西洋蓍草精油可以緩解消炎的現象，用這些精油泡熱水澡，不僅能享受熱水的放鬆舒緩，還加上了精油的多重效果。

使用材料

成品：15ml 的泡浴油
基底油或全脂牛奶 1 大匙（15ml）
肉豆蔻精油 3 滴
西洋蓍草精油 3 滴
真正薰衣草精油 5 滴

製作方法

1 在碗裡混合所有材料。

2 直接加入溫暖的泡澡水中，享受一個放鬆舒緩的熱水澡。

肌肉痠痛與疼痛

肌肉痠痛和疼痛是相當常見的現象，可能發生在許多不同部位。肌肉疼痛可能牽涉到韌帶、肌腱和筋膜（連結肌肉、骨頭與臟器的軟組織）等不同部位。一般來說，肌肉疼痛和緊繃、過度使用或運動傷害、肌肉受傷有關。肌肉疼痛也可能是其他疾病的症狀之一。某些感染和疾病也可能出現肌肉疼痛的現象。例如紅斑性狼瘡會影響到結締組織，因此造成肌肉疼痛。纖維肌痛患者也可能出現肌肉疼痛。這是一種使肌肉和周圍組織變得敏感易疼的疾病，可能伴隨睡眠障礙、疲倦和頭痛等症狀。針對疼痛選擇對應的精油來按摩，或製成敷包，都可以降低疼痛的程度。

「疏通結節」的
肌肉按摩配方

精油按摩可以激勵循環、降低疼痛感和發炎程度。這個配方中使用的精油，包括能消除疼痛的泰國蔘薑，以及激勵全身功能的黑胡椒。將配方中的精油加入一大匙的全脂牛奶或基底油中，就可以用來泡澡。

使用材料

成品：30ml 的按摩油
山金車浸泡油 1 大匙（15ml）
甜杏仁油 1 大匙（15ml）
泰國蔘薑精油 5 滴
檸檬香茅精油 2 滴
黑胡椒精油 3 滴

製作方法

1 將以上所有材料放進碗中混合均勻，再倒入消毒過的深色玻璃瓶中。旋緊瓶蓋，就可以隨時取用（使用一般玻璃瓶或滴管瓶都可以）。

2 取一些油按摩患部，等按摩油被皮膚吸收之後，再穿上衣服。將剩餘的按摩油存放在陰涼避光處，可以保存3個月的時間。

製作方法

1 準備一碗熱水。將精油調入甜杏仁油，然後倒進熱水裡。

2 取一條小毛巾浸入熱水中，接著取出，擰乾多餘水分。

3 用一條較大的毛巾或保鮮膜包覆在外，以達到隔熱效果。將製作完成的敷包敷在患部，直到毛巾的溫度退到和體溫同熱。重複進行三次。

製作方法

1 準備一碗冷水。將精油調入甜杏仁油，然後倒進水裡。

2 取一條小毛巾浸入水中，接著取出，擰乾多餘水分。

3 將製作完成的敷包放在患部，直到毛巾的溫度和體溫同熱。重複進行三次。

薑精油熱敷包

用敷包冷熱交替貼敷，也是緩解痠痛及疼痛的好辦法。這個能幫助暖身的薑精油配方，可以刺激循環、舒緩肌肉的痠脹和疼痛感。

使用材料

成品：1 個熱敷包
甜杏仁油 1 小匙（5ml）
薑精油 7 滴
醒目薰衣草精油 4 滴
迷迭香精油 4 滴

扭傷和拉傷

扭傷通常是連結骨頭和骨頭的韌帶受損，而拉傷是連結肌肉和骨頭的肌腱受傷。 扭傷是比較嚴重的情況，患部有可能紅腫、疼痛並且發熱。處理扭傷和拉傷有一個通用的口訣——PRICE：保護（Protection）、休息（Rest）、冰敷（Ice）、壓迫（Compression）、抬高（Elevation）。試試用以下的療癒方案緩解疼痛。

檸檬香茅消炎冷敷包

這個冷敷包很適合在扭傷時使用。配方中含有止痛的檸檬香茅，以及消炎的薑與黑胡椒精油。

使用材料

成品：1 個冷敷包
甜杏仁油 1 小匙（5ml）
黑胡椒精油 5 滴
檸檬香茅精油 2 滴
薑精油 5 滴

迷迭香止痛按摩配方

運用止痛消炎的精油，能幫助身體復原地更快。這個配方中也用到山金車浸泡油，這是一種可以散瘀消腫的傳統藥草。

使用材料

成品：30ml 的按摩油
山金車浸泡油 1 大匙（15ml）
甜杏仁油 1 大匙（15ml）
甜馬鬱蘭精油 5 滴
迷迭香精油 5 滴
百里香精油 5 滴

製作方法

1 將以上所有材料放進碗中混合均勻，再倒入消毒過的深色玻璃瓶中。旋緊瓶蓋，就可以隨時取用（使用一般玻璃瓶或滴管瓶都可以）。

2 取一些油按摩患部，等按摩油被皮膚吸收之後，再穿上衣服。將剩餘的按摩油存放在陰涼避光處，可以保存3個月的時間。

*山金車*對於瘀傷有很好的治療效果。

皮膚和頭髮

皮膚有保護的功能，是我們與外在環境之間的**屏障**。不過，有時皮膚可能受到刺激、阻塞、被荷爾蒙影響，或者可能因惡劣的天氣而損傷，或出現傷口。精油可以為多種肌膚問題帶來**調理**、平衡與**安撫**的效果，也可以**滋養**肌膚、維持肌膚水分。

青春痘

青春痘是一種因毛囊和油脂腺慢性發炎而產生的常見皮膚問題。大部分人多多少少都曾有過青春痘的困擾，但青春痘最常見的好發時間是青春期。青春痘會在皮膚形成疙瘩，通常出現在臉部、背部和胸部。這些疙瘩可能是黑頭粉刺、白頭粉刺，或發展成在深處發炎化膿的膿包或腫塊。這樣的青春痘有可能變得嚴重，並持續一段較長的時間，有時也會在皮膚上留下疤痕。這時，用溫和的清潔劑維持皮膚清潔是很重要的。小心不要太用力刷洗，因為有可能造成皮膚刺激。以下這些舒緩肌膚的配方，能幫助安撫問題肌膚。

薰衣草按摩配方

幫助皮膚再生的精油，能有助於肌膚修復，讓疤痕盡可能變淡。真正薰衣草不僅有抗菌的作用，也能安撫肌膚。在這個配方裡，我們另外加入了玫瑰草精油，它有溫和的收斂作用，還能幫助消炎，有助於舒緩皮膚發炎的現象。

使用材料

成品：15ml 的按摩油
小麥胚芽油 1 小匙（5ml）
玫瑰果油 1 小匙（5ml）
金盞菊浸泡油 1 小匙（5ml）
玫瑰草精油 3 滴
真正薰衣草精油 1 滴

製作方法

1 將所有材料在碗裡混合均勻，倒入消毒過的深色玻璃瓶中，旋緊瓶蓋或滴管頭以利保存。

2 用按摩油按摩身體或臉部肌膚，直到肌膚充分吸收。請耐心等待按摩油被皮膚吸收之後，再穿上衣服。將剩餘的按摩油存放在陰涼處，能保存3個月的時間。

檸檬與佛手柑：臉部蒸氣調理

精油可以透過消除感染、降低發炎程度等作用，來控制青春痘和粉刺的情況。精油也可以在心理上帶來幫助，降低皮膚出問題時伴隨的壓力和焦慮感。如果想要做深層的毛孔清理，可以試試這個臉部蒸氣調理。配方中的檸檬有清潔肌膚和調理膚質的作用，另外還加上了可以抗細菌、平衡肌膚

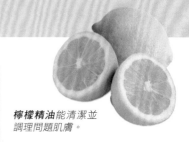

*檸檬精油*能清潔並調理問題肌膚。

的苦橙葉，以及抗細菌、安撫肌膚的佛手柑。

使用材料

成品：1 次臉部蒸氣調理用量
佛手柑精油 3 滴
檸檬精油 2 滴
苦橙葉精油 1 滴

製作方法

1 將精油加入一碗熱水中。用浴巾蓋住頭，像一個小帳棚一樣蓋住頭臉和眼前的熱水，身體前傾讓臉部靠近熱水冒出的蒸氣。

2 持續蒸臉5分鐘，如有需要可以隨時暫停。結束後用冷水清洗肌膚，拿一條乾毛巾擦乾多餘水分。

玫瑰草按摩配方

天竺葵和玫瑰草精油都有平衡肌膚的特質，自然能發揮降低油脂分泌的作

用。將者兩種精油調入調理肌膚的基底油中，能成為既滋養又有調理功能的按摩油，有助於穩定皮膚狀況。

使用材料

成品：15ml 的按摩油
荷荷芭油 1 小匙（5ml）
葡萄籽油 2 小匙（10ml）
玫瑰草精油 2 滴
天竺葵精油 1 滴

製作方法

1 將以上所有材料放進碗中混合均勻，再倒入消毒過的深色玻璃瓶中。旋緊瓶蓋，就可以隨時取用（使用一般玻璃瓶或滴管瓶都可以）。

2 取一些按摩油按摩身體或臉部，等按摩油被皮膚吸收之後，再穿上衣服。將剩餘的按摩油存放在陰涼避光處，可以保存3個月的時間。

茶樹熱敷包

茶樹精油的抗菌特質眾所皆知，因此是用來處理皮膚問題的極佳選擇。用茶樹精油製作熱敷包，可以舒緩肌膚，也能帶來清潔效果。如果想要的話，也可以直接將茶樹精油點塗在痘痘或粉刺上（不需要稀釋），當作抗菌消毒藥來使用。

使用材料

成品：20 至 30 次熱敷的量
葡萄籽油 1 大匙（15ml）
茶樹精油 3 滴
白千層精油 2 滴
真正薰衣草精油 1 滴

製作方法

1 準備一碗熱水。將精油調入基底油，完成後取幾滴加進熱水裡。將剩餘的按摩油倒入消毒過的深色玻璃瓶中，存放在陰涼避光處，可以保存3個月的時間。

2 取一條小毛巾浸入熱水中，接著取出，擰乾多餘水分。

3 用一條較大的毛巾或保鮮膜包覆在外，以達到隔熱效果。將製作完成的敷包放在患部，直到毛巾的溫度退到和體溫同熱。重複進行三次。

香港腳

香港腳是一種皮膚上長了真菌所造成的疾病。 真菌容易在溫暖、陰暗、潮濕處孳生，人的雙腳正好提供了這樣的環境，尤其好發在趾縫之間。受到真菌感染的皮膚可能會紅癢、脫皮、乾裂或出現水泡。一般來說這不是什麼大問題，但仍需要善加處理，以免真菌蔓延到身體其他部位，或傳染給其他人。注意維持雙腳清潔，務必確保腳部乾燥（尤其是指縫間），可以的話盡可能赤腳走路。試試用下面這個足部按摩配方，來消滅皮膚的真菌感染。

天竺葵足部按摩配方

茶樹和天竺葵等具有抗真菌效果的精油，是用來治療香港腳的理想選擇。這個配方另外添加了真正薰衣草精油，能幫助皮膚修復與再生。

使用材料

成品：30ml 的按摩油
印度苦楝油 2 大匙（30ml）
天竺葵精油 4 滴
茶樹精油 4 滴
真正薰衣草精油 3 滴

製作方法

1 將以上所有材料放進碗中混合均勻，再倒入消毒過的深色玻璃瓶中。旋緊瓶蓋，就可以隨時取用（使用一般玻璃瓶或滴管瓶都可以）。

2 洗淨雙腳並仔細擦乾。取一些按摩油按摩腳部，等按摩油被皮膚吸收之後再穿上衣服。將剩餘的按摩油存放在陰涼避光處，可以保存3個月。

瘀傷

瘀傷是藍色或紫色的塊狀傷痕。 瘀傷不是開放性的傷口，而是皮下細小的微血管破裂的情況。出現瘀傷時，血液會流入周圍組織中，造成皮膚變色，隨著時間過去，會再轉為綠色或黃色。試試用下列方式處理瘀傷。

清涼薰衣草冰敷包

出現瘀傷時，第一時間用冰涼的敷包加上有修復效果的精油，可以降低瘀傷的嚴重程度。

使用材料

成品：1 個冰敷包
甜杏仁油 1 小匙（5ml）

西洋蓍草精油 3 滴
真正薰衣草精油 5 滴

製作方法

1 準備一碗加了冰塊的冷水。將精油調入甜杏仁油，然後倒進水裡。

2 取一條小毛巾浸入水中，接著取出，擰乾多餘水分。

3 將製作完成的敷包放在患部，直到毛巾的溫度和體溫同熱。重複進行三次。

山金車油按摩配方

山金車浸泡油是非常適合用來調理瘀傷的基底油。這個配方另外加入了促進活化再生的義大利永久花和真正薰衣草精油，調配出來的按摩配方，可以幫助瘀傷的外觀淡化。

使用材料

成品：30ml 的按摩油
山金車浸泡油 2 大匙（30ml）
義大利永久花精油 3 滴
真正薰衣草精油 3 滴

製作方法

1 將以上所有材料放進碗中混合均勻，再倒入消毒過的深色玻璃瓶中。旋緊瓶蓋，就可以隨時取用（使用一般玻璃瓶或滴管瓶都可以）。

2 取一些按摩油輕輕按摩患部，等按摩油被皮膚吸收之後，再穿上衣服。將剩餘的按摩油存放在陰涼避光處，可以保存3個月的時間。

體味

體味是身體出汗後可能留下的不雅氣味。 身體的汗本身並沒有味道，然而，皮膚上的細菌能將汗水分解成酸，因此產生了氣味。除臭增香的精油，可以藉由調節排汗，來降低或控制這些不令人樂見的氣味產生。

檸檬體香劑

體香劑可以蓋住身體的不雅氣味。葡萄柚和檸檬加在一起有很好的除臭效果，並能讓你一整天都帶著清新宜人的氣味。

使用材料

成品：100ml 的體香噴霧
金縷梅純露 90ml
甘油 1 小匙（5ml）
蘆薈汁 1 小匙（5ml）
玫瑰草精油 5 滴
檸檬精油 5 滴
芫荽精油 3 滴
葡萄柚精油 3 滴

製作方法

1 將以上所有材料放進碗中混合均勻，倒入消毒過的噴霧瓶中。

2 每次使用前大力搖勻。噴在清潔過的腋下部位，並可以在需要時隨時補噴。

安全小叮嚀： 不宜在剛除完毛後使用。

清新松樹沐浴露

消除體味的最佳方式，就是注意讓容易出汗的身體部位（例如腋下、腳部和生殖部位）保持乾淨、避免細菌孳生。經常更換衣物，每天洗澡，都能有助於避免汗水和細菌增長。

使用材料

成品：30ml 的沐浴露
無香沐浴露 2 大匙（30ml）
檸檬香茅精油 7 滴
歐洲赤松精油 7 滴
岩蘭草精油 1 滴

製作方法

1 將精油加入無香的沐浴露中，為每次沐浴帶來清新與活力。

2 每天使用沐浴露洗澡一到兩次，讓皮膚乾淨清爽無氣味。

濕疹和牛皮癬

濕疹是皮膚紅癢、乾裂的情況。 濕疹通常是一種長期慢性的狀態，好發於年幼的孩童，不過是可以被改善的。異位性溼疹，又叫做異位性皮膚炎（「異位性」表示身體

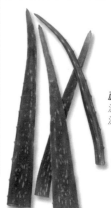

蘆薈 能帶來清涼降溫的效果，安撫刺激紅腫的肌膚。

對過敏原容易出現敏感反應），這是最常見的一種濕疹類型。異位性濕疹通常出現在孩童身上，但某些成人也可能出現這樣的症狀。異位性濕疹的病因至今仍然不明，不過通常會出現在體質容易產生過敏反應，或者有過敏家族病史的人們身上，此外，也和壓力有關。牛皮癬是一種皮膚發炎的反應，主要和壓力與飲食有關。當皮膚出現牛皮癬，會長出一塊塊紅腫的硬殼，通常會出現在手肘、膝蓋、頭皮與背部。

針對濕疹和牛皮癬，可以使用舒緩肌膚的精油，幫助止癢並降低發炎的情況。

洋甘菊安撫冷敷包

德國洋甘菊具有消炎和舒緩的作用，用來處理濕疹能帶來非常好的效果，可以安撫搔癢發紅的肌膚。檀香和真正薰衣草也都有舒緩肌膚的作用，對於乾癢的皮膚特別有效。用這個敷包敷在患部，可以平衡並舒緩肌膚不適。

使用材料

成品：1 個冷敷包
葵花油或甜杏仁油 1 小匙（5ml）
德國洋甘菊精油 1 滴
真正薰衣草精油 3 滴
檀香精油 3 滴

製作方法

1 準備一碗冷水。將精油調入基底油中，然後倒進水裡。

2 取一條小毛巾浸入水中，接著取出，擰乾多餘水分。

3 將製作完成的敷包放在患部，直到毛巾的溫度和體溫同熱。重複進行三次。

薰衣草泡浴藥草包

這個藥草包裡，有緩和肌膚的燕麥、麥麩、乾燥花草和提振心情的精油。義大利永久花可以安撫搔癢的感覺，岩玫瑰有溫和的收斂作用，可以調理肌膚。

使用材料

成品：45g 的藥草包
有機大燕麥片 1 大匙
麥麩 1 大匙
乾燥薰衣草 1 大匙
義大利永久花精油 4 滴
真正薰衣草精油 4 滴
岩玫瑰精油 1 滴

製作方法

1 拿一塊能夠包住藥草的布，將布攤平，在中間放入燕麥片、麥麩、乾燥薰衣草各一大匙，然後滴入精油。

2 將布包起來，以緞帶繩結束口，確保所有材料都裹在其中。

3 將藥草包放進溫暖的泡澡水中，泡澡時可輕輕地用藥草包按敷、舒緩患部。

紓壓擴香配方

芳香療法對紓解壓力和焦慮格外有效，因此很適合處理壓力造成的牛皮癬或濕疹。配方中平靜安撫的精油，還能緩解因皮膚狀況不佳而造成的焦慮感。

使用材料

成品：1 次擴香的量
大西洋雪松精油 4 滴
乳香精油 3 滴
天竺葵精油 2 滴

製作方法

1 將配方中的精油加入擴香儀、水氧機或加熱式擴香台中。

2 讓精油的芬芳飄散在你選擇的空間當中。

濕疹油

羅馬洋甘菊和玫瑰可以為肌膚帶來清涼感，並幫助平衡。將這兩種精油調入無香的基底油膏中，可以隨時塗抹在患部，帶來降溫止癢的作用。

使用材料

成品：15ml 的乳液或油液
無香乳液或油液 1 大匙（15ml）
羅馬洋甘菊精油 3 滴
玫瑰原精 2 滴

製作方法

1 將精油調入乳液或油液中。

2 視需要塗擦於患部。

妊娠紋與肥胖紋

妊娠紋或肥胖紋會出現，是因

為身體在短時間內大幅增加了體重（例如懷孕），皮膚因此被過度拉伸，導致深層纖維斷裂。這樣的紋路一開始會是紅色的條狀波紋，最後逐漸轉為白色。妊娠紋或肥胖紋通常出現在大腿、胸部、腹部和臀部。透過按摩調理肌膚，可以控制妊娠紋或肥胖紋的嚴重程度。不過，妊娠紋或肥胖紋一旦形成，就會跟隨終身，只可能隨時間淡化一些。

膚質調理按摩配方

用具有滋養效果的精油來按摩，可以改善膚質、增進皮膚細胞更新，並且讓肌膚外觀及觸感都更順滑。這個配方用滋潤肌膚的基底油組合，加上能調理膚質的乳香精油，和促進皮膚細胞再生的紅橘與橙花精油。

使用材料

成品：30ml 的按摩油
甜杏仁油 1 大匙（15ml）
小麥胚芽油 1 小匙（5ml）
杏桃核仁油 1 小匙（5ml）
酪梨油 1 小匙（5ml）
乳香精油 7 滴
紅橘精油 5 滴
橙花精油 3 滴

製作方法

1 將以上所有材料放進碗中混合均勻，再倒入消毒過的深色玻璃瓶中。旋緊瓶蓋，就可以隨時取用（使用一般玻璃瓶或滴管瓶都可以）。

2 取一些按摩油，輕輕按摩相關部位，等按摩油被皮膚吸收之後，再穿上衣服。將剩餘的按摩油存放在陰涼避光處，可以保存3個月的時間。

曬傷

當皮膚被陽光中的紫外線傷害，就會出現曬傷的情況。此時，肌膚會發紅、疼痛、發熱、變得敏感，有時也會有搔癢的感覺，幾天後會開始脫皮。從一開始就注意預防曬傷，是一個非常重要的觀念，因為日曬所造成的的皮膚損傷，有可能會使皮膚癌等重大疾病的演變機率提高。若不慎曬傷，注意保持肌膚清涼濕潤。這時適合使用的是有安撫、降溫作用的精油。

清涼薰衣草冷敷包

這個配方用修復肌膚的真正薰衣草和德國洋甘菊，以及清涼降溫的胡椒薄荷精油，製作成冷敷包。這個冷敷包可以敷在患部，舒緩敏感的曬傷肌膚。

使用材料

成品：1 個冷敷包
蘆薈汁 1 大匙（15ml）
真正薰衣草精油 4 滴
胡椒薄荷精油 1 滴
德國洋甘菊精油 2 滴

製作方法

1 準備一碗冷水。將精油調入蘆薈汁，然後倒進水裡。

2 取一條小毛巾浸入水中，接著取出，擰乾多餘水分。

3 將製作完成的敷包放在患部，直到毛巾的溫度和體溫同熱。重複進行三次。

嬰兒乳痂

嬰兒乳痂也叫做脂漏性皮膚炎，是一種新生兒頭部出油、結成黃色塊狀物的皮膚症狀。嬰兒乳痂不會造成任何疼痛，通常它並不癢，也不會帶來任何不舒服的感覺。大部分的嬰兒乳痂經過幾周或幾個月後，就會自行痊癒。造成嬰兒乳痂的原因目前仍不明確，不過有可能和油脂過度分泌有關。將精油調入基底油，或是調入無香的嬰兒洗髮乳中，有可能幫助嬰兒乳痂消失。

頭皮溫和按摩配方

晚上用甜杏仁油或橄欖油按摩頭皮，可以讓結塊的部位鬆動。廣藿香有收斂的效果，並且可以調理肌膚；玫瑰草有平衡膚質的作用；真正薰衣草則可以在乳痂塊剝落時修復並安撫肌膚。這個配方適合 1 歲以上孩童使用，3 至 12 個月大的嬰兒請只在配方中加入 1 滴真正薰衣草，3 個月以下的嬰兒請只使用基底油，不調入精油。

使用材料

成品：30ml 的按摩油
橄欖油 2 大匙（30ml）
真正薰衣草精油 1 滴
玫瑰草精油 1 滴
廣藿香精油 1 滴

製作方法

1 將以上所有材料放進碗中混合均勻，再倒入消毒過的深色玻璃瓶中。旋緊瓶蓋，就可以隨時取用（使用一般玻璃瓶或滴管瓶都可以）。

2 取一些按摩油，輕輕按摩寶寶的頭皮，留置過夜。隔天早上，用嬰兒專用的軟毛刷輕輕將脫落的屑塊清理掉，然後用寶寶專用的洗髮精清洗。請不要強行剝除尚未脫落的屑塊，這麼做有可能損傷肌膚並導致感染。

3 將剩餘的按摩油存放在陰涼避光處，可以保存3個月的時間。

薰衣草洗髮精

輕輕用溫和的洗髮精來清洗寶寶的頭髮，這麼做可以預防屑塊堆積。真正薰衣草除了能帶來修復肌膚的效果之外，質地也相當溫和，適合使用在嬰兒頭皮上。

使用材料

成品：2 次使用的量
無香洗髮精 1 大匙（15ml）
真正薰衣草精油 2 滴

製作方法

1 將2滴真正薰衣草精油調入無香洗髮精當中。

2 輕輕搓洗寶寶的頭髮，小心不要撥掉尚未脫落的屑塊。最後用溫水慢慢洗淨。。

頭皮屑

當新的細胞形成，死去的細胞會持續從身體脫落。大部分時候，這樣的汰舊換新是一個逐漸發生的過程，幾乎不會被注意到。然而，如果過程加速地太快，死去的舊有細胞就有可能變得醒目，

並且不甚雅觀。頭皮屑是一種常見的皮膚問題，在頭皮或髮根周圍，出現乾燥的白色或灰色屑塊，這些屑塊就是死去的皮膚細胞。出現頭皮屑問題時，頭皮有可能感覺乾癢。頭皮屑出現的原因很難明確定義，不過脂漏性皮膚炎是其中的一個可能，這是一種常見的皮膚問題，會造成皮膚過度出油。有許多因素都可能使頭皮屑狀況惡化，包括過度使用造型產品、情緒壓力，太常洗頭或太少洗頭等。下列建議的治療方式，可以幫助調理頭皮。

活力頭皮按摩配方

這個配方能透過按摩的方式，為頭皮帶來激勵的作用，其中添加的精油能有效改善頭皮屑的情況。百里香精油有抗真菌的作用，很適合用來處理頭皮屑這樣的肌膚問題，茶樹精油可以平衡油脂分泌，促進頭皮健康。

使用材料

成品：2 次使用的量
固態椰子油 1 大匙（15ml）
茶樹精油 3 滴
真正薰衣草精油 2 滴
百里香精油 2 滴

製作方法

1 以隔水加熱的方式融化椰子油（隔水加熱的方法可以參考本書第188頁），調入精油，最後倒入消毒過的深色玻璃瓶中。睡前，取一半的量按摩整個頭皮。在枕頭上鋪一條毛巾，以免沾到枕頭上。

2 留置過夜，隔天早上再洗去。洗髮時不需先淋濕頭髮，先用洗髮精搓洗，最後再用水洗去。

薄荷護髮露

用精油結和乾燥的花草，可以製成天然的護髮露，不僅能讓頭髮更加明亮，也可以調理、平衡頭皮，控制頭皮屑的情況。配方中加入了有舒緩作用的胡椒薄荷，以及能振奮激勵的迷迭香，可以調理頭皮、改善頭皮屑的情況。

使用材料

成品：45ml 的護髮露
乾燥的薄荷葉 1 大匙
乾燥的迷迭香葉 1 大匙
蘋果醋 1 大匙（15ml）
胡椒薄荷精油 2 滴
迷迭香精油 1 滴

製作方法

1 將乾燥的花草煮成花草茶。將草葉放在茶壺中，加入200ml的滾水，浸製10分鐘後濾出茶液。

2 將精油加入蘋果醋，然後倒入茶液當中。

3 用混合後的液體作為護髮露，在洗髮完成後沖淋頭皮和頭髮，最後再用一次溫水洗淨。

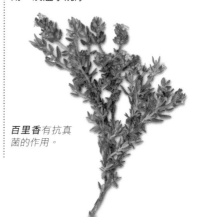

百里香有抗真菌的作用。

過敏反應

人體的免疫系統負責**保護**身體不受外來物質侵害。然而,身體有時會對不至於造成危害的外來物質變得**敏感**,認為這樣的物質是有害的,並相應地釋放會觸發過敏反應的組織胺。精油能有助於**平撫**過敏反應,並舒緩相關症狀。

過敏和花粉症

過敏是身體對特定食物或物質的反應,這樣的物質又稱為過敏原。過敏反應在孩童身上最為常見,而過敏的嚴重程度可能有很大的差別。大部分的過敏反應都很輕微,但偶爾還是會出現比較嚴重的情況,這樣的狀況又稱為急性過敏(anaphylaxis)或過敏性休克。這是一種嚴重的急症,需要立刻送醫接受緊急治療。然而,只要平時小心管理,過敏的情況通常可以被控制住。常見的過敏原包括塵蟎、藥物,或是堅果、帶殼海鮮、水果、牛奶等食物,以及動物毛髮等。

花粉症是溫暖的季節裡,人們對花粉產生的常見過敏反應。一年四季都有不同的植物釋放出不同種類的花粉,所引發的過敏症狀包括打噴嚏、流鼻水和眼睛搔癢等。透過和緩安撫的精油,可以幫助控制相關的過敏症狀。

尤加利:
清理淨化蒸氣嗅吸

精油可以幫助疏通呼吸。這個配方用氣味鮮明的尤加利,加上芳香羅文莎

葉,具有顯著的疏通效果。除此之外,真正薰衣草可以幫助消除過敏反應造成的心理壓力和焦慮感。

使用材料

成品:1 次蒸氣嗅吸的量
澳洲尤加利精油 5 滴
真正薰衣草精油 3 滴
芳香羅文莎葉精油 2 滴

製作方法

1 將精油加入一碗熱水中。用浴巾蓋住頭,像一個小帳棚一樣蓋住頭臉和眼前的熱水,身體前傾,讓臉部靠近熱水冒出的蒸氣。孩童或氣喘患者進行蒸氣嗅吸時,則不需要用毛巾蓋住頭臉。

2 持續嗅聞5分鐘,如有需要可以隨時暫停。

洋甘菊鼻腔油膏

精油可以簡單又有效地降低花粉症和過敏的症狀。選擇德國洋甘菊等具有平靜安撫效果的精油製成油膏,既可以捕捉花粉,也可以舒緩受到刺激的肌膚。

使用材料

成品:20 到 30 次使用的量
蜂蠟 1 大匙
葵花油 1 大匙(15ml)
德國洋甘菊精油 1 滴
真正薰衣草精油 1 滴
胡椒薄荷精油 1 滴

製作方法

1 以隔水加熱的方式,慢慢融化蜂蠟和葵花油(關於隔水加熱的做法,可以參考本書第188頁)。

2 加入精油,仔細拌勻。倒入消毒過的罐子裡,靜置放涼,然後蓋上蓋子保存。

3 視需要塗抹於鼻腔周圍,舒緩紅腫的肌膚。

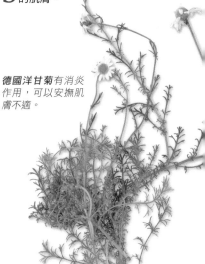

*德國洋甘菊*有消炎作用,可以安撫肌膚不適。

心理情緒

壓力是現代人常見的通病，卻可能對心理健康造成極大的影響。找出忙碌生活的根源可以幫助**消除壓力**，精油能在其中提供很好的支持。精油多元的療癒特質能在身心靈**整體**運作，幫助**舒緩**平撫情緒、消解焦慮和緊張，並且**平衡心情**，讓人感到幸福愉悅。

焦慮

每個人在人生的某些時刻，都可能經歷到焦慮的感受。這種心裡不輕鬆或擔憂的感覺，可能輕微也可能沉重，是生活遇到壓力時的正常反應。舉例來說，你可能會為了考試而焦慮，或是因為即將接受某項醫療檢查或參與面試而緊張。在壓力較大的時候，感到焦慮是正常的，但如果你越來越難控制內心的擔憂，或心中的焦慮感持久不散，那麼請記得尋求醫師協助。透過擴香器具讓精油的氣味飄散到空間中，能幫助心情穩定，創造出平靜的氛圍。

香蜂草擴香配方

許多精油都有放鬆的作用，這樣的精油能降低焦慮感，可以用來按摩、泡澡，或是透過擴香在空間中創造出平靜的氛圍。

使用材料

成品：1 次擴香的量
香蜂草精油 5 滴
檸檬精油 3 滴
絲柏精油 3 滴

佛手柑精油 2 滴

製作方法

1 把配方中的精油加入擴香儀、水氧機或加熱式擴香台中。

2 讓精油的芬芳飄散在你選擇的空間當中。

憂鬱症

當人生出現難以跨越的事件或生命經驗，有可能使我們變得低落。這種低落的感覺如果持久不散，就可能演變成憂鬱症。

憂鬱症的幾個常見原因包括：關係議題、痛失所愛、睡眠問題（可能來自壓力或其他原因）、工作壓力、遭受排擠和慢性的疾病與身體疼痛。有時甚至沒有任何明顯的原因，也可能感覺心情低落。憂鬱症也可能被某些生命經驗觸發，或發生在某些特定的時刻，例如生產過後，或是寒冷的冬天。

持續兩週以上感覺低落，就有可能是憂鬱的徵兆。憂鬱症的其他症狀還包括：找不到生活的樂趣、感到絕望、感覺疲倦或無精

打采、無法專心進行日常事務（例如讀報紙或看電視）、用食物安撫情緒或失去食慾、長時間睡眠或無法入睡、出現自殺或傷害自己的念頭。如果以上症狀發生在你身上，或者你的心情已經很長時間都相當低落，那麼找位醫師談談會是當務之急。

心靈平和擴香配方

精油是極好的療癒幫手，能為情緒帶來支持。這個擴香配方用平靜撫慰的乳香，幫助提振精神，在感到疲憊或快被壓垮時，能帶來很好的幫助；紅橘能安撫耗弱的神經，帶來放鬆的感受；橙花可以改善心情、平衡情緒，並且是幫助紓壓的好幫手。

使用材料

成品：1 次擴香的量
乳香精油 5 滴
橙花精油 3 滴
紅橘精油 2 滴

製作方法

1 將配方中的精油加入擴香儀、水氧機或加熱式擴香台中。

2 讓精油的芬芳飄散在你選擇的空間當中。

悲傷和驚嚇

情緒危機和極度的沮喪，通常和生命中的失去或喪親有關。有可能是痛失所愛，或是一段婚姻關係或重要伴侶關係的結束。大部分的人會在失去某些東西，或者某些重要的人的時候，感到悲傷。悲傷的感受有可能大到令人無法承受，但設法消化這樣的悲傷，是一個必要的過程。面對生命中的失去，每個人的反應不盡相同，沒有所謂的正確答案。不過，悲傷通常會包含幾種關鍵的情緒，包括：焦慮、無助、憤怒與傷心。最終，你會習慣這種「已經失去了」的感覺，雖然你的感受依然強烈，但有可能不那麼頻繁出現。精油可以在經歷失去或創傷的時刻，幫助改善心情，穩定情緒。

橙花「急救」配方

橙花被視為是精油中的「急救油」，尤其在悲傷和驚嚇的時刻特別能帶來幫助。這個配方還以提振情緒的佛手柑，和安撫心神的苦橙葉，來支持橙花的作用。讓精油的香氣飄散在你的空間中，可以幫助心靈平靜、安撫焦慮的感受。

使用材料

成品：1 次擴香的量
橙花精油 5 滴

苦橙葉精油 3 滴
佛手柑精油 2 滴

製作方法

1 將配方中的精油加入擴香儀、水氧機或加熱式擴香台中。

2 讓精油的芬芳飄散在你選擇的空間當中。

玫瑰與天竺葵：
身心舒緩按摩配方

能改善心情、令人愉悅的精油，在悲傷時刻格外能帶來幫助。天竺葵既可以改善心情，又有安撫的作用，因此很適合用來處理經常伴隨悲傷一起出現的憂鬱感受。乳香能提振精神，而平撫心情的玫瑰能令人放鬆，幫助減輕焦慮、緊張的感受，帶來能不時取代悲傷的幸福感。

使用材料

成品：30ml 的按摩油
甜杏仁油 2 大匙（30ml）
乳香精油 4 滴
玫瑰原精或玫瑰精油 3 滴
天竺葵精油 1 滴

製作方法

1 將以上所有材料放進碗中混合均勻，再倒入消毒過的深色玻璃瓶中。旋緊瓶蓋，就可以隨時取用（使用一般玻璃瓶或滴管瓶都可以）。

2 用按摩油來按摩身體肌膚（請避開臉部），等按摩油被皮膚吸收後再穿上衣服。將剩餘的按摩油存放在陰涼避光處，可以保存3個月的時間。

好心情茉莉泡澡配方

這個精油配方能透過泡澡為你注入活力，帶來幸福愉悅的感受。茉莉精油或原精可以幫助你以樂觀正向的角度看待事物，去除百無聊賴的感覺。檀香能帶來一夜好眠，為你補充活力。

使用材料

成品：15ml 的泡浴油
甜杏仁油或全脂牛奶 1 大匙（15ml）
檀香精油 4 滴
茉莉原精或茉莉精油 4 滴
葡萄柚精油 2 滴

製作方法

1 在碗裡混合所有材料。

2 直接加入溫暖的泡澡水中，享受一個舒緩又充電的熱水澡。

壓力和失眠

壓力是目前西方世界最嚴重的健康問題之一，也是造成許多疾病的元兇。壓力有許多成因，也可能在身體或心理上，以不同的方式影響我們。人體對壓力的自然反應，是由自律神經系統負責掌控和調節。這些反應包括釋放腎上腺素和可體松（壓力荷爾蒙），也就是所謂的「戰逃」機制——這是一種身體內在固有的反應，在面臨危險或深具威脅的情境時會自然啟動。雖然一定程度的壓力能讓我們對任務充滿動力和興致，且不見得是壞事，但如果壓力大到影響心情、消化和

睡眠，就會是一個必須正視的問題。試試讓下面這些放鬆舒緩的療癒方案，幫助你深深地休息，釋放緊張和壓力。

快樂鼠尾草紓壓按摩配方

如果壓力讓你夜裡難眠，用帶有療癒效果的精油調製按摩油，是幫助身體消除慢性壓力、促進放鬆、改善睡眠品質的極佳辦法。你也可以透過泡澡來享受這個配方的舒緩效果，只要將配方中的精油調入 1 大匙（15ml）的基底油或全脂牛奶，然後在泡澡水中均勻攪散，就可以在睡前享受一段芬芳的放鬆時刻。

使用材料

成品：30ml 的按摩油
甜杏仁油 2 大匙（30ml）
快樂鼠尾草精油 5 滴
乳香精油 5 滴
天竺葵精油 5 滴

製作方法

1 將以上所有材料放進碗中混合均勻，再倒入消毒過的深色玻璃瓶中。旋緊瓶蓋，就可以隨時取用（使用一般玻璃瓶或滴管瓶都可以）。

2 用按摩油來按摩身體肌膚（請避開臉部），等按摩油被皮膚吸收之後再穿上衣服。將剩餘的按摩油存放在陰涼避光處，可以保存3個月。

山雞椒和佛手柑：安神擴香配方

山雞椒是相當厲害的紓壓高手。它天生帶有舒緩效果，能緩和壓力和情緒驚慌時過快的心跳，並且幫助人們用更理性的方式思考。佛手柑可以穩定紮根，幫助平衡心靈。此外，歡欣振奮的甜橙精油，更為這個配方添加了極佳的安撫作用。

使用材料

成品：1 次空間擴香的量
山雞椒精油 6 滴
甜橙精油 4 滴
佛手柑精油 4 滴

製作方法

1 將配方中的精油加入擴香儀、水氧機或加熱式擴香台中。

2 讓精油的芬芳飄散在你選擇的空間當中。

依蘭睡前噴霧

如果壓力和焦慮感讓你在夜半頻頻醒來，或者你總是在該睡覺的時候難以入眠，在早上又昏昏沉沉，請試試這個放鬆美妙的睡前噴霧吧！這個配方以平靜安撫的羅馬洋甘菊和玫瑰精油，加上甜美歡欣、能放慢呼吸的依蘭精油，再搭配穩定紮根的岩蘭草精油，可以在壓力龐大的時刻，為你帶來深刻的安撫效果。

使用材料

成品：30ml 的噴霧水

依蘭精油 6 滴
玫瑰精油 6 滴
岩蘭草精油 2 滴
羅馬洋甘菊精油 1 滴

製作方法

1 將以上精油調入2大匙（30ml）的清水，再倒入消毒過的噴霧瓶中。

2 睡前以噴霧噴灑整個臥房。使用前請大力搖晃均勻，並注意別直接噴在紡織品上。

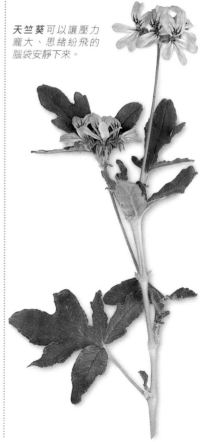

*天竺葵*可以讓壓力龐大、思緒紛飛的腦袋安靜下來。

女性保健

女性的荷爾蒙在一生當中會經歷多次的變化，並造成生理和**情緒**上的症狀，其中有許多不適，都可以透過精油來緩解。經前症候群的水腫可以透過精油按摩來緩解，而經期報到前的壓力和緊張感受，則可以透過**平靜安撫**的精油獲得**舒緩**。活力提振的精油，可以緩解生產後與更年期的憂鬱感受。

經前症候群

許多女性在生理期之前，都會經歷生理和情緒上的多種不適。有些女性症狀輕微，只有經期前幾天受到影響；然而，有些女性受影響的層面則更多、更嚴重，甚至有可能在生理期的前兩週就開始發生。

生理上的症狀可能包括水腫和發脹、疲憊、乳房脹痛、腰痛和腹部不適。情緒上的症狀則可能包括一般性焦慮、易怒、壓力大、心情低落，或是無法預期的情緒擺盪。身心療癒的精油很適合用來處理經前症候群的不適，因為精油全方位的整體調理效果，可以一次處理多種症狀，既能緩解身體不適，也能平撫、平衡情緒，進而帶來心理上的支持。

消水腫：杜松冷熱敷包

經期到來前經常會出現水腫和身體腫脹的情況，這時，透過有輕微利尿作用的精油，例如杜松漿果、天竺葵和甜茴香精油，能有效幫助身體排出毒素，緩解身體的不適感。除了生理上作用外，這三種精油也能紓解經期前的情緒問題。杜松可以提振萎靡的精神、安撫神經緊張；天竺葵可以平衡情緒，

改善情緒忽上忽下的問題。用這個精油配方製作冷敷包或熱敷包，可以有效安撫經期到來前的身心不適。懷孕期間避免使用。

使用材料

成品：1 個敷包的量
甜杏仁油 1 小匙（5ml）
金盞菊浸泡油 2 小匙（10ml）
小麥胚芽油 1 小匙（5ml）
杜松漿果精油 5 滴
甜茴香精油 5 滴
天竺葵精油 5 滴

製作方法

1 根據你的個人喜好，準備一碗冷水或熱水。將精油調入基底油，然後倒進水裡。

2 取一條小毛巾浸入水中，接著取出，擰乾多餘水分。

3 如果你用的是熱敷包，用一條較大的毛巾或保鮮膜包覆在外，以達到隔熱效果。將敷包放在患部，直到毛巾的溫度和體溫同熱。這樣的步驟重複進行三次。

玫瑰與天竺葵：
經前泡澡配方

經 前 緊 張 症（Pre-menstrual tension，PMT）可能對本人造成相當的壓力，並且令人感到疲倦不已。荷爾蒙的變化可能使情緒在一瞬間變化，或令人一直處在低迷的狀態，緊張和焦慮的感受也可能巨大到難以跨越。這時，試試讓這個安撫紮根的精油澡，為你消除經期前的壓力，帶來整體性的身心滋補，讓你感覺情緒更穩定、更平靜，更有好心情。

使用材料

成品：15ml 的按摩油
基底油或全脂牛奶 1 大匙（15ml）
玫瑰精油 5 滴
快樂鼠尾草精油 2 滴
天竺葵精油 2 滴

製作方法

1 在碗裡混合所有材料。

2 直接加入溫暖的泡澡水中，享受一個振奮滋養的熱水澡，讓你重新充滿活力。

懷孕

許多精油並不適合在懷孕期間使

用（可參見個別精油介紹中的說明），不過還是有一些精油不僅安全，可以幫助孕婦更加放鬆，甚至能緩解某些懷孕期間的不舒服。舉例來說，杜松漿果、紅橘、玫瑰、迷迭香、甜馬鬱蘭和橙花，都是相當熱門的孕期精油選擇。關於懷孕期間適合使用的精油，請參見本書第37頁的說明。

肌膚養護孕期按摩配方

這個按摩油可以幫助舒緩背痛，也可以用來按摩臉部，帶來平靜安撫的感覺。懷孕時嗅覺特別敏感，濃度請記得維持在1%，不宜再高。下面這個按摩配方可以滋養肌膚、增進肌膚彈性。從懷孕的第五個月開始天天使用，可以預防妊娠紋形成。懷孕前三個月最好不要使用精油（除非有專業合格芳療師建議你這麼做）。

使用材料

成品：30ml 的按摩油
甜杏仁油 1 大匙（15ml）
小麥胚芽油 1 大匙（15ml）
紅橘精油 2 滴
真正薰衣草精油 2 滴
橙花精油 2 滴

製作方法

1 將以上所有材料放進碗中混合均勻，再倒入消毒過的深色玻璃瓶中。旋緊瓶蓋，就可以隨時取用（使用一般玻璃瓶或滴管瓶都可以）。

2 取一些按摩油，輕輕按摩肌膚。等按摩油被皮膚吸收之後，再穿上衣服。將剩餘的按摩油存放在陰涼避光處，可以保存3個月的時間。

產後護理與更年期

產後婦女的荷爾蒙變化，可能對心情構成很大的影響，造成產後低落（baby blues），或甚至是持續更久的產後憂鬱症（postnatal depression）。同樣地，更年期期間的荷爾蒙變化，也可能大大影響心情，使女性變得易怒或憂鬱。更年期還會伴隨著許多不同症狀，例如熱潮紅就是其中普遍常見的一種，身體會突然感覺有一陣熱浪襲來。這時，透過安撫放鬆的精油，可以幫助女性提振精神、改善心情。

熱潮紅與怒氣消消舒緩噴霧

這個配方運用了清涼降溫的精油，很適合在熱潮紅發作和情緒暴躁易怒的時候使用。佛手柑是身體過熱時的最佳好幫手，羅馬洋甘菊可以帶來安撫和舒緩，玫瑰和天竺葵則能改善心情，令人感覺更幸福。

使用材料

成品：90ml 的噴霧水
佛手柑精油 5 滴
玫瑰原精 5 滴
天竺葵精油 2 滴
羅馬洋甘菊精油 2 滴

製作方法

1 精油加入90ml的清水中，然後倒進噴霧瓶裡。

2 噴灑在臉上，讓熱潮紅降溫下來，或者噴灑在空間中，創造出平靜的氛圍。此外，也可以用這個精油配方來做空間擴香，讓香氣輕柔地飄散在你選擇的空間裡。

甜茴香：荷爾蒙平衡按摩配方

這個配方以清涼的甜茴香，加上舒緩的玫瑰和天竺葵精油，創造出既溫柔又平衡紮根的組合。懷孕期間請勿使用這個配方。

使用材料

成品：30ml 的按摩油
甜杏仁油 2 大匙（30ml）
甜茴香精油 3 滴
玫瑰原精 5 滴
天竺葵精油 5 滴

製作方法

1 將以上所有材料放進碗中混合均勻，再倒入消毒過的深色玻璃瓶中。旋緊瓶蓋，就可以隨時取用（使用一般玻璃瓶或滴管瓶都可以）。

2 取一些按摩油，輕輕按摩身體（請避開臉部），等按摩油被皮膚吸收之後再穿上衣服。將剩餘的按摩油存放在陰涼避光處，可以保存3個月。

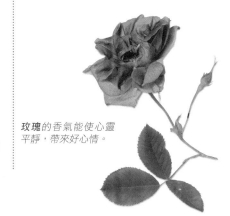

玫瑰的香氣能使心靈平靜，帶來好心情。

男性保健

男性也和女性一樣，有可能遇到某些特定的健康問題。例如前列腺就是相當重要的男性保健項目，而壓力則可能嚴重影響到生活。顯然，精油在這些領域都有大有可發揮之處。透過精油在**身體**和**心靈**的**整體**作用，可以扭轉壓力帶來的負面影響，而針對前列腺的問題，則可以用殺菌利尿的精油，在藥物治療之餘提供輔助。

心血管疾病與壓力

心血管疾病是美國男性的主要死因之一，也是全球日益嚴重的健康問題。一般來說，心臟方面的問題可以透過規律運動、健康均衡的飲食、戒菸和調適日常壓力來改善。在本書第222到223頁有更多關於循環系統的療癒配方。精油具有多樣的功能和療效，可以改善和心血管有關的各種問題，例如高血壓和循環低落等情況。

佛手柑與橙花泡澡配方

這個泡浴油可以作為按摩油使用，或者調入沐浴露當中；此外也能單獨用配方中的精油來做空間擴香。在此，我們用溫暖的熱水澡來使用這個放鬆的精油配方，幫助身體緩解緊繃的感受，並且消除壓力和焦慮造成的影響。

使用材料

成品：15ml 的泡浴油
甜杏仁油 1 大匙（15ml）
佛手柑精油 5 滴
橙花精油 2 滴

檀香精油 5 滴

製作方法

1 在碗裡混合所有材料。

2 直接加入溫暖的泡澡水中，享受一個溫暖放鬆的熱水澡。

前列腺問題

前列腺問題在年長男性身上是越來越常見的現象。男性的前列腺有可能增大，這有時和細菌感染有關。消炎抗菌的精油可以安撫腫脹，並消滅細菌。很重要的是，男性應該定期進行前列腺檢查，這麼一來，當前列腺的大小出現變化，才能夠及時察覺並採取相應的治療措施。

前列腺按摩配方

消炎殺菌的乳香精油很適合與沒藥一起使用，這個配方還加上了抗菌的迷迭香。用這個按摩油在生殖部位周圍定期按摩，可以激勵循環，改善前列腺健康。

使用材料

成品：15ml 的按摩油
甜杏仁油 1 大匙（15ml）
迷迭香精油 1 滴
乳香精油 1 滴
沒藥精油 1 滴

製作方法

1 將以上所有材料放進碗中混合均勻，再倒入消毒過的深色玻璃瓶中。旋緊瓶蓋，就可以隨時取用（使用一般玻璃瓶或滴管瓶都可以）。

2 取一些按摩油，輕輕按摩生殖器官下方和周圍部位。等按摩油被皮膚吸收之後，再穿上衣服。將剩餘的按摩油存放在陰涼避光處，可以保存3個月的時間。

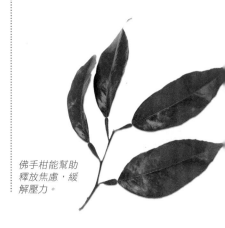

佛手柑能幫助釋放焦慮，緩解壓力。

急救措施

精油是極佳的居家急救小幫手，很適合放在家中的急救箱裡隨時備用。除了繃帶和OK繃之外，急救箱裡還可以放入刀切傷與外傷時的消毒用油，以及皮膚紅腫敏感、被蚊蟲叮咬、小範圍燒燙傷時，幫助**安撫舒緩**的精油產品。茶樹是一種可以純油直接塗抹的精油，用在傷口上可以帶來保護，防止感染；而具有**清涼**和**溫暖**效果的精油，則可以對應不同天氣，帶來適時的緩解。

水泡

皮膚上的水泡通常出現在身體受傷、遇到燒燙傷、被反覆摩擦或被蚊蟲叮咬時。 水泡有可能造成疼痛，並且非常惱人。水泡的出現通常是皮膚表層底下累積了水液，當水泡破裂，露出的肌膚組織就可能會感到疼痛，並且有可能被感染。

茶樹薰衣草精油點塗

規律地在患部施用薰衣草精油，可以幫助減輕腫脹、防止感染並舒緩疼痛。

使用材料

成品：1 次使用的量
茶樹精油 1 滴
真正薰衣草精油 1 滴

製作方法

1 用棉花棒沾取精油，直接塗在水泡上，不需要先行稀釋。

2 用OK繃小心覆蓋水泡，以降低感染出現的機會。

中暑與發燒

中暑（或熱衰竭）是當天氣酷熱或在陽光底下曝曬過久，造成疲憊無力、暈眩、噁心、嘔吐或頭痛的現象。 出現中暑情況時，應該將患者移置至陰涼處，並協助補充水分。

發燒是身體對抗感染的抵禦機制。如果體溫上升過快，記得尋求專業醫療協助。

清涼降溫冷敷包

用這個敷包幫助身體的溫度降下來。

使用材料

成品：1 個敷包的量
金縷梅純露 1 大匙（15ml）
胡椒薄荷精油 2 滴
真正薰衣草精油 3 滴

製作方法

1 準備一碗冷水。將精油調入金縷梅純露，然後倒進水裡。

2 取一條小毛巾浸入水中，接著取出，擰乾多餘水分。

3 將製作好的敷包放在患部，直到毛巾的溫度和體溫同熱。重複三次。

蚊蟲叮咬

蚊蟲叮咬的嚴重程度，和蚊蟲的種類，以及個人體質的敏感度有關。 如果出現嚴重的過敏反應，請立刻尋求專業的醫療協助。

薰衣草冷敷包

這個舒緩的冷敷包，可以減少皮膚搔癢的感覺。

使用材料

成品：1 個敷包的量
金縷梅純露 1 大匙
真正薰衣草精油 3 滴
羅馬洋甘菊精油 1 滴

製作方法

1 準備一碗冷水。將精油調入金縷梅純露，然後倒進水裡。

2 取一條小毛巾浸入水中，接著取出，擰乾多餘水分。

3 將製作好的敷包放在患部，直到毛巾的溫度和體溫同熱。重複三次。

精油保健速查表

精油有多樣的用途，種類更是多到驚人，要挑出最適合當下需要、且具有對應療效的精油，確實不是件容易的事。以下列出的精油保健速查表，目的就是要幫助你快速找到最適合當下需求的精油選擇。第244到246頁列出的是常見身體疑難雜症的對應精油，而第247頁則分別列出針對心理情緒，以及美容保養的對應精油。

常見**疑難雜症**

日常生活中常見的疑難雜症，包括需要長期管理的慢性症狀（例如關節炎、憂鬱和壓力）、偶爾出現的問題（例如頭痛或腹瀉）、一次性的緊急情況、各種皮膚毛病（例如濕疹、香港腳、頭皮屑），以及女性生理期和更年期的症狀等等。這張速查表能幫助你在需要時，簡單看一眼，就找到最適合用來處理當下問題的精油。不過請記得，當身體出現症狀時，仍需要尋求專業醫師診療，如果需要在用藥之餘加上精油輔助，也請記得詢問醫生的意見。關於個別精油的資訊，可以參考本書第40到145頁「個別精油介紹」的段落。

療癒
身心的精油

有些精油有特殊的功效，特別適合用來處理某些症狀。本章列出的各種治療方案，能讓你知道如何透過按摩、敷包、嗅吸和製成油膏等方式，來處理各式各樣的疑難雜症。

常見疑難雜症	建議精油
過敏	西洋蓍草、義大利永久花、真正薰衣草、洋甘菊。
食慾不振	布枯、大高良薑、蒔蘿、龍艾、錫蘭肉桂、檸檬、檸檬香茅、甜茴香、冬青、山雞椒、胡椒薄荷、肉豆蔻、薑。
關節炎	西洋蓍草、檸檬馬鞭草、艾草、樺樹（葉）、乳香、大西洋雪松、絲柏、冬青、義大利永久花、八角茴香、杜松漿果、真正薰衣草、肉豆蔻、甜馬鬱蘭、歐芹、黑胡椒、安息香、泰國蔘薑、薑。
氣喘	乳香、藏茴香、檸檬、藍膠尤加利、真正薰衣草、羅馬洋甘菊、綠花白千層、香蜂草、胡椒薄荷、香桃木、檀香、丁香。
香港腳	大高良薑、大西洋雪松、檸檬香茅、玫瑰草、藍膠尤加利、冬青、八角茴香、真正薰衣草、松紅梅、茶樹、白千層、野馬鬱蘭、天竺葵、廣藿香、夏季香薄荷、萬壽菊、百里香。
背痛與頸部疼痛	龍艾、芫荽、樟樹、葡萄柚、月桂、真正薰衣草、綠花白千層、甜馬鬱蘭、天竺葵、多香果、黑胡椒、迷迭香、薑。
蚊蟲叮咬	萊姆、真正薰衣草、松紅梅、羅馬洋甘菊、香蜂草、胡椒薄荷、多香果、廣藿香、夏季香薄荷。
水泡	真正薰衣草、茶樹。
體味	大高良薑、龍艾、苦橙葉、檸檬、葡萄柚、芫荽、絲柏、檸檬香茅、玫瑰草、荳蔻、八角茴香、松紅梅、山雞椒、歐洲赤松、鼠尾草、岩蘭草。

常見疑難雜症	建議精油
瘀傷	西洋蓍草、真正薰衣草。
便祕	甜橙、甜茴香、甜馬鬱蘭、胡椒薄荷、歐洲赤松、黑胡椒、迷迭香。
咳嗽與感冒	乳香、大西洋雪松、檸檬、絲柏、藍膠尤加利、甜茴香、義大利永久花、真正薰衣草、茶樹、胡椒薄荷、甜馬鬱蘭、歐洲赤松、桉油樟、迷迭香、快樂鼠尾草、百里香。
嬰兒乳痂	玫瑰草、真正薰衣草、廣藿香。
頭皮屑	樺樹、大西洋雪松、萊姆、檸檬、冬青、杜松漿果、月桂、真正薰衣草、茶樹、胡椒薄荷、天竺葵、迷迭香、鼠尾草、百里香。
憂鬱	乳香、依蘭、大西洋雪松、錫蘭肉桂、橙花、佛手柑、紅橘、甜橙、檸檬香茅、義大利永久花、茉莉、山雞椒、羅勒、天竺葵、晚香玉、桉油樟、快樂鼠尾草、安息香。
腹瀉	橙花、紅橘、絲柏、藍膠尤加利、甜茴香、洋甘菊、胡椒薄荷、黑胡椒、薑。
濕疹與牛皮癬	西洋蓍草、乳香、大西洋雪松、岩玫瑰、小茴香、義大利永久花、杜松漿果、真正薰衣草、德國洋甘菊、香蜂草、天竺葵、檀香、安息香、葫蘆芭籽。
水腫（體內水分滯留）	西洋蓍草、布枯、蒔蘿、大西洋雪松、岩玫瑰、萊姆、檸檬、葡萄柚、紅橘、甜橙、絲柏、胡蘿蔔籽、杜松漿果、天竺葵、歐芹籽、迷迭香。
悲傷	乳香、岩玫瑰、橙花、苦橙葉、佛手柑、天竺葵、玫瑰。
頭痛與偏頭痛	花梨木、葡萄柚、芫荽、檸檬香茅、藍膠尤加利、月桂、真正薰衣草、香蜂草、胡椒薄荷、甜馬鬱蘭、迷迭香、薑。
熱衰竭、中暑和發燒	萊姆、佛手柑、真正薰衣草、香蜂草、胡椒薄荷、岩蘭草。
高血壓	依蘭、小茴香、真正薰衣草、甜馬鬱蘭、快樂鼠尾草、纈草。
熱潮紅	佛手柑、羅馬洋甘菊、天竺葵、玫瑰、快樂鼠尾草。

精油是居家藥箱中得力的小幫手。

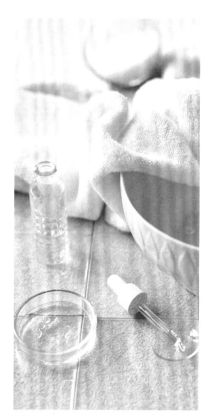

用蒸氣吸入法發揮精油療效，能有效緩解鼻塞症狀。

常見疑難雜症	建議精油
失眠	西洋蓍草、蒔蘿、橙花、苦橙葉、佛手柑、檸檬、甜橙、八角茴香、月桂、真正薰衣草、羅馬洋甘菊、肉豆蔻、香桃木、甜馬鬱蘭、多香果、晚香玉、檀香、纈草、岩蘭草。
口腔保健	岩玫瑰、沒藥、荳蔻、甜茴香、茶樹、胡椒薄荷、肉豆蔻、丁香。
肌肉痠痛及疼痛	藍膠尤加利、真正薰衣草、胡椒薄荷、肉豆蔻、迷迭香、丁香、百里香、薑。
噁心與暈車、暈船	布枯、檸檬馬鞭草、大高良薑、蒔蘿、紅橘、荳蔻、山雞椒、羅馬洋甘菊、香蜂草、胡椒薄荷、肉豆蔻、歐芹籽、多香果、黑胡椒、玫瑰、快樂鼠尾草、葫蘆芭籽、薑。
經前緊張症	甜茴香、杜松漿果、甜馬鬱蘭、天竺葵、玫瑰、快樂鼠尾草。
前列腺保健	乳香、沒藥、迷迭香。
胃食道逆流與消化不良	蒔蘿、紅橘、芫荽、荳蔻、甜茴香、洋甘菊、胡椒薄荷、羅勒、歐芹、薑。
扭傷和拉傷	檸檬香茅、甜馬鬱蘭、黑胡椒、迷迭香、百里香、薑。
壓力和焦慮	乳香、依蘭、大西洋雪松、橙花、苦橙葉、佛手柑、檸檬、紅橘、甜橙、茉莉、真正薰衣草、山雞椒、德國洋甘菊、香蜂草、羅勒、甜馬鬱蘭、天竺葵、廣藿香、玫瑰、迷迭香、快樂鼠尾草、檀香、岩蘭草。
曬傷	佛手柑、德國洋甘菊、真正薰衣草、茶樹。
尿道感染	真正薰衣草、德國洋甘菊、胡椒薄荷。
靜脈曲張與痔瘡	檸檬、絲柏、義大利永久花、杜松漿果、天竺葵。

每一種精油都有多樣的療癒功效。

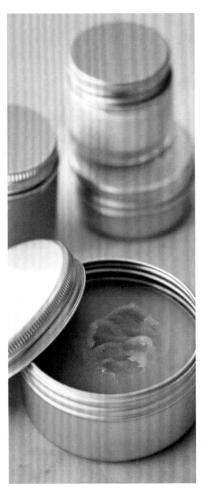

將精油加入油膏和乳霜，可以製成具有療效的霜膏，和滋潤皮膚的保養產品。

心理情緒

芳香療法最重要且關鍵的元素之一，就是能夠以整體的觀點看待疾病，也就是不把疾病看成是單一的症狀，而是同時去療癒身體和心靈。舉例來說，當我們用精油來幫助自己放鬆或恢復活力，這些精油也同時會在身體層面處理某些疑難雜症。右邊的這張表，便是針對心理和生理的整體健康，提出建議使用的關鍵用油。

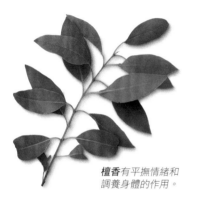

*檀香*有平撫情緒和調養身體的作用。

心理情緒	建議精油
鎮定安撫	依蘭、絲柏、玫瑰草、義大利永久花、真正薰衣草、洋甘菊、廣藿香、玫瑰、快樂鼠尾草、檀香。
專注集中	荳蔻、胡椒薄荷、羅勒、百里香。
提高活力	檸檬香茅、杜松漿果、歐洲赤松、迷迭香、丁香、百里香。
幫助放鬆	依蘭、橙花、甜橙、真正薰衣草、玫瑰、檀香、岩蘭草。
振奮精神	香茅、羅勒、黑胡椒、迷迭香、薑。
改善心情	萊姆、橙花、苦橙葉、佛手柑、檸檬、葡萄柚、甜橙、檸檬香茅、玫瑰草、山雞椒、香蜂草、胡椒薄荷、天竺葵、玫瑰。
暖心暖身	錫蘭肉桂、肉豆蔻、甜馬鬱蘭、黑胡椒、丁香。

美容保養

精油可以在美容保養方面扮演重要的角色。研究已證實，精油有卓越的平衡及改善膚質的效果。右邊的這張表，能幫助你根據自己的膚質，選出最適合的精油，並量身訂做屬於自己的保養配方。當你用精油來做美容保養，請務必確保精油已被基底油妥善稀釋，或是預先調入乳霜或乳液當中。本書第五章收錄了許多配方，為你示範如何以精油製成美容保養用品。

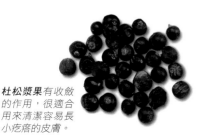

*杜松漿果*有收斂的作用，很適合用來清潔容易長小疙瘩的皮膚。

肌膚狀況	建議精油
乾燥肌與熟齡肌	乳香、依蘭、橙花、玫瑰草、茉莉、真正薰衣草、洋甘菊、廣藿香、玫瑰、檀香。
乾性／油性髮質	大西洋雪松、葡萄柚、茶樹、迷迭香。
油性肌與痘痘肌	依蘭、苦橙葉、佛手柑、萊姆、橙花、檸檬、紅橘、絲柏、玫瑰草、杜松漿果、月桂、真正薰衣草、茶樹、綠花白千層、天竺葵、玫瑰、迷迭香、快樂鼠尾草、檀香。
疤痕、妊娠紋與肥胖紋	乳香、橙花、紅橘、玫瑰草、茉莉、真正薰衣草、廣藿香、檀香、岩蘭草、泰國蔘薑。
敏感肌膚	橙花、義大利永久花、真正薰衣草、洋甘菊、檀香。

名詞解釋

原精（Absolute） 透過溶劑萃取法，從單一的植物來源萃取出來的濃縮芳香油。萃取程序完成後，不會有溶劑殘留。原精可以當作精油來使用。

適應原（Adaptogen） 是一種可以透過放鬆或激勵的效果來幫助身體系統達到平衡的物質，在壓力龐大時特別能帶來幫助。

止痛（Analgesic） 能減緩疼痛或消除疼痛。

抗細菌（Antibacterial） 能抑制細菌生長。

抗憂鬱劑（Antidepressant） 能夠消解憂鬱的藥物或化學成分。

抗真菌（Antifungal） 能抑制真菌或黴菌生長。

抗組織胺（Antihistamine） 一種可以抵銷過敏反應的作用。有抗組織胺特性的物質，經常被用來處理花粉症、蕁麻疹、皮膚搔癢和蚊蟲叮咬等情況。

消炎（Anti-inflammatory） 能預防或減輕發炎情況。

抗微生物（Antimicrobial） 能減少或抵擋微生物孳生。當某個物質具有抗微生物的作用，通常意味著它對多種細菌、病毒和真菌都能發揮效果。

抗氧化（Antioxidant） 指該物質能抑制其他分子的氧化過程。氧化是一種會產生自由基的化學反應，自由基會對身體組織造成損傷。氧化也會造成油液或油脂酸敗。

抗痙攣（Antispasmodic） 能舒緩肌肉的痙攣或抽筋。

抗病毒（Antiviral） 可以消滅某些病毒。

催情（Aphrodisiac） 能激起或提升性慾。

芳香療法（Aromatherapy） 根據療癒效用來使用精油。芳香療法使用精油的方式可能包括嗅聞，或在肌膚上塗抹精油配方產品。

芳香（Aromatic） 天然植物或特定物質散發出的獨特氣味。

收斂（Astringent） 對於身體組織能造成局部緊縮的效果。一般會運用收斂效果來調理肌膚、縮小毛孔，或是降低擦傷時的滲液與流血情形。此外，也可以幫助傷口和潰瘍部位修復密合。

基底油（Base oil／Carrier oil） 用來稀釋精油的油液，稀釋後可以用來按摩。

化合物（Compound） 兩個以上的化學元素結合時形成的物質。

敷包（Compress） 用沾濕的化妝棉或棉布、毛巾敷在身體上，以達到止痛、消炎或止血的效果。可以是冷敷包或熱敷包。

濃縮（Concentrated） 精油是來自天然植物的濃縮精質。要蒸餾大量的植材，才能得到少許的精油。舉例來說，30ml的玫瑰精油，需要大約136公斤的玫瑰花瓣才辦得到。

凝香體（Concrete） 是溶劑萃取法的第一階段得到的產物。凝香體呈半固態狀，是植物蠟和精油的混合物，通常用來製作固體香水。

解充血（Decongestant） 能降低鼻腔和肺部的充血和阻塞情況。

排毒（Detoxifying） 能幫助身體排出廢物和雜質。

擴香／擴香器具（Diffusion/diffuser） 擴香是芳香療法使用精油的一種方式，也就是讓濃縮的精油分子飄散、稀釋到空氣當中。擴香可以透過儀器辦

到，例如插電式的擴香器具，也可以運用空間噴霧，將香氣分子噴灑到空間。

稀釋（Dilution） 使濃縮的物質濃度降低的過程。

利尿（Diuretic） 增加尿液的生成與排放。

多巴胺（Dopamine） 一種神經傳導物質，負責控制大腦的獎賞愉悅中樞。

精華油（Elixir） 是芳香療法當中，將精油配方調入基底油來使用的一種產品種類。通常是用在臉上改善臉部膚質的產品。

潤膚（Emollient） 能防止肌膚的水分散失。大部分的天然油質都有這個功效。

乳化劑（Emulsifier） 一種能將油分和水分結合在一起的物質，是製作乳液和乳霜的必備材料。

腎上腺素（Epinephrine／Adrenaline） 是一種荷爾蒙，當人們出現強烈的情緒（例如興奮、恐懼或憤怒時），會自然被身體釋放出來。腎上腺素會使人心跳加速，讓身體準備好進入「戰逃」狀態。

酯類（Esters） 一種從酸衍生而來的化學分子，也是精油成分中的一種。大部分的酯類成分都有水果般的香氣。

去角質（Exfoliate） 透過幫助摩擦的物質，除去位在表面的肌膚層，尤其能除去死去的肌膚細胞。

祛痰（Expectorant） 能促進痰液從肺部排出。

壓榨法（Expression） 也叫做「冷壓榨法」，是透過壓榨柑橘果皮來萃取精油的一種方式。

萃取法（Extraction） 是芳香療法中，從植材萃取精油的方法統稱。也以參考壓榨法、蒸氣蒸餾法和溶劑萃取

法等條目。

整體療法（Holistic） 將人視為一個整體來治療的療法，也就是將人的心理和社會層面也考慮在內，而不只是著眼於疾病的症狀。

低血壓（Hypotensive） 血壓較低。

浸製（Infusion） 以水、酒精或油液作為溶劑，來萃取植物當中的有效成分。浸製的過程可以透過加熱或時間來輔助，可以參考油浸法的條目。

刺激物（Irritant） 可能對皮膚或黏膜造成刺激的物質。

油浸法（Macerate） 是浸製方式的一種。將切碎的植材浸泡在基底油中，萃取植物的療效成分。

神經傳導物質（Neurotransmitter） 是大腦釋放的化學物質，作用就像身體的信使，會將訊息和指令傳導到身體各個部位。

油膏（Ointment） 一種油狀的物質，抹在肌膚上可以達到藥用或美容的效果。

嗅覺（Olfactory） 人類感官知覺中的嗅覺。透過嗅覺系統，人們能從環境中蒐集氣味分子，並轉譯為神經訊號，幫助大腦分辨出不同氣味。

有機（Organic） 一種農耕或種植的方式，致力於根據自然法則與四季循環來促進生態平衡，並保護生態多元性。舉例來說，有機農或有機種植者不會使用化學合成的殺蟲劑或肥料。

光過敏反應（Photo-allergy） 一種皮膚反應，通常需要較長時間才會發作（1到3天）。發作的原因是太陽的紫外線令某種物質（例如精油）產生變質，使身體的免疫系統辨識為外來物質。這個皮膚反應有可能擴散到身體其他的部位，不只有曝曬到太陽的部位會受到影響而已。

光敏性（Photo-sensitive） 指可能增強皮膚因紫外線而造成的傷害。可參考光過敏反應和光毒性反應等條目。

光毒性反應（Photo-toxicity） 一種皮膚反應，通常會馬上發作。發作的原因是某些物質和紫外線起了作用，因而生成自由基，並對肌膚造成損傷。這是最常見的一種光敏性反應，造成的紅疹通常只會出現在有曝曬到陽光的部位。

再生（Regenerative） 能對細胞和組織的修復及再生過程提供支持。

鎮定（Sedative） 帶來平靜的效果，可以降低煩躁易怒、過於亢奮的情況。

致敏物質（Sensitizer） 某種可能引發過敏反應的物質。通常一開始使用時不會造成反應，但長時間使用後有可能出現嚴重的發炎反應。

溶劑萃取法（Solvent extraction） 一種萃取精油的方式，通常用於嬌嫩、不耐高溫的植材。透過溶劑萃取法取得的油質先是被溶於溶劑中，當溶劑被移除，會留下一種叫做「凝香體」的蠟狀物，最後才會得出質地稠厚的精油。透過這樣的方式萃取出來的精油叫做原精。可以參考凝香體和原精等條目。

蒸氣蒸餾法（Steam-distillation） 一種透過蒸氣，從植材萃取出精油的方式。蒸氣會先被注入盛裝著植材的桶子，熱氣使得植材中的精油被釋放出來，並融入蒸氣中。蒸氣接著會通過管道，進入另一個桶子裡，並凝結成水狀。桶中的液體可以分離出精油。

蒸氣吸入法（Steam inhalation） 將蒸氣深深吸入肺部的過程。將精油加入熱水中，可以使蒸氣氣味芬芳，並且在進入肺部後，帶來多樣的療癒效果。

永續性（Sustainability） 一種生產和使用商品的態度，特別指能促進並保護再生使用，以及生態系統自然平衡的方式。

協同作用（Synergy） 當幾種元素加諸在一起，有可能創造出一加一大於二的效果。協同作用通常單指一精油中各種成分共同創造出來的效果，不過，當不同精油加在一起，創造出更加乘的療癒效果或芳香氣味時，也會被稱作是一種協同作用。

萜烯類化合物（Terpenes） 一種精油中自然出現的成分。萜烯類成分是一個龐大且多樣的有機化合物家族，通常帶有濃烈的氣味。許多植物都可以萃取出萜烯類成分，其中又以松杉類最多。

療癒作用（Therapeutic） 對身體和（或）心靈有修復的效果。

毒性（Toxic） 有可能對有生命的有機體造成損害。

擴香儀（Vaporizer） 可以將精油變成霧狀飄散到空氣中的一種儀器。可以參見擴香的條目。

揮發物（Volatile） 在芳香療法中，揮發物指的是具有揮發性的芳香分子——也就是構成精油的分子。這些芳香分子非常輕盈，容易飄散並分布到空氣中，就連在室溫下也一樣。

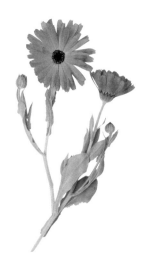

索引

標示為**粗體**的頁數，是專門介紹該條目的段落。

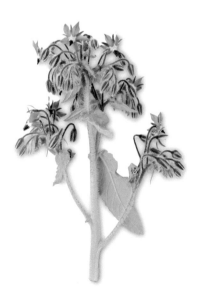

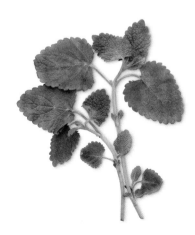

索引

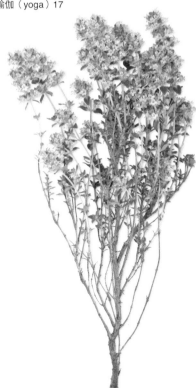

其他資源

尼爾氏香芬庭園（Neal's Yard Remedies）
www.nealsyardremedies.com
供應精油與精油產品，並有療程室，能由專業芳療師提供相關諮詢。

如想了解芳香療法課程資訊，歡迎致電或來信洽詢：
020 3119 5904
courses@nealsyardremedies.com

G. Baldwin & Co
www.baldwins.co.uk
供應精油及輔助療法相關產品。

英國芳香療法貿易委員會（Aromatherapy Trade Council，ATC）
www.a-t-c.org
提供精油相關資訊及新知。

英國國際聯盟專業芳療協會
（International Federation of Professional Aromatherapists，IFPA）
www.ifparoma.org
提供合格芳療師名單。

《精油安全專業指南》（Essential Oil Safety）
由羅伯特・滴莎藍德、羅德尼・楊恩（Tisserand and Young）所著，
（其繁中版2003年由鄉村國際出版，爾後2013年英文版經大幅改版重出，增修許多篇幅。）
一本寫給芳香療法使用者的參考書，內容相當完整。

聲明

精油具有天然的療癒效果，須以尊重的心來對待。本書並不是一本治療疾病用的參考書，只是提供相關的資訊來源。如果你正接受藥物治療，在尋求醫師建議之前，請不要用精油來處理你的症狀。我們不建議讀者自行處理重大或長期的慢性問題，也不建議在沒有諮詢專業芳療師的情況下，在孕婦和孩童身上使用精油。本書作者和出版社皆不對書中任何配方、療方、精油建議和使用建議所引發的不良反應負責，讀者使用精油的後果須完全自行負責。

致謝

來自尼爾氏香芬庭園的三位作者想要感謝：

我們出色的編輯，來自DK出版社的克萊兒·可洛斯（Claire Cross），以及優秀的精油供應商和精油專家們。他們努力不懈地尋找符合公平貿易條件、有機種植，並且品質優異的精油，並將寶貴的專業知識無償分享給我們。其中特別要感謝派崔克·柯林（Patrick Collin）、華特·迪波克（Walter De Boeck）、丹佐·菲利浦（Denzil Phillips）和烏里·溫茲勒（Ulli Wentzler）。此外還有我們那令人深受啟發、敬業樂業的芳療課程講師們，尤其是維多利亞·普隆姆（Victoria Plum）和依蓮·湯金斯（Elaine Tomkins）。

DK出版社想感謝尼爾氏香芬庭園優秀的團隊，感謝他們的專業以及從頭到尾的指導。

出版社還想感謝以下單位提供圖片授權：

（縮寫：a表示在頁面上方；b表示下方；c表示中央；f表示遠景；l表示左邊；r表示右邊；t表示上方）

Beniculturali (bc). 13 SuperStock: Eye Ubiquitous (bc). 16 Dorling Kindersley: Barnabas Kindersley (ca). 18 Science Photo Library: Eye of science (c). 22 Alamy Stock Photo: Wildlife GmbH (cr). 40-41 123RF.com: Elena Lifantseva. Paperbark Co., Fragonia p43, 45 Alamy Stock Photo: Blickwinkel (l). 47 Alamy Stock Photo: Valery Voennyy (r). 49 123RF.com: Ekasak Chuenchob (crb). 54-55 Alamy Stock Photo: imageBROKER. 57 123RF.com: Arcticphotoworks (r). 59 123RF.com: Igor Dolgov. 61 Alamy Stock Photo: Age fotostock / Mauro Rodrigues (crb). 66-67 123RF.com: Varaporn Chaisin. 69 123RF.com: Vitaly Suprun / suprunvitaly (r). 71 Dorling Kindersley: Mockford and Bonetti / Villa Giulia and Beniculturali (r). 72 SuperStock: Eye Ubiquitous. 79 123RF.com: Arthit Buarapa (crb). 82-83 123RF.com: Joemat (c). 87 Alamy Stock Photo: Emilio Ereza (l). 90-91 Alamy Stock Photo: Tim Gainey. 97 Alamy Stock Photo: Yooniq Images (crb). 103 Alamy Stock Photo: Stephanie Jackson - Aust wildflower collection (tr). 107 Dorling Kindersley: Alan Buckingham (c). 114 Dorling Kindersley: Alan Buckingham (l). 116 Alamy Stock Photo: Wildlife GmbH (tc). 119 Alamy Stock Photo: imageBROKER (l). 120-121 Dorling Kindersley: Alan Buckingham (c). 122 Alamy Stock Photo: WILDLIFE GmbH (tr). 124-125 Alamy Stock Photo: Steffen Hauser / botanikfoto. 135 Dorling Kindersley: John Glover / Unwins (tr). 143 123RF.com: Anna Bogush. 144 123RF.com: Pittawut Junmee (crb). 154 Getty Images: Image Source (cla). 155 123RF.com: Mohammed Anwarul Kabir Choudhury (cla). 166 Dorling Kindersley: Alan Buckingham (br). Getty Images: Image Source (tr). 218 Getty Images: felipedupouy.com / Photodisc (bc)

其餘圖片版權屬於© Dorling Kindersley
更多資訊請參考：www.dkimages.com

配方和材料攝影威廉·拉威爾（William Reavell）
配方擺拍設計珍·勞莉（Jane Lawrie）
拍攝道具設計及藝術總監依莎貝爾·迪可朵娃（Isabel de Cordova）
設計／繪圖協助史提夫·馬斯登（Steve Marsden）
校稿安娜·達衛森（Anna Davidson）
索引編錄希拉蕊·博德（Hilary Bird）

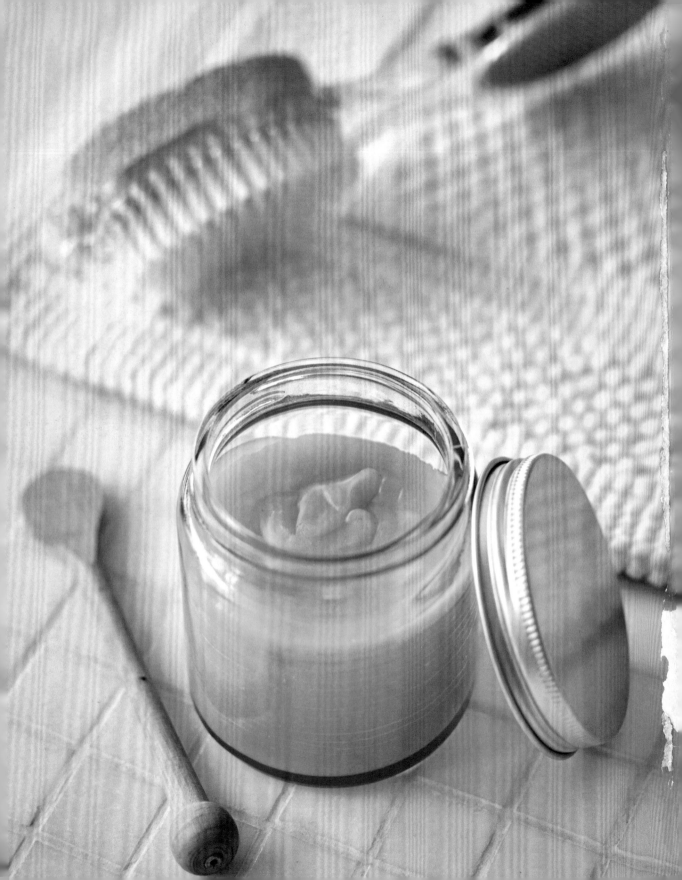